Homöopathie 2000

ISBN 3-928621-00-9

1. Auflage 5000 1991

Gesamtherstellung:
Dresdner Druck- und Verlagshaus GmbH

K. J. Eick

Homöopathie 2000

Organismus der Heilkunde

Inhaltsverzeichnis

Vorwort

Homöopathie, Kunst und Religion sind so enge Verwandte, daß sie meistens gemeinsam auftreten, d. h., wenn jemand klassische Homöopathie betreibt, dann müßte er auch der Kunst und Religion nahe stehen und umgekehrt. Aus den Schriften von Paracelsus und Hahnemann geht das oft hervor. Hier liegt einer der Hauptgründe, warum sich die Homöopathie seit ihrer Gründung vor 200 Jahren nicht allgemein durchsetzen konnte, trotz aller Beweise ihrer Heilkraft. Die klassische Homöopathie kann immer nur so viele Anhänger gewinnen, als es Menschen gibt, die auch künstlerisch und religiös empfinden. Manchem guten Homöopathen mag das in dieser Formulierung nicht angenehm sein, aber auch der Gründer der Homöopathie, Hahnemann, war so von ihrem künstlerischen Inhalt überzeugt, daß er die Homöopathie als Hochschullehrmedizin ablehnte und auch homöopathische Krankenhäuser nicht akzeptierte. Er war davon überzeugt, daß man echte Kunst ebensowenig lehren könne wie echte Religion oder echte Homöopathie. Alle drei setzen in hohem Maß nichtintellektuelle Fähigkeiten voraus, obwohl sich bei Hahnemann hochrangige Intellektualität und Künstlertum durchaus gesellten und vertrugen.

Aus besagten Gründen will dieses Buch nicht wissenschaftlich sein, begründet schon. Auch wäre es nicht im Sinne Hahnemanns, Beweise für die Homöopathie anzuführen. Kann es im Sinne echter Religion sein, Beweise für Gottes Existenz zu suchen, oder im Sinne echten Künstlertums, Kunst zu beweisen? Wir dürfen nicht glauben, wenn heute wissenschaftliches Denken tonangebend ist, daß dieses für alle Bereiche des Lebens zuständig ist. Kunst, Religion und Homöopathie gab es lange vor unserem wissenschaftlichen Weltbild, da sie viel beständigere Begleiter der menschlichen Entwicklung sind als die sog. Wissenschaft mit ihrer Forderung nach Nachvollziehbarkeit. Aus dieser Sicht darf es nicht wundern, wenn zusammen mit der Homöopathie in diesem Buche auch religiöse und künstlerische Themen angeschnitten werden. Wirkliche Heilkunde im Sinne eines lebendigen Organismus darf nicht zu eng gefaßt werden.

1. Kapitel

Homöopathie

Ein Jubiläum

Homöopathie 200 wäre als Buchtitel insofern auch gut gewesen, als die Homöopathiker 1990 das zweihundertjährige Bestehen ihrer Kunst feiern konnten, denn Hahnemann gelang die Entdeckung dieses Heilgesetzes 1790. Und obwohl er bald darauf begann, sein neues Wissen zu veröffentlichen und der Kollegenschaft bekanntzumachen, stehen wir vor der eigentümlichen Tatsache, daß auch heute Homöopathie noch nicht Gegenstand des allgemeinen ärztlichen Ausbildungsplanes ist.

Hat nun Hahnemann wirklich etwas ganz Neues entdeckt? Eigentlich nicht. Das Gesetz der Homöopathie war den guten Heilern seit alters bekannt. Hippokrates nennt es ausdrücklich, und Paracelsus sogar fast mit den gleichen Worten wie Hahnemann: Similia similibus curentur = Ähnliches werde durch Ähnliches geheilt. Paracelsus erzählt, daß es in seiner Jugend noch viele Menschen gab, die instinktiv bei einer Krankheit wußten, welches Heilmittel nötig ist, und es handelte sich immer um Heilmittel nach den Regeln der Homöopathie. Leider habe er feststellen müssen, daß im Laufe seines Lebens diese Art von Menschen fast ausgestorben ist. Und heutzutage sind die guten alten Kräuterweiblein nahezu unbekannt. Nur Tiere mit ihrem feinen Instinkt finden noch treffsicher ihre homöopathische Arznei. Ein Restinstinkt sagt auch uns Menschen, welches unser Heilmittel wäre. Aber dieser Restinstinkt sagt uns nicht die kleine bzw. geringe Quantität, in der wir unser Heilmittel einnehmen müßten. Daher nehmen wir meistens zu viel davon ein, werden somit auf unser Heilmittel noch kränker, aber süchtig auf dieses. Wir werden uns damit eingehend befassen, wieso Sucht, Suchtmittel, Krankheit und Allergie als in sich verwandt aus der gleichen Büchse der Pandora entspringen.

Um was handelt es sich nun bei der Homöopathie? Hippokrates, der um 500 vor Christus lebte und in seinen Büchern nicht nur das Heilwissen seiner Zeit zusammenfaßte, sondern als der Begründer der Heilkunde (ohne Hokuspokus) gilt, nannte als erster die beiden Prinzipien, nach denen geheilt werden kann. Das eine ist: Gegensätzliches werde durch Gegensätzliches geheilt. Das andere: Gleiches werde mit Gleichem geheilt, (resp. Ähnliches mit Ähnlichem). Das Erstgenannte, "contraria contrariis" curentur, nach dem hauptsächlich in der Schulmedizin gearbeitet wird, besagt, daß einer Krankheit oder einer Krankheitsäußerung immer als Heilmittel das Entgegengesetzte entgegengesetzt werden muß. Bei Fieber (Hitze) nehme man etwas Kühlendes, bei Durchfall etwas Verstopfendes, bei Aufregung etwas Beruhigendes. Hört sich ja ganz vernünftig an. Aber wir werden die Probleme damit noch kennenlernen.

Aber Hippokrates kannte auch die andere Version, bei der nicht einer Krankheit ihr Gegensatz verabfolgt wird, sondern ihr Gleiches: Bei Fieber ein fiebererzeugendes Mittel, bei Durchfall ein Abführmittel, bei Aufregung ein Mittel, das erregt und natürlich den Patienten noch wilder machen muß.

Nun, wie wir sehen, hat sich diese anscheinend total verrückte Heilmethode der Homöopathie, beispielsweise einem Durchfälligen ein Abführmittel zu geben, nicht durchsetzen können, denn, wie jedermann einsieht, kommt der arme Mensch dann überhaupt nicht mehr vom Klo herunter und stirbt vielleicht sogar. Hahnemann mußte bei seinen ersten Homöopathie-Gehversuchen denn auch erleben, daß er einige Patienten mit seiner neuen Heilweise nahezu ins Grab brachte, was ihn zwang, seine Therapie so lange zu verfeinern, bis wir dankenswerterweise die heutige reife Form der Homöopathie vor uns haben. Dazu gehörte vor allem, die Heilmittel zu verdünnen, damit sie nicht mehr so substanziell und gewaltsam die Krankheit des Patienten verschlimmern konnten. Davon später.

Wenden wir uns erst einmal dem Genie Hahnemann zu, um zu erfahren, weswegen es zur Findung der Homöopathie kam.

Lebenslauf Hahnemanns

Geb. 1755 in Meißen. (Dort befindet sich das Hahnemann-Museum.) Meißner Porzellan kennen wir auch, dort arbeitete Hahnemanns Vater. Auch ein Wunder von Meißen kennen wir inzwischen, so wird Hahnemann in Südamerika und Indien genannt, wo die Homöopathie sehr gepflegt wird. Leider nicht so in Deutschland, in Hahnemanns Heimat. Ab 1777 Medizinstudent in Leipzig, wo er nebenher Schüler in fünf Fremdsprachen unterrichtete, um seinen Unterhalt zu verdienen. Hahnemanns Vater war Porzellanmaler und konnte seinem Sohn finanziell nicht helfen. Nach zwei Jahren Leipzig Weiterstudium in Wien. Dort suchte ein Baron von Bruchenthal einen Studenten, der ihm seine Bibliothek ordnen und neu einrichten sollte. Hahnemann war geeignet, denn er sprach inzwischen zehn Fremdsprachen, so daß er auch die arabischen Texte lesen konnte. Aber lange hatten die Wiener Professoren diesem lebhaften Kopf nichts zu bieten, und so ging Hahnemann nach Erlangen, wo er sein Studium mit dem Doktortitel abschloß. Weitere Stationen sind Halle, Dessau, wo er den Apotheker Häseler kennenlernte und dessen Tochter später heiratete. Aus den Aufenthalten in dieser Apotheke scheinen seine außerordentlichen Kenntnisse der Chemie zu stammen. Weiter gings nach Magdeburg und Gommern, wo er heiratete. 1785 finden wir ihn in Dresden als Vertreter des Amtsarztes, er ist nun 30 Jahre alt und beaufsichtigt die Dresdner Kliniken. Durch Übersetzungen und eigene Werke hatte er bis zu diesem Zeitpunkt schon 2200 Buchseiten veröffentlicht. Dann eröffnete Hahnemann in Leipzig eine eigene Praxis, die er sehr erfolgreich betrieb, aber so in Widerstreit kam mit den ärztlichen Praktiken seiner Zeit, daß er seinen Arztberuf, den er sich mühevoll selbst erarbeitet hatte, kurzerhand aufgab. Das war für einen 34jährigen Familienvater der damaligen Zeit ein furchtbares Risiko. Hahnemann nahm es auf sich, weil er nach und nach in völlige Opposition zu den damaligen Heilverfahren geriet. Die ärztlichen Behandlungen bestanden meist aus Pflanzenzubereitungen oder aus blutigen und unblutigen Schröpfmaßnahmen. Wir können uns heute überhaupt nicht mehr vorstellen, wie hilflos die Medizin seiner Zeit war. Die Kinder starben wie die Fliegen an Keuchhusten, Scharlach, Diphtherie usw., die Erwachsenen ebenso an vielen anderen Infektionen. Und Hahnemann konnte kein System in der Therapie entdecken. Ganz aus war es dann, als die Kollegen einem alternden König sieben Aderlässe machten und der König darauf starb, wobei Hahnemann wetterte, daß man nach dem ersten Aderlaß schon hätte feststellen können, ob eine solche Maßnahme hilft oder schadet.

Hier eine kleine Randbemerkung. Vor einiger Zeit hörte ich einen Arzt sagen, die Homöopathie sei eine **ärztliche** Heilbehandlung: Erstens sei sie von einem Arzte entwickelt, und zweitens hätte nur ein Arzt das Rüstzeug ihrer therapeutisch richtigen Anwendung. Das erste Argument ist schnell entkräftet. Die Homöopathie wurde zwar von einem Arzt erfunden, aber was war das denn damals für eine ärztliche Ausbildung. Es besteht kein Zweifel, daß jeder durchschnittliche Heilpraktiker der Gegenwart diagnostisch und therapeutisch der damaligen Ärzteschaft weit überlegen ist. Hahnemann titulierte seine Kollegen mit allem, was noch gedruckt zulässig war, und über Hahnemanns Schriften erfahren wir, wie hilflos die Ärzte seiner Zeit waren. So hilflos, daß an einem einfachen Scharlach die Kinder in Scharen starben. Um zu unterstreichen, wie negativ Hahnemann seine Kollegen beurteilte, sei erwähnt, daß Hahnemann für den Fall einer eigenen Erkrankung einen Nicht-Arzt als seinen Behandler bestimmte, nach heutiger Begriffsbestimmung einen Heilpraktiker – Freiherrn von Bönninghausen.

Nachdem Hahnemann seine Praxis niedergelegt hatte aus Protest gegen das ärztliche Tun seiner Zeit, verarmte er schnell und mußte mit seiner Familie in das Dorf Stötteritz vor den Toren Leipzigs ziehen. Sie lebten armseligst in einem Zimmer, das durch einen Vorhang in zwei Hälften geteilt wurde. Die eine Hälfte bewohnte die Familie, die andere brauchte Hahnemann für seine Arbeiten. Es muß so schlimm gewesen sein, daß Hahnemann bemerkte: "Meine Freunde in Leipzig können sich noch nicht einmal vorstellen, wie schlecht es mir geht." Hahnemann arbeitete unermüdlich, schrieb, übersetzte, aber auch seine bis dahin geleisteten 4700 Druckseiten reichten nicht für ein bescheidenes Leben einer achtköpfigen Familie. Die Familie hungerte; hungerte, weil Hahnemann die Quacksalberei seiner Zeit (so nannte er es), nicht mitmachen konnte.

1790, nun 35jährig, übersetzte er Cullens "Materia medica" vom Englischen ins Deutsche. Beim Kapitel über die Chinarinde waren einige Passagen so unpräzise und zweifelhaft, daß Hahnemann beschloß, um nichts Falsches zu schreiben, sich mit Chinarinde zu vergiften, was nach seiner Meinung den besten Aufschluß über die pharmakologische Wirkung dieser Droge geben müßte.

Auch hier wieder eine Zwischenbemerkung: Hahnemann war eigentlich in allem, was er tat, seiner Zeit um Jahrhunderte voraus. Seine Gründlichkeit kannte keine Grenzen, sein Scharfsinn stellt uns heute noch vor Rätsel, seine geistige Kapazität ebenfalls, wie wir noch hören werden. Er war der erste wirkliche Hygieniker in der Medizingeschichte, verlangte bei allem Tun am Kranken absolute Sauberkeit lange vor Semmelweis, setzte sich für helle Wohnungen ein, hygienische Abwässer- und Abfallbeseitigung, breite Straßen, trockene Wohnungen, bessere Lüftung; selbst Sträflingen, die damals meist in Rattenlöchern hausten, versuchte er Behausungen zukommen zu lassen, die noch viel geräumiger sind als heute, weil er argumentierte, daß ein Mensch nicht gut werden kann, wenn man ihn schlecht behandelt, ihm ein schlechtes Beispiel gibt. Aber das tollste war damals sein Selbstversuch mit der Chinarinde. Warum machte er den Arzneimittelversuch, der ja immer sehr unangenehm ist, nicht an Tieren, sondern am Menschen? Das war Hahnemann. Vielleicht dreht er sich ab und zu noch heute im Grabe um, wenn er sieht, daß Millionen von Tieren immer noch gequält und geschunden werden ohne genaue Ergebnisse. Denn nach Hahnemann kann man nur genaue Ergebnisse erwarten, wenn man einen gesunden Menschen, der sich freiwillig zur Verfügung stellt, einer Arzneimittelvergiftung unterzieht. Erstens ist Tier nicht Mensch und reagiert oft anders, zweitens benötigt man zum genauen Vergiftungsbild einer Arznei nicht nur das körperliche Vergiftungsbild, das man allenfalls beim Tier erkennen kann, sondern auch die seelischen und geistigen Symptome. Ja, diese sind oft die entscheidenden, die wir zur Einsetzung der Arznei benötigen, und diese erfährt man nur beim Versuch am gesunden Menschen.

Bei diesem Selbstversuch, man nennt ihn Arzneimittelprüfung, nahm Hahnemann mehrmals täglich eine kleine Menge Chinarinde ein und bekam schon nach wenigen Tagen, mit Ausnahme des Fiebers, alle charakteristischen Krankheitserscheinungen von intermittierenden Fiebern. Das war die Geburtsstunde der Homöopathie, denn diesem exakten Beobachter, der Hahnemann war, entging nicht, daß seine Vergiftungserscheinungen und die des Wechselfiebers, worüber er gerade schrieb, gleich oder fast gleich sind. Er erkannte: Eine Arznei heilt dann, wenn sie am gesunden Menschen jene Krankheiten erzeugt, die sie am Kranken beseitigen soll. Das hieß: Hitze oder Verbrennungen mit Wärme heilen, Unterkühlung mit mäßiger Kälte, Durchfall mit Abführmitteln, Herzjagen mit pulsbeschleunigenden Mitteln,

Schmerzen mit schmerzerzeugenden Mitteln, Fieber mit fiebertreibenden Mitteln usw.

Diese "absurde" Lehre nannte Hahnemann die Homöopathie = das ähnliche Leiden. Daraufhin mußte Hahnemann auch für die übliche Heilkunde eine Bezeichnung erfinden und nannte sie Allopathie = anderes Leiden, weil bei der Allopathiebehandlung ein Mittel gewählt wird, das am Gesunden nicht ein ähnliches, sondern ein anderes Leiden erzeugt, als die zu behandelnde Krankheit ist. Bei Fieber also ein Mittel, das am Gesunden Frostschauer erzeugt; bei Depressionen wird ein Mittel verabreicht, das am Gesunden Heiterkeit erzeugt usw. Davon gleich mehr.

Nun kennen wir schon zwei Möglichkeiten, Homöopathie zu betreiben: einmal durch die Intuition der Tiere, auf welcher Basis auch viele Naturheilkundige gearbeitet haben, dann durch den wissenschaftlichen Symptomevergleich Hahnemanns. **Paracelsus** arbeitete noch anders. Er nahm die Astrologie zu Hilfe. Es gibt verschiedene Möglichkeiten, mit Hilfe der Astrologie Rückschlüsse auf die passende Arznei zu nehmen. Paracelsus bediente sich folgender: Er kannte die astrologische Zugehörigkeit der Pflanzen, woher, wissen wir nicht. Und er kannte die astrologische Zugehörigkeit der einzelnen Körperregionen und Körperorgane. Hatte ein Mensch beispielsweise eine Entzündung der Gallengänge, so wußte Paracelsus, daß die Galle ein Mars-Organ ist. Nun brauchte er nur noch ein Heilmittel nehmen, welches ebenfalls dem Mars unterstellt war, z. B. Schöllkraut. Häufig gebrauchte er Schöllkraut für dieses Gallenleiden. Wenn wir nun mit Schöllkraut einen Arzneimittelversuch am gesunden Menschen machen, so stellen wir fest, daß er Entzündungen an den Gallenwegen bekommt und finden bestätigt, daß es sich um echte Homöopathie handelte.

1796, nunmehr 41jährig, veröffentlichte Hahnemann ein Buch über seine neue Lehre, nachdem er sie in kleineren Schriften schon bekannt gemacht hatte, und nennt darin drei Heilmethoden:

Die drei Heilmöglichkeiten

1. Beseitigung aller Krankheitsursachen. Dies sei der beste Heilweg.
2. Die Allopathie. Dies sei der schlechteste Heilweg, weil der Kranke zu seinem Leiden auch noch eine Arzneikrankheit auferlegt bekommt (Die sog. Arzneimittelprüfung).
3. Die Homöopathie. Sie liege in ihrer Bewertung zwischen gut und schlecht, letzten Endes aber auf der guten Seite, weil es nicht gelinge, alle wirklichen Krankheitsursachen aufzuspüren. Hahnemann meinte sogar, es sei gar nicht möglich, die wirklichen Krankheitsursachen zu finden, was wir doch letzten Endes bestätigen müssen, denn die vielen chron. Krankheiten gehen oft auf Minderwertigkeiten der Erbmasse zurück und

werden lediglich **ausgelöst** durch falsche Ernährung, Umweltgifte, Herde, Strahlen im Umfeld des Menschen, Überforderung usw.
4. Hahnemann nannte bewußt eine vierte Heilmöglichkeit nicht, weil er sonst bei den Kollegen vollends durchgefallen wäre. Aber er wußte davon, von der göttlichen Heilkraft.

1810 erschien Hahnemanns erstes "Organon der Heilkunst", eine Art Gesetzesbuch über seine Lehre. Hier stellt er fest: Alles, was wir am Kranken feststellen, sind Symptome, also Krankheitszeichen, und nicht Krankheiten. Was wir am Kranken erkennen, sind Krankheitserscheinungen oder noch genauer: Folgen der Krankheit! = Symptome, die mit dem Wesen und der Ursache der Krankheit nicht verwechselt werden dürfen. Die Krankheitswurzeln liegen im gestörten energetischen Bauplan des Menschen, würden wir vielleicht heute sagen. Hahnemann sagte: "in den Störungen der Lebenskraft des Menschen". Das war wirklich weit gedacht, und mancher wird sich bemühen müssen, mancher gute Homöopathiker (so nannte Hahnemann seine Nachahmer), diesem Gedanken zu folgen. Hahnemann meinte, weil man die Lebenskraft des Menschen und deren Störungen weder im Labor noch mit sonstigen diagnostischen Mitteln erforschen könne, so blieben die wirklichen Krankheitsursachen unerforscht.

Daher seine Lehre: Da man, von seltenen Fällen abgesehen, die wirklichen Krankheitsursachen nicht finden kann, müssen wir uns zur Behandlung der Krankheit an ihre Symptome halten, an ihre äußeren Krankheitszeichen. Diese müssen in ihrer Gesamtheit erfaßt werden und ein genau gleich geartetes Gegenmittel eingesetzt werden. Dann wären alle Symptome beseitigt und somit auch die Krankheit als Ausdruck der gestörten Lebenskraft geheilt.

So sollte es im Prinzip sein. Hahnemann sah natürlich die Ausnahmen und gab sie zu. Aber die symptomatische Behandlungsart verachtete er regelrecht. Darunter versteht der Mediziner, für beispielsweise zehn verschiedene "Krankheiten" eines Menschen zehn verschiedene Mittel gleichzeitig einzusetzen. Ein solcher Mensch konnte nach Hahnemann nur noch kränker werden, weil die Grundkrankheit (die Ursache) nicht berührt wird und die Nebenwirkungen der Heilmittel zusätzliche Störungen erzeugen.

So ließ Hahnemann als praktizierbare Heilmethoden nur Maßnahmen nach dem Ähnlichkeitsgesetz zu, die Homöopathie. Die hierfür erforderlichen Symptome waren nach strengen wissenschaftlichen Arzneiprüfungen am gesunden Menschen zu erforschen. Nach Hahnemanns Worten durften die Symptome nicht am Tier erforscht werden "nach Art der unsinnigen spekulativen und hypothetischen Unheilkunde" seiner Gegner, die bis zu 60, ja 80 verschiedene Arzneistoffe mischen ließen und dann noch an eine Wirkung glaubten und bei Seuchen Glück hatten, wenn sie selbst mit dem Leben davonkamen. Hahnemann: Nur die Symptome, die am gesunden Menschen gewonnen werden, wenn er sich mit einem Gift vergiftet, sind in der Heilkunde verwertbar. (So sehr sich heute die Medizin bemüht, als wissenschaftlich anerkannt zu werden, so sehr gewisse Medizinfunktionäre sich heute noch bemühen, die Homöopathie als unwissenschaftlich hinzustellen, so werden wir im Verlaufe der Darlegungen erkennen, daß es sich um nichts weiter handelt als eine Retourkutsche. Denn Hahnemann hat für seine Lehre viel strengere wissenschaftliche Forderungen gestellt, und wir werden bald sehen, daß jene Heilmethode, die den Namen "Wissenschaft" verdient, nur die Homöopathie sein kann).

Beispiel: Ein gesunder Mensch nimmt ein Gift xy längere Zeit ein und bekommt von diesem Gift (Prüfungsstoff, Pharmakon) Krankheitserscheinungen, sog. Symptome. Dieses Pharmakon xy kann am Kranken (in verdünnter Form) erst dann eingesetzt werden, wenn die Gesamtheit der Krankheitserscheinungen (aller Symptome) dem Vergiftungsbild von xy entspricht. Und dann darf nur dieses e i n e Heilmittel "verdünntes xy" eingesetzt werden und nichts anderes. Alles weitere an gutgemeinten Maßnahmen wird eher schaden als nützen.

Schon Paracelsus schreibt: Wenn man die heilende Pflanze kennt, wird man diese eine anwenden und nicht mehrere. Daß Behandler mehrere Substanzen einsetzen, war bereits für Paracelsus ein Zeichen dafür, daß der Arzt nichts konnte oder unsicher war. Das gleiche Bild bei Hahnemann. Er verlangte, daß stets nur ein Heilmittel eingesetzt werde, und der Homöopathiker müsse sich eben die Mühe machen, dieses zu finden. Nur so sei Heilung zu erzielen. Schematische Krankenbehandlungen waren somit ausgeschlossen, etwa daß man 10 Asthmatikern immer die gleiche Arznei gab. Nach Hahnemanns Lehre bekommt jeder eine andere Arznei für sein individuelles Asthma.

1811 sehen wir Hahnemann in Leipzig, wo er wieder eine Praxis für Homöopathie eröffnete, nachdem er sich an verschiedenen anderen Orten versucht hatte. Die bis dahin geprüften Mittel hatte Hahnemann in Selbstversuchen vorgenommen, auch seine Familienmitglieder mußten bisweilen mitmachen. (Das war eigentlich nicht so verwerflich, wenn man bedenkt, daß nach den Regeln der Allopathie behandelte Personen auch heute noch Arzneiprüfungen ungewollt durchmachen, und wenn ein Symptom bei diesen Heilmaßnahmen zu stark ausfällt, wenn also eine Nebenwirkung zu störend wird, so kann es geschehen, daß dieser Arzneiprüfung ein weiteres allopathisches Mittel entgegengesetzt wird und wieder neue Nebenwirkungen erscheinen, so daß einer der führenden Kliniker Deutschlands, Professor Hoff, auf einer Internistentagung in Hamburg erklärte, daß 60% aller Krankheiten nichts weiter seien als Arzneimittelvergiftungen. Diese Aussage liegt einige Jahre zurück, aber ich glaube, Hahnemann hätte sich sehr über dieses mutige Bekenntnis gefreut.)

In Leipzig nun scharte Hahnemann eine Reihe von freiwilligen Prüfern um sich, die 60 Substanzen durchprüften und bei diesen pro Arzneisubstanz 100 bis 2000 Prüfungssymptome festhielten. Wie Nachprüfungen zeigten, bringen manche Gifte am gesunden Menschen bis zu 4000 Einzelsymptome hervor, und der Homöopathiker steht vor der Aufgabe, haargenau dieselben Symptome beim Kranken zu erforschen, will er die passende Arznei verabreichen. An der Leipziger Universität unterrichtete Hahnemann auch als Professor und imponierte mit seinem unglaublichen Wissen, das er beispielsweise aus arabischen und griechischen Schriften zusammentrug, neben vielen anderen Quellen.

Dann Übersiedlung nach Köthen, wo er 13 Jahre eine umfangreiche Praxis betrieb und sein fünfbändiges Werk 'Die chronischen Krankheiten' fertigstellte. Hahnemanns Frau war inzwischen gestorben, und der fast 80jährige Greis fühlte sich erschöpft und lebensmüde, als eines Tages aus Paris ohne Begleitung und in Männerkleidern die 35jährige Melanie d'Hervilly angereist kam und sich in seinen Patientenstrom einreihte. Sie heirateten und zogen alsbald nach Paris, wo Hahnemann von einer Welle der Begeisterung empfangen wurde. Das war Hahnemann unbekannt, denn in Deutschland kämpfte er stets um Anerkennung, so daß er sagte: "Ich verlasse dieses Land gerne, das meine Kunst so verhunzt hat."

So ist es oft mit dem Propheten im eigenen Land, auch heute noch. Was ich an Angriffen gegen die Homöopathie die letzten Jahre gelesen habe, grenzt ans Unbegreifliche. Früher wurde seine Lehre wegen der verdünnten Arzneien lächerlich gemacht, aber, nachdem sich gezeigt hat, daß auch Hormone in höchster Verdünnung wirken, zieht dieses Argument von einem Tropfen im Meer nicht mehr. So läßt man sich eben was neues einfallen wie z. B.: ... 'ja, die Hochpotenzen wirken schon, aber sie wirken aus der gleichen Quelle wie der Buddhismus, Lamaismus und Hinduismus und ist reine Teufelei', und die Argumente versteigen sich soweit, als weiteren Beweis dieses Unsinns, der nicht erklärt, wieso die östlichen Religionen Teufeleien sind, daß besagter Arzt behauptet: 'wegen des Umgangs mit dem Teufel seien einige Kinder Hahnemanns geisteskrank gewesen.' Ich kann dazu nur sagen: Es wurden schon ganz andere des Paktes mit dem Teufel bezichtigt, auch Jesus. Und wie dessen Lehre dreihundert Jahre alt werden mußte, um verstanden und nicht mehr verfolgt zu werden, so wird es mit der Homöopathie wohl auch gehen. Etwa 350 Jahre nach Jesu Tod wurde das Christentum Staatsreligion. Auch diesen Abschnitt wird die Homöopathie durchlaufen und eines Tages als die Hauptlehre an den Schulen gelehrt werden.

Woher nur der Haß gegen diese Homöopathie? Ist sie so unverständlich? Hahnemann hatte jedenfalls das Kämpfen und Erklären so satt, daß er einen neuen Patienten nur dann annahm, wenn dieser Hahnemanns Homöopathiebücher kaufte und auch las, um über die vielen Probleme während eines Heilungsverlaufes informiert zu sein und mitmachen zu können, z. B. auf dem Gebiet der Ernährung. Eine Homöopathiekur ist in der Tat für Behandler und

Patienten höchst schwierig. Davon werden wir gleich hören.

Hahnemanns Pariser Praxis war so groß, daß die Leute manchmal bis auf die Straße standen und warteten. Er arbeitete bis zu seinem 89. Lebensjahre, fand sich einige Wochen unpäßlich, lehnte eine Behandlung ab und starb friedlich.

Nach Hahnemanns Tod nahm die Schulmedizin einen raschen Aufstieg, die Kräuterheilkunde (sie hatte, so wie sie praktiziert wurde, sowieso versagt gegen die vielen Seuchen und Infektionskrankheiten, die oft ganze Landstriche menschenleer machten), die Kräuterheilkunde also wich nach und nach der Chemotherapie, die neue Bakteriologie wies völlig neue Perspektiven, völlig neue Erkenntnisse in Pathologie, Diagnostik, Labor, Asepsis und Antisepsis, Chirurgie mit den neuen Betäubungsmitteln ... was war dagegen diese armselige Homöopathie? Sie wurde einfach vergessen. Vögeli schreibt, daß 1927 nur noch drei Homöopathen in der Schweiz waren, und er glaubte behaupten zu können, daß nach dem zweiten Weltkriege in Deutschland überhaupt kein Homöopath mehr existierte.

Das darf man eigentlich gar nicht laut sagen, denn Deutschland war einmal stolz darauf, das fortschrittlichste Land der Welt auf dem Gebiete der Medizin zu sein.

Wenn Vögeli sagte, daß die Homöopathen in Deutschland nach dem zweiten Weltkrieg ausgestorben waren, so meinte und sprach er von Vertretern der klassischen Homöopathie Hahnemanns. Hahnemann nannte seine getreuen Nachahmer Homöopathiker, aber weil einige ungetreue Richtungen nach Hahnemann ebenfalls den Namen Homöopathie in Anspruch nahmen, so bildete sich für die strenge Hahnemannsche Einzelhomöopathie die Bezeichnung 'Klassische Homöopathie'.

Daran ist heute nichts mehr zu ändern. Hahnemann erklärte, daß im Menschen *eine* Grundkrankheit ist, und daß gegen diese *eine* Arznei einzusetzen sei. Und diese *eine* Arznei ist so genau auszuwählen, daß sie mit ihren Prüfungssymptomen deckungsgleich sei mit den Krankheitssymptomen der Grundkrankheit. Nur dann wird Heilung erzielt ohne Nebenwirkungen. Gebrauche man gegen eine Krankheit mehrere Arzneien, so müssen neben unvollständiger Heilung immer Nebenwirkungen entstehen, die ihrerseits die Heilung verzögerten.

Wir kommen auf diesen Gegenstand später zurück; hier nun soviel, daß nach dem zweiten Weltkriege durchaus die Homöopathie in Deutschland nicht ausgestorben war. Aber sie wurde auf eine vereinfachte Weise ausgeübt: Selten mit Hochpotenzen, sondern meistens mit substanziellen Arzneien, die nicht immer nach den strengen Gesichtspunkten der Homöopathie ausgewählt und eingesetzt wurden. Dann, um die Wirkung dieser schlecht gewählten Heilmittel zu verbessern, mischte man ihnen noch einige andere Arzneien hinzu. Hatte man beispielsweise eine Stirnhöhlenentzündung zu heilen, so mischte man einfach einige Substanzen zusammen, die jede für sich ihre spezielle Stirnhöhle heilen würden, sagen wir Phosphor, Silicea und Mercur, und nahm an, daß eine dieser Substanzen schon wirken müsse. Was überwiegend auch geschah. Aber diese Schrotschußtherapie (ein Kügelchen der Patrone werde schon treffen), ist nicht im Sinne der reinen Lehre Hahnemanns. Eine andere Frage ist natürlich, ob je wieder ein Genie wie Hahnemann die Erde betreten wird, der die Tausende und aber Tausende von Symptomen so im Kopf hatte wie er. Er kannte die meisten Mittel von den Prüfungen an sich selbst und vergaß sie nicht auf Grund seines einmaligen Gedächtnisses. Im Alter allerdings schuf er sich in der Art der heutigen Repertorien kleine Hilfen. Ein Repertorium ist ein Nachschlagewerk, das für jedes Krankheitszeichen die möglichen Mittel nennt. Dort stünde dann unter Stirnhöhlenentzündung unser Beispiel von eben: Phosphor, Silicea und Merkur.

Die Therapie mit Mischungsmitteln homöopathieüblicher Substanzen, den sogenannten Komplexmitteln, lag fast ausschließlich in den Händen der Heilpraktiker, und zwar so ausgeprägt, daß vielerorts im deutschen Volksmund der Homöopath ein Heilpraktiker ist. In den Kreisen der Heilpraktiker entwickelte sich auch die Kunst, durch einen Blick ins Auge des Kranken dessen Heilmittel zu finden.

Ja, an diesem Punkt stehen wir heute. Die Homöopathie ist im Kommen, das ist unverkennbar. Aber ist sie lehrbar und erlernbar in ihrer Kompliziertheit für Medizinstudenten, die alle Hände voll zu tun haben, ihre Examina zu schaffen? Ich habe mich öfters mit Ärzten darüber unterhalten und bei diesen große Zweifel gespürt, und diese hege ich auch. Homöopathie ist Kunst. Nicht jeder ist dafür geschaffen, ebensowenig wie jeder Maler oder Musiker werden kann. Ein Homöopath bekannte: „Mein Medizinstudium war ein Klacks gegen das Homöopathiestudium." Ein Homöopathiker steht nicht nur vor dem Problem, mit Mitteln umgehen zu müssen, die jedes für sich einige hundert bis einige tausend Einzelsymptome aufweisen, die sich gegenseitig häufig bis aufs Haar gleichen, teils schlecht geprüft oder überhaupt nicht geprüft sind. Er muß oft Patienten behandeln, die nicht im Sinne des Behandlers mitdenken können und ihre Symptome nicht preisgeben, auch wenn sie wollten. Die Symptomfindung ist oft auch bei Kindern unlösbar. Dann die Probleme mit der Dosierung, die Probleme mit der geeigneten Potenz (wie wir gleich hören werden). Die Probleme mit der Regression: Dabei läuft das ganze Leben eines Patienten im Rückwärtsgang noch einmal ab, wie ein Film, den man zurücklaufen läßt. Dieses neuerliche Erleben des eigenen Lebens im Rückwärtsgang fördert alle früheren, nicht ausgeheilten Gesundheitsstörungen wieder zu Tage und heilt diese über die sogenannten Heilreaktionen ab. Dabei erlebt man die früheren Krankheiten, soweit sie eben noch im Körper schlummern, in voller Dramatik wieder, nur nicht so lange wie früher. Diese Heilreaktionen zu steuern ist sehr schwierig, und mancher treue Homöopathiker muß dann unter Umständen die Feuerwehr einsetzen in Form einer allopathischen Medikation, um die Heilreaktionen zu beruhigen. Allerdings, sollte es gelingen, einen Menschen auf diese Weise wieder in die Kindheit zurückzuführen, also in jenen Lebensabschnitt, wo er ehemals gesund war, so hat er auf diesem Wege alle krankhaften seelischen und körperlichen Eindrücke, Traumen und Störfelder noch einmal erlebt und durchlaufen, hat diesen negativen Eindrücken ihre energetische Ladung genommen und kann nun sein Leben neu beginnen, beinahe so unbelastet wie ein Säugling. Er hat keine Traumen mehr in sich, damit auch keine Krankheitsursachen seelischer und körperlicher Art und kann, wenn die Umstände halbwegs günstig sind, gesund bleiben. 'Sündigt nicht wieder' könnten wir hier mit Jesus sagen.

Aber dieses hohe Ziel ist nicht so oft zu erreichen. Wenn es aber geschieht, so werden die Menschen ohne weitere Behandlung im Laufe der Jahre immer gesünder, so, als wachse sich der gesund gewordene Kern des Menschen langsam nach außen durch und erfasse die Gesamtstruktur des Körpers. Das ist mir öfters begegnet, wenn ich ehemalige Patienten in Abständen von Jahren wieder traf und nach ihrem Befinden fragte: Sie wurden immer gesünder ohne Behandlung. Das nämliche berichten natürlich auch die alten Homöopathiker. Bei gelungener homöopathischer Kur formt sich der Mensch immer so, wie er sich selbst erträumt hat, wie er selbst gerne sein wollte. Der Mensch wird, mit den Worten der alten Homöopathiker ausgedrückt, so, wie Gott ihn haben wollte.

Dieses wunderbare Ergebnis der Neuwerdung eines Menschen wird jedoch immer schwieriger in einer so in die Irre gehenden Zeit wie der gegenwärtigen. Einerseits fühlen wir uns glücklich, nicht hungern zu müssen, Wohnung und Kleidung zu haben, hygienische Wohnverhältnisse, 40-Stunden-Woche und eine breite Palette von Annehmlichkeiten wie Urlaub in warmen Ländern und Zentralheizung. Andrerseits hat die Menschheit mit einer nie gekannten Zahl von inneren Erkrankungen, Herz, Gefäße, Zucker, Leber, Niere, Krebs, Rheuma und Depressionen zu kämpfen, daß Unbehagen und Mißtrauen entsteht gegen diese goldenen Jahrzehnte. Nach einem Katalog des Bundesgesundheitsministeriums befinden sich über 38600 chemische Stoffe im Handel, von denen allein über 2000 als Zusätze in die Lebensmittel gelangen als Konservierer, Verschönerer, Geschmacksverbesserer usw. Weil beispielsweise Saatgetreide mit Quecksilber gebeizt ist und mein Bruder in Unkenntnis davon auf ein und demselben Acker mehrmals Weizen säte, war der Acker nach einigen Jahren so verdorben, daß er, als er es merkte, einige weitere Jahre noch nicht mal mehr das Gras dieses Ackers verfütterte. Der alte Donath von der Donath-Mühle bei Augsburg (bekannt sind die Donath-Reformprodukte) erzählte mir ähnliche erschütternde Beispiele. Und ob wir wollen oder nicht, wir müssen mit diesen Giften leben und bekommen sie ab. Und wenn die Wälder teilweise sterben, so können die Menschen nicht mehr von alleine gesund bleiben. Und auch die Homöopathie schafft es nicht mehr richtig, das ist bittere Tatsache. Den feinen, wohlgezielten Reizen der homöopathisch verabreichten Mittel stehen eine Unzahl von üblen, ja dramatischen Angriffen auf den menschlichen Körper gegenüber. Das ist die tragische Situation der Homöopathie von heute, und so wie ich es beurteile, kann sie in dieser Situation nicht zu ihrer vollen Blüte kommen.

Es darf uns also nicht verwundern, wenn der heutige Patient durch Homöopathie nur noch selten ganz gesund wird. Die meisten Kranken müssen, ähnlich wie beim Zahnarzt, immer wieder in Behandlung kommen, zumindest in größeren Abständen, damit den vielen krankmachenden Einflüssen aus Umwelt und Psyche entgegnet werden kann. Wenn ich manchmal gefragt werde: 'Wann bin ich wieder gesund?' – so muß ich meistens antworten: 'Solange die Wälder und Äcker sterben, müssen wir als Menschen froh sein, wenn wir halbwegs heil davonkommen. Früher hätte ich mir gedacht, daß die Menschen v o r den Wäldern sterben. Wie sich zeigt, ist das nicht der Fall; aber zu verlangen, in dieser Umweltsituation auch noch völlig gesund zu werden, das ist zuviel verlangt, selbst von einem Homöopathiker.

Nach diesem überwiegend geschichtlichen Spaziergang durch das Leben Hahnemanns und seine Lehre möchte ich die drei genannten Heilmethoden im einzelnen besprechen.

Ursachenbeseitigung

1. Die erste und beste Form des Heilens besteht nach Hahnemann darin, die krankmachenden Ursachen zu beseitigen. Eine der Hauptursachen liege bei den chronischen Krankheiten gar nicht im gegenwärtigen Lebensabschnitt des Menschen, sondern bei nicht ausgeheilten oder unterdrückten Krankheiten der Vorfahren, die sich auf irgendeine Weise der Erbmasse mitgeteilt haben und diese schwächten. Wird nun ein so geschwächter Organismus besonderen Belastungen ausgesetzt, Schwangerschaft, Hausbau, Beruf, Streß, so könne dieses Erbübel ausbrechen und sei mit normalen, allopathischen Heilmaßnahmen nicht mehr zu heilen. Nur die Homöopathie habe Zugang zur Erbmasse, schleiche sich auf Grund ihrer Feinheit sozusagen in die Zelle ein und korrigiere sie. Dagegen könnten die Keulenschläge der Allopathie auf den Zellorganismus diesen nicht zu anderer Verhaltensweise ermuntern.

Wir kennen heute eine Reihe von Erbübeln, die in die Erbinformationen eingedrungen sind, weil sie seinerzeit bei den Ahnen nicht ausgeheilt wurden. Und ausgeheilt wurde so gut wie nichts. Die Leute starben, oder lebten mit ihren unausgeheilten Krankheiten weiter und vermehrten sich, zeugten Kinder, die geschwächt waren, und auf dieses minderwertige Terrain neue Krankheiten einluden, die nicht geheilt wurden. Hahnemanns Haupterbübel waren Krätze und Geschlechtskrankheiten. Krätze, (Psora nannte er dieses Erbsiechtum), stand für alle Krankheiten, die erst einmal auf der Haut erschienen und dann durch Falschbehandlung, Salben etc. in den Körper hineingedrängt wurden und ihr Wesen den Organen, dann den Zellen und Zellkernen aufdrängten. Zur Anschaulichkeit ein Beispiel, nach dessen Muster Hahnemann viele Fälle mit tödlichem Ausgang belegt. Ein Patient erzählte mir folgendes. Er hatte viele Jahre einen nässenden und juckenden Ausschlag zwischen den Oberschenkeln, bekam eine Salbe nach der anderen verschrieben, ohne Erfolg. Eines Tages sagte sein Arzt zu ihm: "Jetzt ist eine ausgezeichnete Cortisonsalbe entwickelt worden, mit der können wir es schaffen." Und tatsächlich, er trug die Salbe einige Male auf, und der Ausschlag verschwand in weniger als zwei Tagen. Als er vollkommen weg war und sich besagter Patient endlich geheilt glaubte, setzten Atembeschwerden ein, die sich in wenigen Stunden so verstärkten, daß er mit Blaulicht in die Klinik gefahren werden mußte und nun ein geschlagenes Vierteljahr unter dem Sauerstoffzelt lag, bis eines Tages ein sehr bekannter Juckreiz zwischen den Oberschenkeln einsetzte, und als er nachsah, kam wieder sein alter Ausschlag zum Vorschein. Im gleichen Moment verschwand die Atemnot und er konnte geheilt entlassen werden. Nicht nur geheilt, sondern wie man so sagt, gründlich 'kuriert', denn er erkannte den Zusammenhang, daß sich sein verdrängter Ausschlag von der äußeren Oberfläche Haut auf die innere Oberfläche Bronchien geschlagen hatte und dann wieder zur Haut zurückwanderte, wodurch die Bronchien wieder frei wurden. Eigentlich gehört dieser Bericht unter Punkt zwei, Allopathie, aber er paßt hier so gut, weil Hahnemann schon zur damaligen Zeit erkannte, daß man nichts unterdrücken darf, also keine symptomatische Kurart anwenden darf, wenn es irgend möglich ist. Besagter Patient wurde nie mehr ganz gesund, denn die entstandene Lungenblähung, Emphysem genannt, wird ihm bleiben.

Nun bildeten diese allopathischen Kurarten die Haupttätigkeit des Arztes vor und nach Hahnemann, so daß viele Krankheiten, Krätze und andere Hautleiden, Syphilis, Pest, Pocken, Typhus, Tuberkulose, Cholera, Ruhr, viele Kinderkrankheiten und viele andere nie richtig ausgeheilt wurden, die Erbmasse schwächten und prägten und in späteren Generationen wieder neuinfiziert ausbrechen konnten. Der Homöopathiker steht dann vor dem Problem, eine Krankheit heilen zu müssen, die eigentlich vor 100 oder 200 Jahren hätte geheilt werden müssen, als sie entstand bzw. in den Körper hineingezwungen wurde.

Nebenbei erwähnt, geschieht diese Symptomenunterdrückung schon bei einem einfachen Fieber. Wenn wir als Kinder Fieber hatten, steckte man uns ins Bett, dazu eine heiße Wärmeflasche und heißen Lindenblütentee – merken Sie, was das war? Reine Homöopathie, denn das Fieber wurde nicht mit

Kälte, sondern, weil es heiß war, mit Hitze behandelt, Wärmflasche und heißem Tee. Die Mütter wußten instinktiv, daß Fieber ein Heilsymptom war, sie betrachteten den Körper als weise und halfen ihm; sie unterstützten sein Fieberbestreben mit heißen Maßnahmen. Meine Mutter erzählte, daß ich von uns Kindern immer der erste war, der nach Tee und Wärmflasche, bei 41 Grad ins Fieberdelirium mit Benommenheit und Phantasien kam. Typisch Homöopathie, denn diese Erstverschlimmerung ist der Übergang zur Heilung.

Die jungen Mütter werden nun denken, was wir für Rabenmütter hatten, aber wir blieben gesund bei diesen Maßnahmen, und der Körper, der ja viel mehr aushält, als die Mütter glauben, stärkte sich und warf die Krankheiten wieder hinaus. Sonderbar ist, daß auch heute noch die meisten Ärzte ein auftauchendes Fieber augenblicklich medikamentös zu unterdrücken versuchen, obwohl ihnen von der Ausbildung her bekannt sein müßte, daß sie damit unter Umständen groben Schaden anrichten können. Die eingesetzten Medikamente sind nicht immer unbedenklich, erzeugen Nebenwirkungen. Penicilline z. B. wirken nicht gegen Viren. Werden aber laufend gegen Virusinfektionen eingesetzt, weil sich kaum ein praktischer Arzt die Mühe machen dürfte, vor der Penicillinverordnung nachzuprüfen, ob es sich um eine bakterielle oder Virusinfektion handelt. Außerdem gewöhnt sich der Körper an Antibiotika, die dann bei wirklich lebensbedrohlichen Infektionen oft nicht mehr richtig anschlagen. Damit ist die Frage noch nicht geklärt, ob es nötig ist, bei einem gewöhnlichen Fieber von Kindern oder grippigen Erwachsenen medikamentös einzugreifen. Denn der Körper des Erkrankten tut doch mit seinem Fieber schon alles, um die Infektion zu beseitigen. Wie tut er das?

An dem einfachen Beispiel eines Fieberkranken können wir demonstrieren, was die naturheilkundliche Aussage meint: 'Der Körper hat immer recht'. Wenn der Körper immer das Richtige und Intelligenteste tut, indem er 'Krankheiten' (sprich Symptome) erzeugt, dann müßte hinter dem Fiebererzeugungsbemühen eines Kranken (Organismus) ein weises Verhalten stehen, dem man nicht einfach mit Antibiotika begegnen und wehren darf. Dem ist auch so, wie sich vor einigen Jahrzehnten schon zeigte, denn fast alle Bakterien sind temperaturempfindlich und sterben ab, wenn das Fieber über 40°C steigt. Wer ist nun klüger, unser Organismus, der durch ein Heilfieber eine innere Reinigung vollzieht, oder der Arzt, der es durch fiebersenkende Maßnahmen nicht dazu kommen läßt? Selbstverständlich will auch der Allopath mit seinen Maßnahmen eine Abtötung der Erreger bewirken, erreicht das aber selten auf die gründliche und elegante Weise wie durch Temperaturerhöhung und kommt an Nebenwirkungen so gut wie nie vorbei.

So ist es leider heutzutage.

Kaum hat ein Kind Fieber über 38 oder gar 39 Grad, bekommt es fiebersenkende Mittel. Die Mütter sind nicht anders zufriedenzustellen und würden einen Arzt in Verruf bringen, wenn er seelenruhig einem Fieber von 41 Grad zusehen würde und vielleicht lediglich einen naßkalten Wadenwickel anlegen würde, wenn das Fieber noch höher stiege. (Diese kalten Wadenwickel sind übrigens eine Mischung zwischen Homöopathie und Allopathie, erst kühlen sie, das ist Allopathie, aber dann werden sie heiß und können als heiße Packung homöopathisch wirksam werden). Das Ergebnis einer solchen Fieberunterdrückung zeigt sich nicht selten in einem Chronischwerden von Katarrhen und Entzündungen der Schleimhäute des Rachens (Mandeln), der Nase, der Nebenhöhlen, der Bronchien, vielleicht sogar von Magen-Darm oder Niere-Blase. Kommt ein solches Kind in Behandlung eines Homöopathikers, so muß es, bedingt durch die Behandlung, seinen zurückgelegten Lebensweg im Rückwärtsgang noch einmal durchmachen bis zu dem Zeitpunkt, wo das ursprüngliche Fieber gewesen war und unterdrückt worden ist. Und nun wird es für Kind, Eltern und Behandler sehr ungemütlich. Für das Kind deswegen, weil es sein Fieber wieder bekommt und oft sogar noch stärker, als es ursprünglich gewesen wäre. Für die Eltern wird es deswegen schlimm, weil sie um ihr armes Kind bangen, und für den Homöopathiker wird es zweimal unangenehm, weil er nun die ursprüngliche Infektionskrankheit aus einem geschwächten kindlichen Organismus heraus heilen muß und zum anderen die Eltern von der Notwendigkeit des Nichteingreifens überzeugen muß. – (Ich gebe zu, daß es die Hauptmasse meiner Nerven kostet, die Patienten über diese Heilreaktionen hinwegzugeleiten und ihnen genügend Mut zu machen, diese reaktiven Krankheiten auszuhalten).

Langer Rede kurzer Sinn: Hahnemann ging davon aus, daß man nicht erfahren kann, wo die eigentlichen Ursachen der Krankheiten, bei welchem Urahn und bei welcher Seuche der Vorfahren auch immer, bei welcher falschen Ernährungs- oder Lebensgewohnheit, zu suchen sind. Die Ursachen der Krankheiten bleiben, nach Hahnemann, im Dunkeln. Und solange man die Ursachen nicht beseitigen könne, habe diese Behandlungsweise Nr. 1 (Ursachenfindung) keinen Sinn.

Inzwischen sind viele Jahre vergangen, und die Suche nach Krankheitsursachen steht in der Heilkunde mit ganz oben. Wir wissen heute von Umweltgiften, von Quecksilber in den Zahnfüllungen, von Betonwohnungen mit stark veränderter Luftionisation, von Allergienahrung und vielen anderen Allergenen wie Blütenpollen, wir hören von unterirdischen Wasseradern und anderen Störzonen, auf denen wir leben und schlafen. Wir essen zu viel Salz und Fette, denn in den Hungerjahren nach dem Krieg, wo es fast nur Kartoffeln, Gemüse und Mehlprodukte gab, waren die meisten Menschen nicht nur gesund, sondern auch recht leistungsfähig. Wir essen also zu viel und kauen zu wenig, wir bewegen uns zuwenig an der frischen Luft und ärgern uns zuviel. Ja, das sind alles Krankheitsursachen, auch der Lärm gehört dazu und die Elektrik in unseren Räumen. Das verträgt nicht jeder. Auch die vielen ABC-Gifte und Hochfrequenz in der Atmosphäre, ich meine die Radio- und

Fernsehwellen in der Luft. Diese sind nicht ungefährlich. Als um 1950 UKW eingeführt wurde, staunten wir über den herrlich reinen Klang im Radio. Nach einigen Jahren ging eine eigenartige Meldung durch die Zeitungen. In Afrika hatte man, weil die Städte weit auseinanderliegen und im Urwald kaum jemand ein Radio hatte, von einer Stadt zur anderen UKW-Richtstrahler eingerichtet, die bewirkten, daß die Radiosendungen nur von einer Stadt zur anderen gestrahlt wurden. Jedoch mußte man nach einigen Jahren diese Richtstrahler wieder abmontieren, weil genau im Bereich dieser Strahler kilometerbreite völlig ausgestorbene Schneisen im Urwald entstanden waren; der Wald war tot und die Tiere verschwunden.

Andere Krankheitsursachen sind Störfelder im Körper, die durch Narben entstehen können, auch Zahnherde. Und so geht es fort, noch hundert Möglichkeiten wären zu nennen als mögliche Krankheitsursachen. Und nun frage ich Sie, ob nicht Hahnemann doch weitgehend recht hatte, wenn er annahm, daß man die Ursachen nicht finden kann, denn es zeigt sich ja: Nur ganz selten wird ein Mensch allein dadurch gesund, daß die Ursachen beseitigt werden. Natürlich bemühen wir uns so gut es geht, Krankheitsursachen zu finden und zu beseitigen, aber allein damit kann man keinem Kranken imponieren. Außerdem fühlen sich die meisten Patienten überfordert, 100 neue Lebensregeln zu beachten, von deren Wirksamkeit sie nicht überzeugt sind. Oft nicht zu Unrecht.

Hahnemann hat selbstverständlich sehr viel Ursachenforschung betrieben, was bei seiner Genialität nicht anders zu erwarten war. Er hat beispielsweise alle Lebensmittel durchgeprüft, sie auf ihre Arzneilichkeit hin untersucht und festgestellt, daß nur wenige unarzneilich sind. Oder für uns verständlicher ausgedrückt: Ungiftig bzw. unallergisierend sind. So durften seine Patienten während einer Homöopathiekur nur Kartoffeln und gelbe Rüben, Hühnchenfleisch, vielleicht auch etwas Salat essen. Damit hat er das, was für seine Zeit möglich war, mit unfehlbarem Spürsinn aufgedeckt. Wenn es zu seiner Zeit den Gabentisch an Rohkost gegeben hätte, wie er heute existiert, wäre Hahnemann bei schweren Krankheiten zweifellos zur Empfehlung der Rohkost geschritten. Denn der Rohköstler schaltet durch seine Ernährungsweise derart viele Krankheitsursachen pauschal aus, daß die Ursachensuche zurücktritt und die Homöopathie, wenn sie überhaupt noch nötig ist, ihre volle Überlegenheit entfalten kann. Wir kommen ausführlich darauf zurück.

Allopathie

War die Ursachenausschaltung die erste und im Prinzip beste Heilmethode, so bezeichnete Hahnemann die Allopathie als nächste und schlechteste Heilmethode, die eigentlich eine Unheilmethode sei, die stets nur zu einer zusätzlichen Vergiftung des Körpers führen könne und die er so verabscheute, daß er ihretwegen in jüngeren Jahren seine Arzttätigkeit aufgegeben hatte. (Das sollten jene Ärzte bedenken, die neuerdings die Homöopathie ausschließlich in den eigenen Reihen beheimatet wissen wollen). Er argumentierte: Durch Allopathie wird die Grundkrankheit weder geheilt noch berührt, sondern unterdrückt und ihre Symptome teils unkenntlich gemacht oder auf andere Körperteile verlagert. Diese symptomatische Kurart, jedem starken Symptom ein Gegenmittel aufzupressen, wollen wir näher ansehen:

Schon zu Hahnemanns Zeiten war es üblich, Tierversuche zu machen, um zu erfahren, wie ein Gift oder Stoff auf den tierischen Organismus wirkt. Damals wie heute baut die innere Medizin ihr behandlerisches Vorgehen auf die Vergiftungsresultate der Tierprüfungen. Die Methode ist relativ einfach: Den Versuchstieren werden die Prüfungsstoffe (Gifte oder allgemein Pharmakons) in großer oder kleiner Dosis so lange einverleibt, bis die Tiere krank sind. Die entstandenen Vergiftungssymptome werden sorgfältig aufgezeichnet. Nehmen wir an, die Droge "ab" bewirke in ihrer krankmachenden Art (Pharmakodynamik) am Versuchstier eine Beruhigung des Stoffwechsels, so daß alle Lebensäußerungen verlangsamt erscheinen. Ausgerüstet mit dieser Erkenntnis wird der Pharmakologe (Prüfer, Vergifter) versuchen, im Sinne der Pharmakokinetik jene Dosis von "ab" für den Menschen festzulegen, die nicht schadet, wenn "ab" einem übererregten Menschen verabreicht wird.

Anderes Beispiel: Der Prüfungsstoff "cd" bewirkt am Versuchstier eine Eintrocknung der Schleimhäute von Nase und Bronchien. Alsbald könnten wir erleben, daß der gleiche Stoff "cd" auf dem Arzneimittelmarkt als Schnupfenmittel gegen stark rinnende Nasen erscheint.

Oder folgendes: Der Stoff "ef" zeigt in seiner Vergiftungswirkung am Tier eine deutliche Durchblutungssteigerung der Organe und des Gehirns. Und siehe da, nach nicht allzulanger Zeit taucht "ef" auf dem Arzneimittelmarkt als durchblutungsförderndes "Heilmittel" auf gegen Durchblutungsstörungen von Organen und Gehirn am Menschen.

Wir sehen: Allopathische Heilmaßnahme besteht darin, das am gesunden Tier durchgeführte Vergiftungsexperiment mit der gleichen oder ähnlichen Droge am kranken Menschen zu wiederholen, wenn der Kranke dem Pharmakon entgegengesetzte Krankheitszeichen hat. Daß ein und dieselbe Droge, die ein Tier vergiftet, den Menschen ebenfalls vergiften muß, entging Hahnemann nicht, und seine Lehre kämpft deshalb seit 200 Jahren gegen die Allopathie, denn der Allopath wiederholt sein pharmakologisches Tierexperiment am kranken Menschen und glaubt, ihn damit zu heilen. Wenn aber eine Arzneimittelprüfung ein Tier vergiftete, und man wiederholt diese Arzneimittelprüfung am Menschen, so kann das Resultat auch wieder nur eine Vergiftung sein, auch wenn es im Moment oft so aussieht, als wäre eine Heilung eingetreten. Nur Symptomenunterdrückung kann bestenfalls das Ergebnis sein, der Kranke fühlt sich möglicherweise eine Zeitlang von einigen seiner Symptome befreit, bis sich die Grundkrankheit erneut durchsetzt oder ihren Angriffsort ändert. Vergiftung bleibt allemal Vergiftung, ob am Tier oder am Menschen. Ist ein Mensch krank, so wirkt sich diese Vergiftung durch Allopathiemittel auf zweierlei Weise schädlich aus. Erstens durch die eben genannte Vergiftung des Körpers. Zweitens durch die Abwehrblokkade unseres inneren Abwehrsystems, auch teils Mesenchymblockade genannt.

Wir wissen, daß Krankheitserscheinungen, Symptome also, dadurch entstehen, daß der Organismus gegen irgendeinen Feind im Inneren kämpft. Sind etwa Bakterien vorhanden, über die sich unser Abwehrsystem ärgert, so wird es gegen diese kämpfen. Dabei entstehen Symptome, Fieber und ähnliches. Tut unser Körper gegen die gleichen Bakterien nichts, weil er sie nicht als störend empfindet oder weil er durch ein Allopathiemittel abgelenkt wird und sich mit der schlimmeren Vergiftungswirkung der Allopathiedroge befassen muß, so tut unser Körper für eine Weile gegen die Bakterien auch nichts und verschiedene Symptome verschwinden. Hahnemann nannte diese Kurart nicht Heilung, sondern Vergiftung, denn irgendwann wird der Patient mit der allopathischen Behandlungsart aufhören, die Mesenchymblockade geht zurück, und das Abwehrsystem des Körpers nimmt die Arbeit gegen die Bakterien wieder auf mit Fieber etc. wie gehabt, und oft mit schlimmeren Symptomen als zu Anfang, da sich in der Zwischenzeit die Bakterien im Körper vielleicht sogar vermehren konnten.

Was ich hier von den Bakterien anschnitt, gilt natürlich in ganz besonderem Maße von Nahrungsgiften, und hier insbesondere von erhitzten Eiweißstoffen tierischer Herkunft, die sich zunehmend beim Zivilisationsmenschen zum Krankheitsfaktor Nummer eins entwickeln. Der Körper erschöpft sein Abwehrsystem gegen Nahrungsgifte, schießt und kämpft zuletzt gegen alles und sich selbst und ist in dieser chaotischen Abwehrhaltung nicht in der Lage, Krebs, Rheuma etc. in Schach zu halten.

Auf Grund dieser Verfahrensweisen nimmt die Schulmedizin für sich in Anspruch, wissenschaftlich vorzugehen, wiederholbar zu sein. Und das ist ihr auf dem Gebiet der akuten, stürmischen Krankheiten nicht zu versagen, solange die Homöopathie noch so in ihren Kinderschuhen steckt wie gegenwärtig. Jedoch auf dem Gebiet der chronischen Krankheiten dürften wohl auch die orthodoxesten Allopathen erkennen, daß ihr Tun nicht zu Heilungen führen kann, bestenfalls zu einer möglichst geringen Belastung mit Nebenwirkungen (Prüfungssymptome) des Kranken. Denn die allopathischen Medikamente müssen oft lange, nicht selten zeitlebens genommen werden, was ja einleuchtend ist, denn wenn man sie wegläßt, kommt die unterdrückte Grundkrankheit wieder zum Vorschein.

Noch aus einem anderen Grund kämpfte Hahnemann gegen Allopathiekuren. Die Dosis der Droge muß relativ stark sein, um der Krankheit entgegenzuwirken. Dabei passiert es immer wieder, daß ein Patient auf die Droge überempfindlich reagiert und sogar Todesfälle gar nicht so selten vorgekommen sind.

Selbstverständlich haben die pharmakologischen Tierexperimente auch großen Segen gebracht, denken wir nur an die Entdeckung von narkotisierenden Substanzen und Schmerzmitteln. Auch die Erforschung vieler krankmachender Stoffe, beispielsweise die Krebserzeuger, wäre ohne das leidende Tier nicht zu denken. Ich glaube, daß klargeworden ist, daß ich nicht mit dieser Betrachtung eine moralische Bewertung der Allopathie anstrebe, sondern eine Sicherstellung der Tatsache, daß der Mensch nicht anders reagiert wie andere Säugetiere, und wenn man am Säugetier mit einer bestimmten Droge Vergiftungserscheinungen hervorruft und verabreicht anschließend einem kranken Menschen dieselbe Droge in ähnlich massiver Form wie dem Tier, dann werden nach einiger Zeit die gleichen oder ähnliche Vergiftungserscheinungen zu erwarten sein und nicht, wie in der Bevölkerung fälschlicherweise erwartet, Gesundheitserscheinungen.

Dazu kommt das Problem der Nebenwirkungen. Die Vergiftungswirkung eines Pharmakons (Wirkstoff) beschränkt sich nicht darauf, beim Tier eine einzige Vergiftungswirkung hervorzurufen. Stets wird ein Pharmakon neben seiner Hauptwirkung zahlreiche Nebenwirkungen hervorbringen, also Nebenvergiftungen. Zum Beispiel kann ein Pharmakon, das beim Tier eine Beruhigung hervorruft, als Nebenwirkung Durchblutungsstörungen erzeugen, Magenschmerzen und Sehstörungen. Nimmt ein übererregter Mensch dieses Beruhigungsmittel längere Zeit ein, so wird er zwar ruhiger, muß aber mit Nebenvergiftungen rechnen als Durchblutungsstörungen, Magenschmerzen und Sehstörungen.

Das ist ein vereinfachtes Beispiel. In Wirklichkeit verhält es sich weitaus komplizierter, die Nebenwirkungen füllen die Beipackzettel der pharmazeutischen Drogen und sind auch da nicht alle benannt, weil die Vergiftungsprüfungen am Tier vorgenommen wurden, und dieses kann sich nicht mitteilen über seine Vergiftungsbeschwerden im seelischen oder gar geistigen Bereich. Würden die gleichen Prüfungen, wie es Hahnemann für die Homöopathie einführte, am gesunden Menschen durchgeführt, so ergäben sie bedeutend mehr Krankheitserscheinungen. Bei den tiefwirksamen Drogen, wie etwa Schwefel, sammelte man bei Prüfungen am Menschen über dreitausend Einzelvergiftungswirkungen. Würden wir demzufolge Schwefel allopathisch einsetzen, etwa um mit einer seiner Wirkungen einer Darmträgheit (Verstopfung) entgegenzuwirken (Schwefel erzeugt morgendliche Durchfälle), so müßten wir mit begleitenden Nebenwirkungen wie Krampfadern oder Ausschlägen rechnen, gegen die dann andere allopathische Medikamente verordnet werden, die ihrerseits wieder Nebenwirkungen hervorbringen und den Patienten nie gesund werden lassen.

Auch die Arzneimittelprüfung von Sennesblättern führt zu Durchfall. Der Allopath, der einer Krankheit, die nach Norden zieht, eine Arznei entgegensetzt, die nach Süden zieht, wird demzufolge Sennesblättertee oder -extrakt dann verordnen, wenn ein Patient Verstopfung hat. "Ah", werden jetzt einige Damen denken, die sich auf diese Art seit Jahren helfen, "so leicht kann man Allopath werden. Dafür brauche ich kein Doktorstudium, das weiß ich auch so." Aber diese Damen bedenken nicht, daß sie mit ihren Sennesblättern dem Körper eine Arzneimittelprüfung aufzwingen und zu ihrem Leiden von Darmträgheit und dessen auslösender Grundkrankheit nun auch noch eine Arzneimittelvergiftung zu verkraften haben, ohne daß die Grundkrankheit geheilt wird; im Gegenteil, sie wird sich in diesem geschwächten Körper noch stärker entwickeln können, was meist daran gemessen werden kann, daß besagte Damen im Laufe der Zeit die Dosis von Abführmitteln erhöhen müssen.

Nun schon fast überflüssig zu erwähnen, daß Sennesblätter homöopathisch angewendet gegen **Durchfall** eingesetzt werden. Sie erzeugen Durchfall, also werden sie gegen Durchfall eingesetzt. Und damit beginnt die Kunst. Wenn besagte Damen-Allopathinnen noch ganz gekonnt mit Sennes bei Verstopfung umzugehen wußten, – wie man das gleiche Mittel bei Durchfall verwendet, bedarf höchsten Geschicks, um keinen Schaden zu verursachen. An diesem Beispiel sehen wir übrigens, daß es streng genommen weder allopathische Mittel noch homöopathische Mittel gibt, sondern allein die Anwendung eines Mittels am Kranken entscheidet, ob ein Mittel homöopathisch oder allopathisch (eingesetzt) wird. Der Homöopathiker spricht auch nicht gerne von homöopathischen Mitteln, sondern lieber von Homöopathiemitteln, potenzierten Mitteln, dynamisierten Mitteln oder hochenergetischen Mitteln, wenn er Heilmittel meint, die nach den Regeln der Homöopathie Hahnemanns hergestellt sind. (Fritsche: Homöopathieübliche Mittel).

Nach Hahnemann äußert sich die Grundkrankheit nicht, sie schreit nicht "hier" oder "da", kann nicht gefärbt oder gemessen werden, entzieht sich völlig dem Griff. Aber sie muß sehr stark sein, so daß sie bei manchem Patienten Hunderte von Symptomen erzeugt, die auch oft als Einzelkrankheiten in den Lehrbüchern der Pathologie aufgeführt und benamst sind.

Wir erkennen auch an den allopathisch eingesetzten Mitteln, daß die Grundkrankheit mit gewaltigen negativen Energien in der Lage zu arbeiten ist, – denn Symptome können ja so heftig werden, daß der Patient stirbt. Wie wir nun wissen, wird einem solch starken Zug der Krankheit nach unten ein ebenso starker Zug durch die allopathische Arznei nach oben entgegengesetzt werden müssen, um im Körper das Gleichgewicht der Kräfte wieder herzustellen. Und darum geht es in der Allopathie. An der Stärke der allopathisch wirksamen Arznei erkennen wir die Stärke der Grundkrankheit und ihrer Symptome. Und hier liegt der Pferdefuß. Denn wenn die energische

Grundkrankheit hierhin zieht und die Arznei dorthin, so bekommt der Patient zu seiner Krankheit eine ebenso energische, aber entgegengesetzte Arzneimittelprüfung verpaßt, an der er oft, auch heute noch, mehr zu nagen hat als an seiner Grundkrankheit. Viele Patienten werden durch die Allopathie am Leben erhalten, aber sie leiden als Folge dann an einem Penicillinkater, Strahlenkater, früher oft am Quecksilberkater oder Arsenkater usw. Auch Goldinjektionen gegen Rheuma sieht der Homöopathiker mit Bangen wegen des zu erwartenden Goldkaters im Alter mit Depressionen und Herzstörungen. Diese Katererscheinungen sind wieder nichts anderes als unsere wohlbekannten Arzneimittelprüfungen und deren Spätfolgen als Nebenwirkungen. Wenn ich an all die Frauen denke, die sich einen Abführmittelkater zugezogen haben mit Schlankmachern und Laxantien und ihren Darm unheilbar krank gemacht haben, könnte mich ein regelrechter Hahnemannscher Zorn ergreifen. Nach 200 Jahren Homöopathie dürfe so etwas nicht mehr möglich sein im Ursprungsland der Homöopathie!

Der Allopath hat eine eigenartige Meinung vom Körper, oder genauer: Durch sein Behandlungskonzept wird ihm eine absonderliche Meinung über die Funktionsweise des Körpers nahegelegt. Er denkt etwa: Wenn dieser Körper verrückt spielt und unsinnige Krankheiten erzeugt, dann muß ich ihn korrigieren und sozusagen zur Räson bringen, indem ich Hitziges kühle, Erregtes beruhige, Schwaches stärke, immer durch die gegensätzlichen Mittel. Diese Denkweise ist völlig natürlich und oft lebensrettend. Daran zweifelt auch kein noch so eingeschworener Homöopathiker. Jedoch aus homöopathischer Denkweise macht der Körper nie einen Fehler, er handelt absolut weise und muß in seinem Tun unterstützt werden, selbst wenn es sich um Krebs handelt.

Diese völlig 'absurde' Denkweise des Homöopathikers müssen wir näher beleuchten, um das Wesen der Homöopathie zu verstehen. Damit kommen wir zu Punkt 3.

Heilung durch Homöopathie

Wollen wir zuerst untersuchen, mit welchen Stoffen hier gearbeitet wird: Mit Homöopathie bezeichnen wir die Hypothese oder den Lehrsatz, daß Ähnliches Ähnliches (oder gar Gleiches Gleiches) heilt. Von da aus gesehen beschränkt sich Homöopathie nicht allein auf die Anwendung arzneilicher Stoffe am Kranken, sondern auch auf alles andere in der Natur, was zum Heilen verwendbar ist: Wasser, Kälte, Wärme, oder denken Sie an Röntgenstrahlen. Jedermann weiß, daß Radioaktivität Krebs erzeugen kann. Wir brauchen uns nur die vielen vielen Arzneimittelprüfungen von Hiroshima und Nagasaki mit Krebsfolge vorzuführen, abgesehen von vielen Tierversuchen. Aber eben weil radioaktive Strahlen Krebs erzeugen können, so können sie

ihn auch heilen und tun es bei vorsichtiger Applikation (Anwendung) auch. Paracelsus lehrt: "Wenn etwas geheilt hat, war es immer Homöopathie gewesen." Hier soviel, daß die 'allgemeine Homöopathie' ihre Heilmittel aus allen Bereichen der Natur und Schöpfung sucht: (einschließlich der Psychotherapie und Geistheilungen). Mit der 'speziellen Homöopathie' Hahnemanns sieht es ein wenig anders aus, denn Hahnemann war es nicht genug, wie er bekennt, einen verbrannten Finger an die warme Herdplatte zu halten und einem gequetschten Muskel einen Druckverband zu machen. So teilte er alle Stoffe der Natur in zwei Gruppen ein:
1. in arzneiliche Stoffe
2. in unarzneiliche Stoffe.
Da er sein ganzes Leben lang eine Arneimittelprüfung nach der anderen machte, also eine Allopathiekur nach der anderen und im Alter sogar behauptete, sein hohes Alter sei allein auf die vielen Arzneimittelprüfungen zurückzuführen, – da er also sein Leben lang ein Produkt der Natur oder der Chemie nach dem anderen an sich prüfte, gewann er einen Überblick über unarzneiliche Stoffe, schwach arzneiliche Stoffe und stark arzneiliche Stoffe.

Zu den unarzneilichen und schwach arzneilichen gehören die meisten Nahrungsmittel. Zu den stark arzneilichen jene Stoffe, die als Heilmittel Eingang in die Homöopathie gefunden haben. Diese stammen aus dem Mineralreich, etwa wie Kalk, Eisen oder Phosphor; oder sie stammen aus dem Pflanzenreich wie Baldrian, Sennes, Brechnuß. Oder aus dem Tierreich, wovon Bienengift, Spanische Fliege, Psorinum genannt sein sollen.

Bevor wir uns betrachten, wie diese stark arzneilichen Stoffe präpariert werden müssen, um gegen jeweils das ihnen gleiche Leiden eingesetzt und heilsam werden zu können, wollen wir uns an einigen Beispielen am Körper oder im Körper ansehen, wie es ihm ergeht, wenn er eine homöopathische Arznei bekommt.

Wir gehen also grundsätzlich davon aus, daß der Körper weise handelt, wenn er eine Krankheit erzeugt, und sei es Krebs. Weil wir aber nun schon wissen, daß der Gesamt-Körper im Spielfeld zwischen Krankheit und Gesundheit nur der Prügelknabe für die Krankheitszeichen, die Symptome oder auch die Folgen der eigentlichen Grundkrankheit ist, so müssen wir herausfinden, wer der eigentliche Akteur im Körper ist. Und da stoßen wir auf die kleinen, intelligenten und lenkenden Einheiten, die Zellen. So werden wir obige Aussage ein bißchen korrigieren und sagen: Wir gehen grundsätzlich davon aus, daß die Zelle weise handelt, wenn sie eine Krankheit erzeugt, und sei es Krebs. – Diese Aussage bildet die Grundlage für homöopathisches Tun und Lassen. Wir sehen uns an, warum:

Ein Kind hat Fieber. Die Zellen dieses Kindes haben erkannt, daß sie ihre Existenz am besten durch ein Fieber schützen und bewahren. So bekommt das Kind ein Fieber aufgezwungen und überwindet die Infektion. Der Homöopathiker stellt sich auf die Seite der Zelle, ist überzeugt, daß sie richtig handelt, und versucht diese Zelle in ihrem Bestreben, Fieber zu bilden, zu unterstützen. Wenn sich also zeigen sollte, daß die Zellen des Kindes kein ausreichendes Fieberfeuer gegen die Infektionskrankheit hervorbringen, wird ein Homöopathiker ein fiebererzeugendes Mittel verabreichen oder eine Arznei, die in ihrer krankmachenden Beschaffenheit der Fieberkrankheit des Kindes ähnlich ist. Nachdem das Kind die fiebererzeugende Anwendung, (das kann auch eine Schwitzpackung oder ähnliches sein), bekommen hat, wird das Fieber erst einmal etwas ansteigen, weil nun zwei Fieber zusammenkommen. Das Fieber des Kindes und jenes der Arznei. Und was tun dann unsere Superintelligenzen von Zellen? Sie sagen das, was wir auch sagen würden: „Wenn mir jemand anderer die Arbeit abnimmt, Fieber zu erzeugen (um gegen die Infektion zu kämpfen), dann brauche ich es selber nicht zu tun;" überläßt die Fiebererzeugung der Arznei und begibt sich zur Ruhe. Die Arznei aber ist so schwach gewählt, und hierin liegt ja die Kunst des Homöopathikers, daß sie keinen 'Großbrand' erzeugen kann. Sie schwindelt eigentlich der Zelle nur ein bißchen vor, ein Fieber zu erzeugen. In Wirklichkeit ist sie bei kurzzeitiger Anwendung viel zu schwach, ein richtiges Fieber zu erzeugen. Aber die Zelle ist auf den Trick hereingefallen, erzeugt kein Fieber mehr, und das Kind genest. Daß hier noch etwas anderes im Spiel ist, erfahren wir später.

Zur Festigung dieser Erkenntnis noch ein Beispiel aus der täglichen Praxis. Weil wir das mit der Zelle nun schon verstanden haben, werden wir uns einen etwas komplizierteren Fall aussuchen, dazu aber einige Vorbereitungen. Da der menschliche Körper im Meer entstanden ist, hat er nicht nur heute noch viele charakteristische Merkmale der Meereslebewesen, sondern leider auch keinen gutfunktionierenden Abwehrmechnismus gegen Strahlen. Denn das Meereswasser hat stets alle Strahlen (aus dem Kosmos und aus der Tiefe der Erde) von den Meereslebewesen ferngehalten. Anders bei jenen Lebewesen, die sich auf dem Trockenen entwickelt haben, den Insekten. Sie schützen ihren Zellenstaat ausgezeichnet durch den meist schwarzen Chitinpanzer, der den Organismus umhüllt und abschirmt und durch seine Schwärze außerdem die einfallenden Strahlen begräbt. Ferner besitzen die meisten Insekten irgendwo eine Säuredrüse oder ein Säuredepot, das sich als Ameisensäure entpuppt. Diese erzeugt das Brennen in der Haut, wenn wir gestochen oder von einer Ameise gebissen wurden. Diese Säure stellt einen besonders mächtigen Strahlenschutz dar, wie wir gleich sehen werden. Insekten sind also durch Strahlen nahezu unangreifbar, und Versuche, bei denen Insekten röntgenbestrahlt wurden, haben ergeben, daß diese Lebewesen jede Atomverseuchung der Erde mühelos überleben.

Wegen eines immerhin möglichen Atomkrieges nun, hat das Verteidigungsministerium (ich spreche aus der Erinnerung), Forschungsaufträge vergeben. Labors und Firmen wurden beauftragt, nach Möglichkeiten der

Abschirmung gegen radioaktive Strahlen zu suchen. Dabei wurde entdeckt, daß Ameisensäure eine gewaltige Antistrahlenwirkung besitzt. Eine normale, nicht vorbereitete Ratte stirbt, wenn man sie der Strahlendosis von ca. 90 Röntgen aussetzt. Wird jedoch so ein Versuchstier vor der gleichen Strahlendosis mit verdünnter Ameisensäure eingepinselt und gefüttert, so erleidet das Tier bei 90 Röntgen noch nicht einmal Hautverbrennungen. Bleibt gesund.

Noch eine Nachricht aus einschlägiger Presse: Bei Feinstmessungen an der Zelle zeigte sich, daß jede Zelle sich dann mit einem Säureschutzmantel umgibt, wenn sie irgendwelchen Strahlen ausgesetzt wird.

Nun sind wir dreimal auf die Schutzwirkung von Säuren gestoßen, wenn Strahlen da waren. Mit solchem Wissen ausgerüstet sehen wir uns einen Rheumatiker an. Seine Zellen erzeugen aus unerklärlichen Gründen Harnsäure. Sind sie zu dumm, etwas anderes zu tun, oder sind sie boshaft? Nein, sie sind klug, denn irgendetwas bestrahlt sie, und sie schützen ihr Leben durch die Harnsäureproduktion. Ameisensäure wäre zwar besser, aber Harnsäure geht auch. Dieser Rheumatiker gerät zufälligerweise an einen Homöopathiker, und der weiß es, wie gesagt, besser, er versteht die Zelle und schwindelt ihr mit verdünnter Harnsäure oder Ameisensäure, die der Patient einnimmt, vor, ihr Schutz sei nun gewährleistet. Die Zelle macht es sich bequem, erzeugt keine Harnsäure mehr und widmet sich angenehmeren Aufgaben. Und der Patient genest. (Säure gegen Säure)

Nun wiederholen wir das Denkspiel mit einem Sonnenbrand. Die Macht der Sonnenstrahlen auf die unvorbereitete Haut wirkt ähnlich wie eine Röntgenbestrahlung bis zum entzündlichen Gewebszerfall. Dagegen kann die Hautzelle nicht genügend schnell schwarze Farbe und Säure wie bei den Insekten herbeischaffen, sie droht zu unterliegen und zerstört zu werden, wenn nicht ein Volksheilmittel im Sinne der Homöopathie angewendet wird; Homöop. wäre: Die Haut wird mit Essig eingerieben. Und beinahe augenblicklich läßt der Schmerz nach, die Entzündung geht zurück und die Heilung setzt ein. Die weiseren unter den Sonnenanbeter-Homöopathikern reiben sich natürlich schon vor dem Sonnenbade mit Essig ein, denn auch Essig als eine biologische Säure schützt vor Strahlen. (Jede Säure schützt vor Strahlen, aber jede Säure hat ihre Lieblingsstrahlen, während Ameisensäure als ein universeller Strahlenschutz bezeichnet werden kann. Strahlen und Säuren sind artverwandt bezüglich ihrer Schwingungen.)

Weil dieses Schema so gut funktioniert, sehen wir uns einen Krebskranken genauer an. Da hat die Zelle doch sicher verrückt gespielt! Sie kann doch nicht behaupten, etwas Gesundes zu tun, wenn sie den Menschen krebskrank macht! Nun, eine Zelle ist nicht der Gesamtorganismus. Die Einzelzelle arbeitet und reagiert völlig anders als der Gesamtorganismus. Sie kann sich zustimmend, ablehnend und auch feindlich gegen den Gesamtorganismus verhalten, je nachdem, wie sie von diesem behandelt wird. – Im Kleinen wie im Großen: Wenn ein Mensch, der die Stelle der Zelle im Staat einnimmt, vom Gesamtorganismus Staat verständnisvoll behandelt wird, verhält sich diese Zelle Mensch unauffällig. Andernfalls kann es, wenn die Zelle-Mensch im Staat schlecht behandelt wird, bis zum Bürgerkrieg und zur Zerstörung des Staates kommen. Und das alles, weil die Zelle-Mensch ihr Eigenleben, Lebensart und Lebensweise nicht ändern kann und will und zum Rebellen wird, wenn diese in Jahrmillionen eingeprägten Lebens- und Verhaltensweisen geändert werden sollen.

Bei Krebs also handelt es sich allgemein um einen massiven Abwehrmechanismus gegen Strahlen, bei dem die bestrahlten Zellen nicht mit einer leichten Ansäuerung reagieren, um sich zu schützen, sondern mit Milchsäureentwicklung in und außerhalb des Zellkörpers; und nicht genug damit, die Zellen sind so wütend auf die Angreifer-Strahlen, daß sie beginnen, sich wie irrsinnig zu vermehren, um durch die dadurch entstehende gewaltige Milchsäureproduktion ausreichend Waffen gegen die Angreifer zu haben.

Der Homöopathiker kennt diesen Vorgang und versucht, der Krebszelle den Wind aus den Segeln zu nehmen durch Beseitigung der Strahlen (Ursachenbekämpfung). Ferner wird er den nun schon bekannten Trick anwenden, dem krebskranken Körper verschiedene Säuren in verdünnter Form (Ameisensäure, Essigsäure, Zitrussäure, Milchsäure etc.) zuzuführen und ihm damit vorzugaukeln, er habe nun seine Säuren und brauche keine eigenen Milchsäuren durch die Krebszelle herzustellen. Denn die krebsig entarteten Zellen sind nunmehr geschützt durch die künstlich zugeführten Säuren des Behandlers. Manchmal gelingt es auch, durch diese Maßnahme die weitere Vermehrung der Krebszellen zu stoppen, vor allem dann, wenn die krankmachenden Strahlen abgestellt wurden. Aber betrüblich oft schlägt die Säuretherapie gegen Krebs fehl, und wir wissen noch nicht, woran es liegt oder was wir falsch machen, denn das Prinzip ist richtig: Säure gegen Säure.

Wenn ein Bruchteil des Geldes, das heute in die Krebsforschung gesteckt wird, der biologischen Krebsforschung zugute käme, wären schon viele Fragen gelöst. Einbeziehen wir in unsere Überlegungen der Krebsentstehung die Entdeckungen von Dr. med. Hamer, so müssen wir erkennen, daß die Entstehung von Krebs auch ein psychologisches Problem ist. Dr. Hamer stellte fest, daß sich durch plötzlich eintretende Konfliktsituationen im Gehirn des Patienten ein Spannungsherd bildet und sich auch wieder auflöst, wenn der Konflikt aufgelöst wird. Diese Spannungsherde im Gehirn wirken oder 'strahlen' zusammen mit dem psychologischen Konfliktinhalt auf jene Stelle im Körper, wo sich dann der Krebs bildet. Hamer stellte fest, daß Krebs unheilbar ist, solange der Konflikt fortbesteht. Ich komme darauf zurück.

In diesem Zusammenhang interessiert uns, daß zu den Strahlenarten, die Krebs entstehen lassen, auch nicht bewältigte seelische Konflikte zählen. Diese Konflikte sind nicht immer zu erforschen und oft trotz Erforschung nicht zu beseitigen, beispielsweise, wenn ein naher Angehöriger gestorben ist. Welche Strahlenarten können wir nun ermitteln und oft beseitigen? Sonnenbestrahlung scheint immer aggressiver zu werden mit der Vergrößerung der Ozonlöcher, Kälte kann uns krankmachend bestrahlen. Feuchtigkeit, Erdstrahlen, Erdbebenstrahlen, Höhenstrahlen wie z. B. Gravitationsfelder. Dann die zahllosen Hochfrequenzstrahlen von Funk und Fernsehen. Schlechte Gedanken und Gefühle wie Sorgen und Zorn, Angststrahlungen, Ausstrahlungen von Menschen, die auch die Aurafelder genannt werden und anderen Personen nicht behagen. Elektrische Leitungen in den Wohnungen und in der Natur können sehr ungünstig strahlen, ebenso elektrisch und magnetisch aufgeladener Armierungsbaustahl in den Betondecken und -wänden.

Aus dem Bereich der schwachen Materiestrahlung kommen in Betracht: Zu viel Kochkost, Amalgam-Zahnfüllungen, Zahnersatz, Cremes, bakterizide Substanzen, Allergienahrung, Impfungen, Medikamente. Chemische Produkte, deren Liste schon Bücher füllt, werden uns immer bedrohlicher. Ich nenne hier nur die Übersäuerung der Umwelt und die Über-Phosphorisierung der Welt und der Nahrungsmittel. (In den letzten 30 Jahren sollen sich die Phosphate in den Nahrungsmitteln, in den Düngemitteln und Waschmitteln verdreifacht haben). Der Erweiterung dieser Liste sind keine Grenzen gesetzt. Unlängst las ich, daß manchen Brotsorten nicht weniger als sechzig chemische Zusätze beigemengt sein sollen.

Kaum jemand kann sich eine Vorstellung machen, wie weit der allgemeine Vergiftungsprozeß der Menschheit schon vorangeschritten ist. Ein Beispiel entnehme ich dem Büchlein von Rudolf Breuß: 'Krebs, Leukämie', Versandbuchhandlung W. Margreiter Im Hag 23 A-6714 Nütziders. (Jutta Merk, Gehrenweg 39/1 D-7988 Wangen im Allgäu). Ich gab diese Bestelladressen an, weil es dieses kleine Büchlein in sich hat. Breuß berichtet ab Seite 71 über einige unheilbare Fälle von Lähmung und Hautkrankheiten, die sofort abheilten, wenn er Mottenmittel wie Naphthalin aus den Wohnungen entfernte, oder künstlich hergestellten Kampfer, oder DDT. Sicher fallen noch andere Substanzen darunter, die Breuß nicht nennt. Neuerdings hört man viel von Formaldehyd, das ähnlich giftig wirken soll wie Dioxine, die als Sevesogifte von sich reden machten und u. a. Bestandteil von Holzschutzmitteln sind. Im Protokoll des zweiten Treffens der Holzschutzmittel-Geschädigten (Interessen-Gemeinschaft der Holzschutzmittel-Geschädigten, Unterstaat 14 D 5250 Engelskirchen von 1984) liest man Berichte, daß einem die Haare zu Berge stehen wollen. Wenn man die Liste der Vergiftungserscheinungen durchliest, fragt man sich, ob es wohl eine Krankheit gibt, die nicht davon kommen kann.

Ich will mich hierbei nicht zu lange aufhalten, sondern darauf aufmerksam machen, daß niemand heilen kann, wenn der Patient tödlichen Giften tagtäglich ausgesetzt ist. Unlängst mußte ich jemandem das Kopfkissen wegnehmen, weil es irgendwie imprägniert oder sonstwie präpariert war, daß er es nicht vertrug. Breuß erzählt von Todesfällen auf imprägnierten Matratzen usw.

Auch die Nahrung kann sehr verderblich für die Gesundheit sein, wie ein Bericht im Breuß-Büchlein feststellt. Drei Gruppen von je 50 Mäusen bekamen Kochkost. Die erste Gruppe erhielt die Kochkost sofort nach dem Kochen und blieb drei Jahre gesund. Die zweite Gruppe erhielt die Kochkost erst, nachdem sie 20 Minuten kaltgestellt worden war und wieder aufgewärmt wurde. Sie waren nach drei Monaten alle gestorben an den unterschiedlichsten Krankheiten. Die dritte Gruppe erhielt die Kochkost nach fünfstündigem Kaltstellen und Aufwärmen. Bei diesen Mäusen soll die erste nach zwei Stunden schon ihr Fell verloren haben und nach vier Stunden tot umgefallen sein. Länger als vier Wochen lebte keine.

(Weil wir bei Breuß sind, will ich hinweisen auf seine "Krebskur – total" auf den Seiten 30–38, bei der 42 Tage nichts außer frischen Gemüsesäften zu sich genommen wird. Breuß spricht von vielen Heilungen).

Die Einstrahlmöglichkeiten auf den Menschen werden immer zahlreicher, und verschlimmernd wirkt sich aus, daß die Menschheit immer empfindlicher wird. Z. B. behandeln wir eine Frau seit Jahren mit ihren schweren Schleimhautprozessen. Nachdem sie keine Allergienahrung mehr ißt und ihr Bett durch ein 0,5 mm starkes Kupferblech abgeschirmt ist (das Blech ist 1 × 2 m groß und wird auf den Boden unter das Bett gelegt. Es muß, da es sich ja durch die einfallenden Strahlen auflädt, alle paar Tage einmal mit einem feuchten Tuch abgerieben werden. Noch besser, man reibt es mit Essigwasser ab), nachdem sie auch Wasser verwendet, auf das sie nicht allergisch reagiert, eine Zahnprothese hat, die einigermaßen unallergisch für sie ist, traten immer wieder Rückfälle ihrer Krankheit ein. Zuletzt ging ich nochmal zu ihr hin, untersuchte die Teppiche, Wände, Unterbetten, Überbetten, Kopfkissen, Kleidung etc. Wir tauschten alles aus, soweit möglich, gegen nichtallergisierende Substanzen, Betten, Unterbetten, Kopfkissen weg usw. Und nun hoffen wir, daß sie soweit gesund wird, daß sie damit leben kann. Natürlich wird sie gleichlaufend homöopathisch behandelt, und das rettet sie auch immer wieder. Aber wenn sich ein Organismus ständig an irgendwas vergiftet, hilft auf die Dauer nur, das Gift zu finden und zu beseitigen. Ich riet ihr, einen Versuch zu machen und 4 Wochen zu verreisen. Träte eine Besserung ein, so wäre anzunehmen, daß sie durch irgendeine Substanz des Hauses vergiftet wird.

Gegen diese vielen Möglichkeiten von Einstrahlungen auf die Zelle muß sich diese wehren. Sie tut es nicht nur durch eine Anzahl von Säuren, die sie gegen störende Einstrahlungen erzeugen kann, sondern die Zelle kann im Bestreben ihrer Existenzsicherung auch andere Stoffe erzeugen oder horten, wie Metalle, (Eisen, Quecksilber, Arsen etc.), Nichtmetalle (Phosphor, Jod, Fluor), Salze aller Art. Wird einer dieser Stoffe, (bleiben wir bei Phosphor) in solchen Mengen gehortet, daß der Körper beginnt, sich daran zu vergiften, so entstehen Symptome im Sinne einer Phosphor-Arzneimittelprüfung, die den Homöopathiker ein Phosphorarzneimittelbild erkennen lassen. Er verabreicht dem Patienten Phosphor in potenzierter Form und schwindelt damit dem Organismus (der die Phosphorvergiftung hat) vor, seinen geliebten Phosphor erhalten zu haben, worauf der kranke Organismus seinen überschüssigen Phosphor beginnt auszuscheiden und gesund zu werden.

Die Grundlage für diese Zusammenhänge hat Prof. August Bier geliefert. Er gab einem Sulfur-(Schwefel)-Patienten potenzierten Schwefel und stellte fest, daß dieser Patient monatelang enorme Mengen Schwefel ausschied. Bier nahm an, daß der Patient deswegen Schwefelsymptome hatte, weil er zu viel Schwefel im Körper gespeichert hatte.

Warum der eine Organismus Phosphor, der andere Schwefel, der dritte Jod hortet, muß im Einzelfalle geklärt werden. Sicherlich liegt allen diesen Hortungsbestrebungen der Existenzkampf der Zelle zugrunde, denn nur selten wird sich der Körper mit Schwefel oder Phosphor anreichern, weil zu viel Schweinefleisch und Ei oder zu viel Kochkost gegessen wird. Gewöhnlich hat der Körper keine Schwierigkeiten, überschüssige Substanzen auszuscheiden.

Normalerweise wird die Zelle Phosphor, Schwefel, Jod usw. deswegen horten, weil sie von einem ähnlichen Schwingungsmodus aus ihrer Umwelt belästigt wird. Einfache Beispiele: Zentralheizungsluft könnte bewirken, daß die Brochialzellen Kalium oder Phosphor zu ihrer Verteidigung anreichern. Kochkunst könnte bewirken, daß die Magen-Darm-Zellen zu ihrer Stärkung Schwefel anreichern. Mit Säuren schützt sich die Zelle vor Strahlen, wie wir hörten. Aber auch psychische Belastungen oder Traumen haben einen charakteristischen Schwingungsmodus, der von der Zelle abgewehrt werden muß durch Speicherung irgendeiner ähnlich schwingenden Substanz. Angsttraumen können zu einer Hortung von Phosphor, Arsen oder Jod führen, Depressionstraumen zur Hortung von Aurum, Calcium etc.

Durch diese Maßnahmen überlebt die Zelle im Moment, aber der Gesamtorganismus bringt früher oder später die Vergiftungssymptome der gehorteten Substanz hervor, mit denen die Zelle dem Menschen zeigen wollte, wo ihre Probleme liegen. Die Probleme der 'Krankheit' liegen für den Gesamtorganismus darin, daß die Zellen Schwefel oder Phosphor horten, aber für die Einzelzelle, (sozusagen für den Übermenschen im Menschen), liegt das krankmachende Problem in meist feinstofflich-energetisch-psychischen Aggressoren von außerhalb der Zelle. Und auf diese Aggressoren antwortet die Zelle mit einer homöopathischen (gleichschwingenden oder besser ähnlichschwingenden Substanz, denn gleichschwingende Körper gibt es in der Natur überhaupt nicht, selbst zwei gleiche Sauerstoffmoleküle schwingen nicht gleich) Substanz, die sie, in Ermangelung einer potenzierten, aus der Palette der materiellen Stoffe nehmen muß, – wir nahmen als Beispiele Phosphor,

Schwefel und Jod.

Gehen wir noch einen Schritt im biologischen Denken weiter, so können wir erkennen, daß sich die Zelle (oder auch gelegentlich der Gesamtorganismus) zu ihrer Lebenssicherung Infektionen herbeiholt. Wir sind immer noch bei der Betrachtung, daß einige Zellen bestrahlt werden und sich durch der Bestrahlung ähnlichschwingende Substanzen schützen wollen. Diese Zellen ziehen sich Phosphor herbei, Arsen, Jod oder Infektionen. Welcher Unsinn im biologischen Denken, der Körper werde durch Infektionen überfallen, und welch noch größerer Unsinn, Infektionen pauschal zu bekämpfen durch Antibiotika, (Penicillin etc.) ohne danach zu fragen, was die Zelle und der Gesamtorganismus mit der Infektion vorhatten oder welche Probleme die Zellen haben. Ein Organismus kann immer nur dann infiziert oder irgendwie krank werden, wenn er oder die Zellen bereits ähnlichschwingend ist wie die einfallenden Erreger. In unserer Ausdrucksweise: Der Organismus ist allergisch auf die wie immer gearteten Erreger oder Streßfaktoren oder die seelisch traumatisch wirkenden Verletzungen und kann überhaupt erst dadurch reagieren.

Seit fast 200 Jahren hatten gelegentlich 'Zellenstaaten' das Glück, auf einen Homöopathiker zu treffen, der erkannte, daß hinter den Phosphor-, Schwefel- und Jodsymptomen (Vergiftungen) u. Infektionen ein gleichschwingender energetischer Aggressor steht, den er mit energetisiertem Phosphor, Schwefel oder Jod vernichten kann.

Wenn wir uns diese Zusammenhänge durchdenken, kommen wir zu dem Schluß, daß die meisten Krankheiten Überschußerscheinungen sein könnten. So ist es auch, ich komme später auf dieses Problem zurück. Die allermeisten sog. Krankheiten entstehen dadurch, daß der Körper von einem oder mehreren Stoffen zu viel gespeichert hat und folglich an diesen Vergiftungen erkrankt.

Natürlich entstehen auch Krankheiten durch Mangelerscheinungen. Ein Patient hat z. B. Krämpfe wegen Kalk- oder Magnesiummangels. Aber diese Mangelsituation ist **Folge**, Folge eines Säureüberschusses, womit wir schon wieder bei den Überschüssen sind. Es wäre demzufolge nicht sinnvoll, einem Kalkmangelpatienten Kalk zu substituieren, ihn mit Kalk zu mästen, sondern die Ursache des Säureerzeugens der Zelle zu ergründen. Und wenn das nicht möglich ist, wäre es besser, potenzierte Säuren zu verabreichen, um die Zellen an der weiteren Säureproduktion zu hindern.

Wir halten also fest: Die allermeisten Krankheiten sind Vergiftungserscheinungen durch überschüssige Substanzen im Körper, die aufgespürt und beseitigt werden müssen.

Wie ist es dann mit den Mangelerscheinungen. Nehmen wir als erstes Beispiel einige typische Ferrum-Fälle, Patienten mit ausgeprägten Zügen einer Eisen-Vergiftung. Sie erinnern sich: Ein gesunder Prüfer nimmt solange Eisen in substanzieller (verriebener) oder potenzierter (verdünnter) Form ein, bis er sich daran vergiftet hat und Krankheitserscheinungen zeigt. – Dieses Ferrum-Arzneimittelbild fänden wir nun wieder bei einigen Patienten, die wir auf ihren Blut- und Serumeisenspiegel untersuchen. Dabei machen wir die interessante Feststellung, daß, jetzt vereinfacht ausgedrückt, die einen Patienten zu viel und die anderen zu wenig Eisen im Organismus beherbergen. Beide Gruppen haben aber, (wenn wir bei unserer Aussage bleiben wollen, daß Krankheiten Überschußsituationen sind), einen Überschuß an Eisen. Bei den Patienten mit zu viel Eisen ist alles klar: sie haben einen Eisenspiegel, der über der Norm liegt und sie vergiftet, somit Ferrum-Züge erzeugt. Bei den Patienten hingegen, die zu wenig Eisen haben, deren Blut- und Serumeisenspiegel erniedrigt ist, handelt es sich um eine Eisenvergiftung durch einen relativ zu hohen Eisenspiegel. Diese Patientengruppe gehört zu den Eisenallergikern (Blutverluste natürlich ausgeklammert), bei denen wir auf den absurden Tatbestand stoßen, daß der Organismus auf das körpereigene Eisen allergisch reagiert und bereits Eisenvergiftungssymptome erzeugt, wenn noch gar nicht genug Eisen im Körper gebildet ist, um Normalwerte zu erreichen.

So müssen wir auch dann, wenn, gemessen an der Norm, zu wenig Eisen im Körper ist, potenziertes Eisen arzneilich verabreichen, weil für den kranken Körper doch relativ zu viel Eisen vorhanden ist. Ich habe diesbezüglich keine Messungen durchgeführt, bin aber völlig sicher, daß auch bei Patienten mit erniedrigten Eisenwerten, wenn sie Ferrum-Züge tragen, eine Gabe hochpotenzierten Eisens zu einer vorübergehenden starken Eisenausscheidung führen muß. Erst dann, wenn durch längere Therapie mit potenziertem Eisen die Eisenallergie des Patienten beseitigt ist, steigt der Eisenspiegel zu Normalwerten an, ohne daß substanzielles Eisen verabreicht werden mußte.

Hier liegt ein enormer Denk- und Handlungsfehler aller Allopathen, denn die gewöhnliche medizinische Denkweise will immer Mangelsituationen beheben, substituieren, aufstocken. Entdeckt man einen erniedrigten Kalium-, Calcium- oder Magnesiumspiegel, so verabreicht man diese fehlenden Substanzen in materieller Form, ohne darüber nachzudenken, warum der Körper die genannten Substanzen so niedrig hält. Der Körper hält die genannten Stoffe so niedrig, weil er gegen sie allergisch ist. Wenn ein Kranker Calciumsymptome hat, obwohl er nachgewiesenermaßen zu wenig Calcium besitzt, dann gibt es nur noch die Erklärung, daß er (Übersäuerungen ausgenommen) calciumallerisch ist und sich bereits an dem wenigen Kalk in seinen Geweben und Organen vergiftet. Er hat also **relativ** zu viel Kalk in sich. Seine Zellen reagieren übersensibel auf Kalk etc. und bringen entsprechende Symptome hervor. Verabreichter hochpotenzierter Kalk beseitigt den 'psychisch-energetischen' Aggressor aus dem nebelhaften Hintergrund, (die Grundkrankheit, die ähnlich schwingt wie Kalk), – die Übersensibilität der Zelle kann nachlassen, und die Allergie heilt, indem vorübergehend Kalk ausgeschieden werden muß.

Völlig anders ist die Reaktion dann, wenn in eine Mangelsituation des Organismus (die er selbst gewollt hat), der fehlende Stoff substituiert (aufgestockt) wird. Bleiben wir wegen besserer Anschaulichkeit beim Kalkbeispiel. Ein Patient mit Kalkmangel und den Folgen von Krämpfen und Heuschnupfen bekommt substanziellen Kalk zugeführt, um die Mangelsituation zu beheben. Die Erstreaktion ist unterschiedlich: Wenn es dem Patienten zunächst schlechter geht, handelt es sich um eine Allergie (oder Überempfindlichkeit), und man wird die Dosis verringern, (aus diesem Sachverhalt hat Hahnemann begonnen, seine Arzneien zu verdünnen), – oder dem Patienten geht es zunächst besser, dann haben wir es mit einer maskierten Allergie zu tun. Denn in jedem Fall kommt früher oder später nach dem substanziellen Einsatz von Kalk am Patienten (über längere Zeit) der Kalk-Kater, was bedeutet, daß der Kalkspiegel nach vorübergehender Hebung wieder absinkt und der Patient sich schlechter fühlt als jemals zuvor. Denn endlos kann die Kalkzufuhr nicht gesteigert werden, und die Beobachtungen zeigen, daß die anfänglichen Kalkkrankheitssymptome nun verstärkt hervortreten.

Im Prinzip nicht anders sind die Verhältnisse auf dem Gebiet des heute so gelobten Magnesiums. Die Untersuchungen von Herzinfarktherzen zeigen häufig einen erheblichen Magnesiummangel. Was liegt näher, als substanzielles Magnesium zu verabreichen. Das hat auch in vielen Fällen momentan eine gute Wirkung, weil es homöopathisch (ähnlichschwingend auf den psycho-energetischen Krankheitshintergrund, die sog. Grundkrankheit) wirkt, aber auf Grund der Allergielage des Organismus wird das zugeführte Magnesium früher oder später die ursprünglichen Krankheitssymptome verstärken und die herzinfarktgefährdeten Patienten erst recht in die Infarktsituation bringen. Ähnlich natürlich auch mit den Aggressionssymptomen des Magnesiums. Ein Zuviel Magnesium im Körper, ob es sich nun um ein absolutes oder relatives Zuviel handelt, bedeutet nichts, – ein wie auch immer gearteter Überschuß dieses Metalls erzeugt z. B. Aggressionen verschiedenster Art. Vorübergehend lassen sich Aggressionen mit massiven Magnesiumgaben oft beruhigen, aber der nachfolgende Magnesiumkater kann auch hier zur Katastrophe führen, weil die Allergiesituation nicht behandelt oder geheilt wurde.

Das gesamte medizinische Denken ist hier falsche Wege gegangen, auch in der Volksmedizin und oft sogar in der Naturheilkunde. Über diese Zusammenhänge hat bisher fast nur Hahnemann nachgedacht, ohne von Allergie zu reden.

Homöopathie ist Allergiebehandlung

Wenn man jedoch Hahnemanns Heilsystem logisch zu Ende denkt, findet man, daß die klassische Homöopathie Hahnemanns nichts weiter ist als eine Allergiebehandlung. Oder anders ausgedrückt: Wenn jemand testen will, ob er Hahnemann verstanden hat, so kann er sich daran prüfen, ob er beim Zu-Ende-Denken der Hahnemannschen Thesen zu dem Ergebnis kommt, daß die Homöopathie im Prinzip eine Allergiebehandlung ist.

Eine Allergie ist immer dann gegeben, wenn der Körper auf eine Substanz überempfindlich reagiert. Dabei muß diese Substanz durchaus nicht immer in geringsten Mengen auftreten. Bei Nahrungsmittelallergien können über lange Zeit große Mengen eines Allergens gegessen werden, bis der Körper wirklich krank wird. Ebenso ist es mit den Überschußstoffen im Körper. Die Toleranzgrenze für den Überschuß einer Substanz im Organismus bestimmt jeder Körper ganz individuell und legt die Höchstgrenze fest; wird diese überschritten, so entstehen Symptome.

Wir müssen wegkommen von dem unheilvollen Denken in Quantitäten, das die letzten Jahrhunderte bestimmt hat. Denn, obwohl wir uns heute mit Vitaminen, Mineralien, Spurenelementen, Eiweiß und sonstigem vollstopfen, um alle möglichen Mangelsituationen zu beseitigen, werden wir als Volk immer schwächer. Wir können uns noch so mästen mit Kalium, Eisen, Milch, Blütenpollen, Vollwert Vollwert Vollwert, wir kommen den 'Krankheiten' nicht auf den Grund, wenn wir nicht endlich ihren Allergiecharakter entlarven. Das Behandlungskonzept der Homöopathie weist aus, daß alle inneren Krankheiten nach dem Schema der Allergiebehandlung behandelt und oft geheilt werden können, zumindest dann, wenn die Homöopathie so reif geworden ist, daß alle anti-allergisierenden Heilmittel vorliegen. Und die Allergiebehandlung führt immer, das ist allen Allopathen bekannt, zu einer Therapie mit allerhöchst verdünnten Substanzen. Der Homöopathiker nennt sie potenzierte Arzneien.

Im Allergiecharakter fast aller Krankheiten ist der Grund zu suchen, warum die Homöopathiker aller Generationen mit potenzierten, 'verdünnten' Arzneien arbeiten. – Wie kann man da z. B. einem Herzinfarktkandidaten, wie es gegenwärtig oft geschieht, der allergisch auf Magnesium ist und deswegen zu wenig im Organismus hat, massives Magnesium zuführen? Das kann zu einem raschen Ende des Patienten führen. Und das, obwohl Hahnemann vor fast 200 Jahren begann, vor diesen Fehlern zu warnen! Vor genau diesen, – wenn man sich die Mühe machte, seine Schriften zu lesen!

Allergie könnte auch heißen: Individuell-abnormes Verhalten von Körperzellen gegenüber ihren Umwelteinflüssen. Dem Trickreichtum und der Individualität der Zellen eines Individuums ist es zuzuschreiben, daß die Homöopathie so schwer zu handhaben ist und daß der jetzige Arzneimittelschatz nicht ausreicht. Könnte man sich die Klagen der Zellen von 100 Schizophrenen anhören, so lägen die Probleme jedesmal anders. Demzufolge müssen auch die Heilmittel in jedem Individualfall andere sein. Die Kunst, die Probleme der Körperzellen zu erkennen und das ähnlichschwingende (homöopathische) Heilmittel zu finden, erfordert oft viel Geduld und Hingabe von Behandler und Patient. Aber eine andere Möglichkeit, die Körperzellen aus ihrer Bedrängnis zu erlösen, gibt es bislang noch nicht. (Wie sie wissen, ist Homöopathie ein Überbegriff, der auch gelegentlich andere therapeutische Maßnahmen zuläßt als die klassische Homöopathie Hahnemanns).

Hat man aber an den Symptomen des Kranken die Nöte seiner Zellen erkannt, (und oft auch erspürt), dann lösen sich durch Verabfolgung des homöopathischen Heilmittels die entstandenen Blockaden im Patienten, die wir als Symptome erkannten. Symptome entstehen durch Hemmungen im harmonischen und leichten Energiefluß der Lebenskraft des Körpers. Oft lösen sich diese 'Panzersperren' in Sekundenschnelle nach Einnahme des homöopath. Heilmittels, und der Heilung steht nichts mehr im Wege. Ähnlich ist es, wenn ein Bauherr von einem auferlegten Baustopp befreit wird. Dann kann er sein Häuschen so bauen, wie er es geplant hatte. Auf Homöopathisch: Wie Gott es haben wollte. So tiefgreifend können Heilungen dieser Art sein.

Wenige Homöopathiker dürften erkannt haben, daß sie in Wirklichkeit Allergologen sind bzw. Behandler, die Spezialfälle der Allergie behandeln. An dem einfachen Beispiel der Blütenpollenallergie ist das gut zu erkennen. Ist ein Mensch allergisch auf Blütenpollen, so wird sein Behandler im allgemeinen längere Zeit hochverdünnte Blütenpollen spritzen, um diese Allergie zu heilen. (Mit teils ganz guten Erfolgen, teils Mißerfolgen wegen der zu vereinfachten Vorgangsweise dieser homöopathischen Therapie). Das Prinzip ist immerhin richtig, – gegen Blütenpollenvergiftung (ich nenne es absichtlich so, weil es sich um eine Art Arzneimittelprüfung handelt) setzt man therapeutisch potenzierte (oder verdünnte) Blütenpollen ein.

Dieses Denkschema bitte ich zu behalten, denn so wie hier verhalten sich im Prinzip alle Homöopathie-Vorgangsweisen und homöopathischen Heilungen: Ein Krankheitserzeuger (Allergen, Gift, Infektion etc.) erreicht unseren Körper, reizt die Abwehrmechanismen und erzeugt Symptome bzw. eine 'Krankheit'. Der Homöopathiker sucht diesen Kranheitserreger auf und gibt ihn in 'verdünnter' Form dem Patienten ein. Die Art und Weise, wie man diesen Krankheitserreger findet, ist sehr unterschiedlich, der Homöopathiker vergleicht seine Prüfungsergebnisse mit den Symptomen der vorliegenden Krankheit; der Allergologe spritzt eine Reihe von Stoffen in die Haut des Patienten, und von welchem Stoff eine Entzündung im Bereich der Injektionsstelle entsteht, weiß er, daß es sich um ein Allergen handelt, also um einen der Krankheitserreger. Auch Nosodentherapie, Impfverfahren etc. arbeiten nach diesem Prinzip, gegen einen Krankheitserreger ein abgeschwächtes Gift gleicher oder ähnlicher Art einzusetzen.

Wir werden diesen wesentlichsten Vorgang der Heilkunde noch einige Male berühren, daß homöopathische Therapie immer die Therapie von (allgemein gesagt) Allergien darstellt. Wir gehen noch weiter und stellen fest: Da sich durch Homöopathie die meisten Krankheiten heilen lassen (vor allem auch die seelischen), steht fest, daß die meisten Krankheiten, eben auch die seelischen, allergischen Charakter besitzen.

Diese These wird nicht leicht Einzug ins medizinische Denken finden. Indes ist es gar nicht so schwer, ihre Gültigkeit zu belegen: Will ein Allergologe wissen, gegen welche Substanzen ein Patient allergisch reagiert, spritzt er ihm einige Dutzend in Frage kommender Stoffe in die Rückenhaut und wartet ab, bei welchem sich eine Entzündung bildet. Gegen diesen Stoff ist der Patient allergisch, und eben dieser Stoff in hochverdünnter (potenzierter) Form dem Patienten eingegeben, wird ihn oft heilen können von dieser seiner Allergie.

Wollten wir Homöopathie auf die gleiche Weise betreiben, so bräuchten wir lediglich die in Frage kommenden homöopathieüblichen Grundstoffe dem Patienten schön verteilt in die Rückenhaut injizieren und abwarten, wann und wo sich ein entzündlicher Hof um die Injektionsstelle bildet. Auf die dort eingespritzte Substanz ist der Patient allergisch und eben diesen Stoff bekommt er dann in potenzierter Form als sein Heilmittel.

Praktisch sähe es so aus, daß wir unserem Patienten an verschiedenen Rückenstellen einmal Schwefel (kleinste Mengen), dann Phosphor, Kalk, Kieselerde, Arsen usw. einspritzen (oder entsprechende Pflaster aufkleben) und warten, welche Stelle sich rötet. Entsteht eine deutliche Rötung oder Entzündung an der Injektionsstelle von Kieselerde, so erkennen wir den Charakter der Kieselerdeallergie und verordnen dem Patienten beispielsweise Kieselerde C 1000, 1 × wöch. 5 Tr. in den Mund. Vergleichen wir obendrein die Krankheitssymptome des Patienten mit dem Bild der Kieselerde, wie es in den Arzneimittellehren der Homöopathie dargestellt ist, so werden wir eine erstaunliche Übereinstimmung antreffen. Denn Hahnemann ist ja nur den umgekehrten Weg gegangen: Er hat, um bei Kieselerde zu bleiben der Anschaulichkeit wegen, seine Prüfungspersonen so lange mit Silicea (Kieselerde) vergiftet, bis diese kieselerdeallergisch wurden und im Sinne der Kieselerde Krankheitssymptome hervorbrachten. Auf diese Weise erfuhr man, wie geartet eine Kieselerdevergiftung und gleichzeitig Kieselerdeallergie in Erscheinung tritt. Fand man nun einen Kranken mit eben denselben Krankheitszeichen, so schloß man, daß es sich um einen Kieselerdefall handle und gab ihm hochpotenzierte (verdünnte) Kieselerde, die in der Homöopathie meist Silicea heißt.

Wenn Hahnemann in seiner Lehre noch nicht von Allergien sprach, so deswegen, weil es diese Ausdrucksweise für eine Sonderform der Arzneimittelprüfung damals noch nicht gab.

Hahnemanns Gedanken zur Lebenskraft

Hahnemann bezeichnete die Grundkrankheit oft als eine 'Verstimmung der Lebenskraft'. Wegen dieser Bezeichnung wurde Hahnemann viel und unqualifiziert verhöhnt, denn unter Lebenskraft konnten sich seine medizinischen Zeitgenossen nichts vorstellen. Um das Wesen der Lebenskraft und deren Verstimmung besser verständlich zu machen, sprach ich von der psychoenergetischen Störung des Organismus. Diese Lebenskraft ist eine fluidale, feinstofflich-energetische Substanz, die im Körper fließt. Solange sie in ihren Strombahnen und Sammelbecken harmonisch und ungehindert fließen kann und alle Zonen des Körpers mit Lebensenergie versorgen kann (und die Bewegungen der Moleküle und Flüssigkeiten besorgt), solange ist das harmonische Gleichgewicht der Substanzen und Funktionen des Körpers sichergestellt. Aber die Lebenskraft des Menschen reagiert in Form einer Verstimmung sehr leicht auf Blockaden in ihren Strombetten und auch auf Verschmutzungen ihrer Substanz. Wir können sie hier ohne weiteres vergleichen mit den Flüssen, Seen, Meeren und Wolken als der Lebenskraft unserer Erde. Allerdings kann die Lebenskraft unseres Körpers auch angezapft und abgesogen werden von fremden Wesen, und hier finde ich keine Vergleichsmöglichkeit mit unserer Erde. Denn das Wasser unserer Erde kann verschmutzt und aufgestaut werden, es kann durch Klimaeinflüsse hier zuviel und dort zu wenig regnen, aber es kann unsere irdische Welt nicht verlassen. Jedoch die Lebenskraft des Menschen kann durch Odvampirismus von Menschen und Geistwesen abgesogen werden. Auch Erdbeben und Atombombenversuche, gelegentlich auch schwerste Wetterfronten bewirken eine Fließhemmung oder einen Verlust der Lebenskraft. (Vergleiche Schriften der Esoterik, die besten Ausführungen hierüber fand ich bei Max F. Long 'Geheimes Wissen hinter Wundern', Bauer Verlag ISBN 3 7626 0067 8)

Eine allgemeine Verstimmung dieser Lebenskraft bewirkt diese oder jene Gesundheitsstörung, aber ein Verlust von Lebenskraft durch Vampirismus erzeugt häufig Unruhezustände, dazu eine eigenartige Müdigkeit, die sich bis zu einer bleiernen Schwere der Beine und bis zu deren Lähmung steigern kann. Auch Todesfälle werden beschrieben.

Die Hahnemannsche Homöopathie reguliert den Fluß dieser Lebenskraft, sie bewirkt, daß die Lebenskraft wieder ungehindert strömen kann.

Die Hahnemannschen 'Potenzen'

Unser nächstes Thema führt uns zu den in der Homöopathie üblichen Arzneien. Fragt man den Laien nach diesen Arzneien, so wird er wohl antworten, sie seien verdünnt, unschädlich, weil sie von Pflanzen kommen, und irgendwie geheimnisvoll. Und der typische Schulmediziner wird von diesen

Arzneien überhaupt nichts halten, weil er weiß, daß sie teilweise derart verdünnt wurden, daß es einem Tropfen Arzneisubstanz im Meere entspricht.

Was ist nun wahr?

Die Verdünnerei fing damit an, daß Hahnemann mit Homöopathie-Arzneien in substanzieller Form furchtbare Reaktionen auslöste. Wir sagten es ja schon, wenn man einem Durchfallkranken ein pures Abführmittel gibt, wird er umkommen können. So verdünnte Hahnemann seine Arzneien anfangs 1:5, 1:10. Aber auch da erlebte er noch gelegentlich so heftige Erstverschlimmerungen, daß er gezwungen war, weiter zu verdünnen. Er kam anfänglich zu folgendem Verfahren: Er stellte, sagen wir, 10 kleine Arzneifläschchen nebeneinander, füllte sie halb mit Alkohol, gab in die erste Flasche einige Tropfen der starken Grundarznei und schüttelte sie 10mal, um die Flüssigkeiten zu mischen. Aus der so verdünnten Lösung gab er 10 Tr. in die zweite Flasche, 10mal schütteln; davon 10 Tr. in die dritte Flasche und so fort, bis er nach der 10., 20. oder 30. Flasche eine genügende Verdünnung erreicht zu haben glaubte, um am Patienten keinen Schaden mehr anrichten zu können. Etwa in dieser Form machte Hahnemann seine Anweisungen im 1. 'Organon der rationellen Heilkunde'. Die Apotheken übernahmen das System und daher die heute noch gängigen D = Dezimalpotenzen, Arzneien, die in Verdünnungsschritten von jeweils 1:10 hergestellt wurden.

Nach einigen Jahren wurde Hahnemann mutiger und wählte Verdünnungsschritte von 1:100, weil sich gezeigt hatte, daß bei der Anwendung am Kranken immer noch Erstverschlimmerungen stattfanden. Die 10 Schüttelschläge zwischen jeder weiteren Verdünnung zur Vermischung mit dem neuen Arzneifläschchen bewertete Hahnemann lange als Mischvorgang, bis ihm, schon im vorgerückten Alter, aufging, daß diese Schüttelschläge eine besondere Verstärkungswirkung auf die Arznei haben mußten. In seinem 6. 'Organon der Heilkunst', das gar nicht mehr zu seinen Lebzeiten erschien, stellte er die reifste Form seiner Arzneiherstellung vor: (Ich berichte in stark vereinfachter Form): Hahnemann stellte sich 30 Arzneiflaschen hintereinander auf, füllte sie gut zur Hälfte mit Alkohol, gab in die erste Flasche eine Winzigkeit Arzneigrundsubstanz zum Alkohol und schüttelte nun 100 × sehr kräftig, indem er die Flasche auf ein ledergebundenes Buch schlug. Die so entstandene Dynamisation nannte er LM 1, das ist etwa eine Verdünnung von 1:50000, wenn man von der Verschüttelung absieht, die die eigentliche Arzneienergie hervorbringt. Wenn diese LM 1 100mal fest geschüttelt worden ist, werden einige Tropfen ihres Inhalts über Globuli, kleine Milchzukkerkügelchen, geschüttet; diese läßt man trocknen, und von diesen so benetzten und getrockneten Zuckerkügelchen kommt eines in die Flasche Nr. 2. Diese Flasche LM 2 wird wiederum 100 × fest geschüttelt, Zuckerkügelchen benetzt, trocknen gelassen und wieder eines in Flasche Nr. 3, 100 × fest geschüttelt und mit LM 3 etikettiert, neue Zuckerkügelchen benetzt und der Vorgang fortgeführt bis zur LM 30.

LM bedeutet soviel wie 50000, weil die Verdünnungsschritte von einer Arznei zur anderen geschätzte Verdünnungen von 1:50000 ausmachen sollen.

Dieses Dynamisationsverfahren, ein Energieanreicherungsverfahren, ist bis heute der Hauptzankapfel der Homöopathie geblieben. Kein Mensch kann sich mühelos vorstellen, daß da eine Wirkung herauskommen soll. Dennoch ist die LM 30 so stark, daß Hahnemann damit fabelhafte Arzneimittelprüfungen durchführte. Sollen die Zweifler doch einmal ein paar Wochen mehrmals täglich einige Tropfen einer beliebigen Hochpotenz einnehmen (etwa Lachesis LM 30) und sich dann mit dem bekannten Lachesis-Arzneimittelbild (Prüfungsprotokoll) vergleichen. Es würde sich zeigen, daß Lachesis LM 30, vom Gesunden längere Zeit genommen, Krankheitserscheinungen hervorbringt, wenn auch nicht so stark wie ein direkter Biß der Lachesis-Schlange. Auf diese Weise könnte sich jeder Zweifler von der Wirksamkeit der Hochpotenzen überzeugen. Diesen Vorschlag der wissenschaftlichen Nachprüfbarkeit seiner Lehre hat Hahnemann seinen Gegnern schon gemacht. Aber wahrscheinlich hat nie ein Gegner Hahnemanns auch nur daran gedacht, die Homöopathie überhaupt soweit ernst zu nehmen, daß sie einer Nachprüfung würdig sei. Allen Erneuerern geht es da gleich.

Wir halten also daran fest, daß die eigentliche Kraftwirkung der dynamisierten Arzneien von der Verschüttelung kommt. Denn von der Verdünnerei kann sie nicht kommen. Es wird ja von einer Flasche zur anderen so gewaltig verdünnt, daß nach wenigen Fläschchen kein einziges Molekül der Grundsubstanz mehr da ist. Die eigentliche Energie bildet sich also durch jeweils 100 Schüttelschläge pro Verdünnungsschritt. Nun lag es nahe, wollte man die Kraftwirkung der hochverdünnten Arzneien besonders verstärken, (um sie den Erfordernissen der heutigen Zeit anzupassen), statt jeweils 100 Schüttelschlägen 1000 zu nehmen.

Und weil die Materie bei diesen Arzneien sowieso keine Rolle spielt als die, das erste Fläschchen mit der Grundsubstanz zu prägen, nahmen wir bei unserer eigenen Arzneiherstellung gewaltige Verdünnungs-Schritte von einem Fläschchen zum anderen. Damit Sie den Glauben an die Wirksamkeit dieser energetischen Arzneien, (Hochpotenzen genannt), die völlig entmaterialisiert sind, nun ganz verlieren, will ich Ihnen beschreiben, wie unsere MM-Arzneien hergestellt werden, denn Hahnemann forderte kategorisch, daß sich jeder seine Arzneien selbst herstelle!

Wir stellen uns z. B. 120 Arzneiflaschen von 10 ml hintereinander auf, füllen sie zur Hälfte mit ca. 40prozentigem Akohol und geben in das erste Fläschchen eine Spur von der zu dynamisierenden Grundsubstanz. Ist diese flüssig wie z. B. Ameisensäure, so wird in die konzentrierte Ameisensäure die Spitze eines hölzernen Zahnstochers eingetaucht und kurz in unser erstes 10 ml Arzneifläschchen in den Alkohol eingetaucht. Diese erste Verdünnungsstufe der Ameisensäure wird nun in eine Maschine gespannt und 1000 sehr energischen Schüttelungen ausgesetzt. Diese Maschinenschüttelschläge sind weitaus härter als von Hand. Nach der Verschüttelung wird dieses Fläschchen mit MM 1 etikettiert, was heißt, daß sie die erste Arznei einer Reihe von Ameisensäurepotenzen ist, die nun allesamt mit geschätzten Verdünnungsschritten von 1:1000000 hergestellt werden.

Wenn das erste MM 1 Fläschen fertig verschüttelt ist, nimmt der Hersteller abermals ein hölzernes Zahnstocherchen, taucht es mit der Spitze 5 mm in die MM 1 ein und geht mit der feuchten Zahnstocherspitze in die Öffnung des zweiten Arzneifläschchens, um es dort aber nicht in den Alkohol einzutauchen, sondern er bewegt die Spitze des Zahnstochers 7 Sekunden lang über der Oberfläche des Alkohols von MM 2 hin und her, um die Luftschicht über dem Alkohol im Arzneifläschchen durch den feuchten Zahnstocher zu prägen. Nach 7 Sek. leichter Hin-und-Her-Bewegungen wird der Zahnstocher entfernt, das Arzneifläschchen verschlossen u. 1000 × geschüttelt, mit MM 2 etikettiert. Dann noch einmal geöffnet, um einen neuen Zahnstocher für die MM 3 einzutauchen und dann in MM 3 die **Luft** wieder zu impfen.

Wenn man den Vorgang einer solchen Arzneiherstellung eine Weile verfolgt hat, fühlt man sich gedrängt, dumme Witze zu machen. So fragwürdig, fast lächerlich sieht diese Arzneiherstellung aus. Aber die entstehenden Arzneien sind stark. Mercur z. B. hat mit der C 100000 Bakterienkulturen in wenigen Stunden vernichtet. Aber die C-Potenzen können bei weitem an die LM oder MM-Potenzen nicht heran in bezug auf Energieentfaltung und Heilkraft.

Oft taucht die Frage auf, ob handverschüttelte Potenzen stärker wirken als maschinenverschüttelte. Ich neige dazu, handverschüttelte als zumindest edler zu betrachten, aber bezüglich der Wirksamkeit kann ich keine Unterschiede feststellen. Ich potenziere seit Jahrzehnten, mal von Hand, mal mit Maschine. Die Wirksamkeit am Patienten richtet sich danach, ob die Schwingungen von Arznei und Symptomengesamtheit des Kranken ähnlich sind. Hat hingegen ein Homöopathiker sog. Heilende Hände und potenziert Arzneien von Hand, so müssen wir annehmen, daß seine Heilkraft auf die Arznei verstärkend übergeht. Bei Hahnemann könnte so etwas gewesen sein, denn sein Nachlaß, der im Homöopathischen Robert Bosch Krankenhaus in Stuttgart in einem Keller aufbewahrt worden ist, enthält seine Original-Arzneien, und diese sind nach Aussagen meines Lehrers Herbert Fritsche wesentlich heilkräftiger als alles, was ihm bis dahin begegnet sei. Die Frage ist also weiterhin nicht ganz geklärt.

Wie wirkt die Homöopathie?

Ich habe die oft blitzartig einsetzende Heilung viele Jahre beobachtet und erkannte als wirkenden Heilvorgang in der Homöopathie das, was man in der Physik eine Resonanzkatastrophe nennt.

Wie es zu einer Resonanzkatastrophe kommt, sehen wir uns wieder an einigen Beispielen an, die sich nach den Gesetzen der Resonanz vollziehen. Resonanz ist das starke Mitschwingen von Systemen mit schwach gedämpften Eigenschwingungen. –

Von den älteren Semestern erinnert sich wohl mancher an das Stimmphänomen Caruso. Sang er den Ton f, so zersprangen Weingläser mit dem Eigenton f. Jedes Weinglas hat ja einen anderen Eigenton. Mozart hat sogar mit Weingläsern eine Tonleiter zusammengestellt und spielte darauf. Wenn wir ein Weinglas vom Tone c mit einem starken c-Ton beschicken, wird es zerspringen. Die danebenstehenden Gläser bleiben ganz, wenn ihr Eigenton anders ist. Ella Fitzgerald konnte übrigens wie Caruso Gläser zerspringen lassen. Wenn mein Bruder in seiner Musikband den Wirt nach Galaabenden ein bißchen ärgern wollte, rückte er Lautsprecher, Gitarre und Mikrofon zusammen und zupfte leise einen Ton. Dieser ging ins Mikrofon und kam verstärkt aus dem Lautsprecher heraus, schaukelte die angezupfte Saite höher, der Ton wurde lauter usw. bis ein Wolfston entstand, eine Art Knall mit diesem Ton. Und im Saal waren fast gleichzeitig alle Gläser zersprungen, die selbst den gleichen Ton hatten.

Nun werden Sie meinen, daß von den zersprungenen Gläsern Scherben herumlagen. Das dachte ich auch. Aber die Gläser waren atomisiert. Sie waren so völlig zerrissen in ihre Bestandteile, daß vom Kelch des Glases, der ja schwingt, nichts zu finden war. Auf den Tischen standen nur noch die Unterteile der Weingläser, weil diese ja stark gedämpft waren und nicht mitschwangen. Was wir hier erlebten ist eine Resonanzkatastrophe.

Den gleichen Sprengvorgang haben wir bei der Atombombe. Zwei radiergummikleine, aber gleichgroße Körperchen Uran werden einander genähert. Aber weil sie stark strahlen und beide gleich strahlen, somit die gleiche Schwingung aufweisen (mit ihrer sog. kritischen Masse), geraten sie bei Annäherung aneinander in derartige Vibration, daß sie sich als Resonanzkatastrophe entladen und atomisieren.

Also: Immer wenn zwei gleichschwingende Elemente einander nahe kommen, die in ihrer Eigenschwingung so schwach gedämpft sind, daß sie fast hemmungslos schwingen können, besteht die Gefahr einer Resonanzkatastrophe, bei der beide schwingenden Elemente zerstört werden können oder nur eines.

Physikalisch ausgedrückt: Die Musiker hatten eine Frequenz = die Schwingung der Gitarrensaite. Das nennt man **Resonanzfrequenz** mit kritischer Schwingung. Diese trifft auf die gleiche Eigenfrequenz eines schwingungsfähigen Systems geringer Dämpfung: das waren die Weingläser, die in diesem Fall auch **Resonator** genannt werden. Ist die Resonanzfrequenz sehr stark oder die Dämpfung des Resonators sehr schwach, so kommt es zur **Resonanzkatastrophe** und zur Zerstörung des Resonators.

Zurück zur (Hochpotenz)Homöopathie. Dort finden wir die gleichen Voraussetzungen. Wir besitzen in der Arznei ein schwingendes Element als Resonanzfrequenz, vergleichbar der Stimme von Caruso. Und wir besitzen in der Summe der Krankheitssymptome des Patienten ein gleichschwingendes System geringer Dämpfung als Resonator. Hat die Arznei wirklich die gleiche Schwingung wie die 'Krankheit', so ist die Arznei das homöopathische Simile und wird bei der Verabfolgung, beim Einnehmen, eine Resonanzkatastrophe auslösen.

Diese Resonanzkatastrophe ist den kritischen Massen von explodierenden Atombomben sehr ähnlich, denn hier wie dort zerstören sich die Systeme gegenseitig. Im Patienten finden wir nach einer solchen Resonanzkatastrophe weder Arznei noch Grundkrankheit. Das hat Hahnemann schon festgehalten und erweist sich als sehr wichtig. Nämlich die Tatsache, daß sich die Arzneikraft im Körper gegen die Krankheit völlig aufbraucht, sodaß wir im Idealfall die energetische Ladung der Grundkrankheit beseitigt haben und gleichzeitig die Arznei nebenwirkungslos aufgelöst und aus dem Kranken entfernt ist.

Sehr sehr viele beobachtete Fälle lassen den einzigen Schluß zu: Die Resonanzfrequenz Arznei stieß im Kranken auf eine gleichschwingende Krankheit, die bei genauem Hinsehen als hochenergetische Ladung zu verstehen ist, welche den Körper am harmonischen Funktionieren hindert. Diese hochenergetische Ladung als Grundkrankheit im Körper tut nichts weiter, als eine Reihe von Lebensprozessen blockieren. Daraus entwickeln sich die Symptome.

Wenn wir nun die passende homöopathische Arznei verabreicht haben, erleben wir eine Entblockierung des Körpers, Schranken oder Sperren fallen weg. Das ist alles. Die homöopathische Arznei zwingt und beeinflußt den Körper zu nichts, berührt nicht den Körper. Sie nimmt nur Hemmnisse im Körper weg. Daraufhin kann der Körper beginnen, so zu arbeiten, wie es ihm von Gott vorgeschrieben ist. Ich habe diesen Vorgang bisweilen mit einem Hausbesitzer verglichen, der einen Baustopp vom Gericht auferlegt bekommen hat. Er kann am Haus nichts machen, muß es verfallen lassen, bis der gegenteilige Bescheid vom Gericht die Blockade beseitigt und er sein Haus wieder schön herrichten kann oder fertigstellen kann. Auch im Körper sind die Funktionen dann wieder frei, wenngleich es eine Zeitlang dauern wird, bis die physischen Systeme (Organe) repariert sind.

Hierin liegt auch der empirische Grund, warum ein und die gleiche homöopathische Arznei nicht ein zweitesmal gegeben werden darf, sondern leicht verändert werden muß. Denn: Wenn die Krankheit schon zerstört ist, kann sie nicht noch mehr zerstört werden. Wenn wir jedoch die gleiche Arznei weiterhin einnehmen lassen, werden wir die Krankheit durch die Arznei in den Körper zurückbringen. Denn die Arznei ist der Krankheit fast völlig gleich, sie ist die Krankheit in der Arzneiflasche.

Hahnemann kannte einige Möglichkeiten, die Arznei von einem Gebrauch zum anderen so zu verändern, daß sie jedesmal ein bißchen anders schwang. Die eine Möglichkeit sah er darin, vor jedem Gebrauch der Arznei diese ordentlich zu schütteln, denn dadurch wird sie in ihrer Kraftentfaltung und Schwingung etwas verändert. Oder er empfahl, jeweils eine höhere Potenz zum Einnehmen oder Riechen zu nehmen. Wenn man die Arzneien selbst hergestellt hat, so hat man auch die niedrigeren Potenzen aufgehoben und kann bei der LM 20 anfangen einzugeben, die nächste Gabe LM 21, nächste LM 22 usw. Wenn man auf die Apotheke angewiesen ist, so kann man nicht erwarten, daß diese einen großen Vorrat hat. Sie hat vielleicht die D 30, vielleicht noch eine D 60 der gleichen Arznei, und damit hat es sich oft. So bleibt einem nur, die D 30 eine zeitlang nehmen zu lassen, wobei vor jedem Einnehmen mindestens 30× geschüttelt wird, und wenn sich die Wirkung verbraucht zu haben scheint, auf die D 60 überzugehen. Ein genaues Studium des 'Organon der Heilkunst' ist dazu unerläßlich.

Ich sagte oben: Wenn eine Krankheit durch eine bestimmte Arznei von gleicher Schwingung zerstört wurde, so kann man die gleiche Arznei nicht noch einmal einsetzen, weil sie sonst die Krankheitsschwingung in den Körper zurückbringt und der Patient seine Krankheit wieder hat, aber diesmal von der Arznei. So ein Idealfall, daß e i n e Arzneigabe die Krankheit völlig kuriert, ist selten. Meist kommt die Krankheit in leichterer, etwas veränderter Form zurück, (ihre negative energetische Ladung baut sich schnell bei akuten und langsam bei chronischen Krankheiten wieder auf), und sie muß durch vorsichtige weitere Arzneigaben allmählich ganz vertrieben resp. ausgeheilt werden.

Hahnemann pflegte mit ansteigenden Arzneipotenzen zu kurieren. Entweder er schüttelte ein Arzneifläschchen vor jeder Einnahme kräftig, um es höherschwingend zu machen, oder er verabreichte die nächst höhere Potenz. Durch das noch zu beschreibende Testverfahren zeigt sich jedoch, daß es oft nötig ist, zur schnellstmöglichen Wiederherstellung der Gesundheit absteigende Potenzen zu gebrauchen. Man fängt beispielsweise mit der MM 30 an, gibt in einer Woche die MM 29, dann die MM 28 usw., bis man nahe der substanziellen Arzneipotenzen angekommen ist. Ähnlich verfährt man auch bei der Blütenpollenallergie u. a. Man beginnt mit den hohen Verdünnungen und spritzt nach und nach immer substanziellere Verdünnungen von Blütenpollen, um den Körper zu erziehen, seine Abwehrstoffe an den Verdünnungen zu mobilisieren und zu schulen, damit er dann beim Flug der Blütenpollen immunisiert ist, oder wenigstens eine geringere Sensibilität aufweist (Hyposensibilisierung).

Chronische Krankheiten

Vor allem bei chronischen Krankheiten kann eine endgültige Heilung nicht so schnell vor sich gehen. Nehmen wir den einfachen und plausiblen Fall eines starken Rauchers. Dieser habe eine ganze Menge Rauchteer in seinen Lungen angesammelt und als Folge dieser Arzneimittelprüfung Gefäßverschlüsse, die ihn zwingen, das Rauchen aufzugeben. War vorher das Verlangen nach einer Zigarette schon groß, so wird es nun noch größer sein, weil der in der Lunge angesammelte Zigarettenteer sein Simile verlangt, und das ist eine Zigarette. Für solche Leute wird Rauchen zum Zwang. Ich habe einigen in dieser Situation helfen können mit potenziertem Tabak, besser wäre potenzierter Zigarettenteer gewesen, den ich nicht hatte. Aber Tabacum D 30 half oft schon so gut, daß die Rauchsucht erträglich wurde, in einem Fall sogar in Widerwillen gegen die Zigarette umschlug mit Übelkeit beim Rauchen.

Es ist leicht erkenntlich, daß mit der Heilung des psychischen Teiles einer Krankheit, hier der Rauchsucht (und so verhält sich im Prinzip fast jede homöopathische Heilung) der Mensch noch nicht gesund sein kann. Ich vergleiche es oft mit dem Krieg. Waffenstillstand und Kriegsende sind zwar vergleichbar mit homöopathischer Heilung und bilden den ersten Schritt. Der zweite Schritt aber, die Genesung des Volkskörpers mit Wiederaufbau dauert viel länger. Denn mit der negativen psychisch-energetischen Ladung einer Krankheit ist doch stets auch eine Ansammlung irgendwelcher Störstoffe im Körper verbunden. Beim Raucher der Zigarettenteer. Dieser muß aus dem Körper heraus, und diese Schuttbeseitigung erfordert Zeit. Die Lunge eines starken Rauchers kann pechschwarz vor Teer werden. Eine Krankenschwester erzählte mir, sie habe einen starken Raucher wegen seines offenen Beines, das sie jeden Tag verband, auf Rauchverbot und Rohkost gesetzt. Wenige Tage schon nach dieser Maßnahme begannen sich die Verbände am Unterschenkel gelb zu verfärben, dann braun und schließlich schwarz und stanken derartig nach Zigarettenteer, daß ihr jeden Morgen beim Verbinden beinahe übel wurde. Erst nach einem halben Jahr wurden die Verbände wieder sauber und das Unterschenkelgeschwür heilte zu.

So kann es vorkommen, daß die Grundkrankheit als das ursächliche Geschehen, mit einer einzigen potenzierten Arzneigabe beseitigt und ausgeheilt ist, aber der zweite Schritt der Heilung, die Regeneration u. Reinigung des Körpers, Jahre dauert. Und oft muß man zusehen, daß der Körper die Selbstreinigung nicht mehr schafft. Bei Krebs, bei Leberzirrhose im fortgeschrittenen Stadium, bei schweren Nervenleiden etc. muß man immer wieder mit ansehen, daß es zwar möglich ist, den psychisch-energetischen Teil unserer Gesamtpersönlichkeit zu heilen. Daß der Kranke aber dennoch von seinen substanziellen 'Schuttbergen' nicht freikommt und siech bleibt oder stirbt.

Wenn ich es etwas extrem, aber durchaus richtig ausdrücken will, muß ich betonen, daß die Homöopathie keine Heilkunde des physischen Körpers ist. Sie hat mit dem materiellen Körper primär überhaupt nichts zu tun. Und ich wiederhole mich zur Festigung dieser Tatsache. Homöopathie ist Heilungsgeschehen für den seelisch-energetischen Teil eines Lebewesens, ob Mensch, Tier oder Pflanze. Und wenn wir ganz weit denken, auch unserer Erde.

Sobald durch Homöopathie die seelisch-energetischen Funktionen in Ordnung sind, beginnen die materiell-substanziellen Teile des Körpers, sich zum Gesunden hin zu normalisieren. Denn die Materie des Körpers richtet sich nach den nun gesunden seelisch-energetischen Formbildungskräften, dem Chef sozusagen. Dieser Chef kann aber noch so gesund und energisch sein, seine Anweisungen noch so weise sein. Wenn die Struktur im materiellen Körper zu sehr zerstört ist, die Schuttberge zu hoch, die Selbstvergiftung zu stark, dann bleibt dem Chef oft nicht genug Zeit, diese ganze Destruktion zu korrigieren, abzubauen, umzubauen. Der Kranke fühlt sich besser, verliert Ängste, Traumen, wird seelisch gesund, stirbt aber trotzdem, und das, obwohl die Lebenskraft wieder ungehindert fließt. Eine Rolle spielt dabei auch die Neuzufuhr von Gift. (Punkt 1, Ursachenforschung). Keine Krankheit fällt vom Himmel, jede hat ihre Ursachen, und häufig liegen diese in falscher Ernährung. Werden nun diese Nahrungsmittel, die die Krankheit verursachten, weiterhin gegessen, so wird manche Heilung unmöglich gemacht. Meistens ist die Kraft der Homöopathiewirkung so stark, daß sie sich über die Störfaktoren von Krankheitsverursachern hinwegsetzt. Aber bei fortgeschrittenen schweren Erkrankungen, oft im Verein mit geschwächter Erbmasse, kann eine homöopathische Heilung nur dann stattfinden, wenn auch die krankmachenden Ursachen beseitigt sind.

Auch für Hahnemann war das ein Problem, an dem er schwer zu tragen hatte. In solchen Fällen bräuchte man zur Homöopathie und Ursachenbeseitigung oft noch einen Magnetiseur, der mit mesmerischen Energien dem Kranken beim innerlichen Umbau hilft, auch sein Leben verlängert. Dieser zweite Heilungsschritt, Umbau des materiell-substanziellen Körpers, bringt denn auch die vielen Reaktionen mit sich, die wir auch Heilreaktionen oder Erstverschlimmerungen nennen. Sie hängen einmal damit zusammen, daß der Körper nach Einnahme der Arznei und folglich Beseitigung der ärgsten negativ-energetischen Krankheitsladung das Bedürfnis verspürt, auch die negativen Energieladungen von früher, (die wir unsere früheren Krankheiten nennen und die in der Psyche, teils auch organisch, eingelagert sind), nach außen in den Reaktionsbereich des physischen Körpers zu befördern. Dort (vor allem) erlebt der Patient rückschreitend alle vergangenen Phasen seiner gegenwärtigen Krankheit wieder, und weiter zurückschreitend durch das ganze Leben hindurch bis zur Kindheitszeit usw. alle nicht ganz ausgeheilten (und somit eingelagerten) Leiden seines bisherigen Lebensweges.

Um es anschaulicher zu machen, vergleiche ich die Vorgänge manchmal mit einem Auto. Es hat einen Motorschaden und kommt in die Werkstatt. (Gang zum Homöopathiker). Die Werkstatt stellt die Diagnose und die Mechaniker beginnen zu reparieren, natürlich erst mal dort, wo der auffälligste Schaden ist, am Motor. (Nach Eingabe der Arznei am Patienten). Nach einigen Stunden kommt der Autobesitzer in die Werkstatt, sieht die Teile des zerlegten Motors herumliegen und beschwert sich energisch bei den Mechanikern, sie hätten ja nun seinen Wagen noch viel kaputter gemacht als er vor der Werkstatt war. (Nach Einnahme der passenden homöopathischen Arznei häufige Klagen der Patienten, daß es ihnen nun noch schlechter gehe als vor der Behandlung, was aber nur ein Zeichen dafür ist, daß eben dort repariert wird, wo der Schaden ist. Oft auch ein Indiz, daß überhaupt mal was geschieht im Körper des Kranken).

Nun, an diesem Punkt der Autoreparatur, gibt es zwei Möglichkeiten. Entweder der Klient beim Heiler oder in der Autowerkstatt läßt sich belehren und erträgt geduldig seinen Kummer, oder er sieht nichts ein, verlangt ungeduldig, daß alles in den vorherigen 'besseren' Zustand zurückversetzt werde und erzwingt den Abbruch einer segensreichen Entwicklung. Die Automechaniker bauen das Auto schlecht repariert wieder zusammen und schütteln die Köpfe, und der Heiler greift zu allopathischen Mitteln, um den Heilprozeß zu stoppen. Das bedeutet aber, daß der Heilprozeß des Autos und des Patienten aus der urgesunden aktiven Phase in einen chronischen Schadensprozeß zurückversetzt wird.

Im Hinblick auf spätere Tage geht es jenem Klienten besser, der seinen Kummer der Erstverschlechterung geduldig erträgt und abwartet, bis die Mechaniker am Auto und im Körper des Patienten gute Arbeit geleistet haben. Oft kommt dann noch ein weiterer Schaden von früher zum Vorschein, und oft noch mehr, sodaß der Autobesitzer ängstlich nach seinem Geldbeutel zu suchen beginnt und überlegt, ob es sich denn lohne, alle Schäden machen zu lassen?

Wir erkennen die Ähnlichkeiten zu unseren Patienten. Einige sind gründlich, wollen durch und durch gesund werden und scheuen keine vorübergehenden Mißhelligkeiten. Andere sind mit Teilerfolgen zufrieden, andere werden ewig auf der Suche nach Gesundheit bleiben, weil sie nicht geduldig genug sind und zu sehr ihre eigenen Vorstellungen verfolgen.

Gründliche Heilung kann immer nur aus der akuten Phase einer Krankheit kommen. Fehlt diese akute Phase, weil die Krankheit chronisch geworden ist, so muß der Heiler diese träge Krankheit in eine akute verwandeln, er muß sie wieder in jenen Anfangszustand zurückversetzen, in dem die Krankheit einmal war. Aus diesem akuten Prozeß heilt die Krankheit, aber die Patienten sind nicht gewöhnt, etwas aushalten zu müssen und wollen oft die Kur dann abbrechen, wenn die Heilung schon fast vollzogen ist, in der sog. Heilkrise, die oft am Ende einer Krankheit steht und die Gesundheit einleitet. Aber eben diese Heilkrise ist häufig sehr unangenehm und schwer zu durchleiden.

Austreibung böser Geister?

Einigen Äußerungen Hahnemanns entnehme ich, daß er um die Austreibung böser Geister durch die Homöopathie gewußt hat. Aber er verschwieg es, um seinem Ruf und dem der Homöopathie nicht noch mehr zu schaden. Als Hahnemann geboren wurde, waren bei den älteren Leuten die letzten Hexenprozesse noch in schrecklicher Erinnerung. Man war im Zeitalter der Aufklärung, der Überwindung von Teufelsglauben und Scheiterhaufen und hütete sich, Anlässe zu deren Neuaufleben zu geben. Dennoch kann man als Christ und auch als Wissenschaftler böse Geister, die den Menschen krank machen können, nicht einfach leugnen. Jesus, so wird überliefert, heilte, 'und die bösen Geister wichen aus den Kranken.' Sollte es zu unserer Zeit keine ähnlichen Vorgänge geben?

Durch die Arbeit am Patienten bin ich gezwungen, eine Reihe von dramatischen Heilungen mit der Austreibung böser Geister (durch die homöopathische Arznei) in Verbindung zu bringen. Der Ausdruck 'böse Geister' hat sich so eingebürgert. Eigentlich sind es unglückliche Seelen Verstorbener, die sich ein neues Haus in einem lebenden Menschen suchen und ihn meist besessen machen bzw. besetzen, ohne sich selbst darüber im klaren zu sein. Irrenanstalten und Psychiater haben laufend mit derartigen Fällen zu tun, ohne sie heilen zu können, weil ihnen die wirklichen Vorgänge nicht bekannt sind, vielleicht schon deshalb, weil an ein Weiterleben des Menschen im Jenseits nicht geglaubt wird. (Sehr aufschlußreich das Buch des Irrenhausarztes Wickland: Dreißig Jahre unter den Toten).

Vielleicht wird die Homöopathie auf dem Gebiete der 'Austreibung von Besessenheitsgeistern' einmal ihre wahre Größe beweisen und ihre Überlegenheit über alle anderen Therapien. Denn: Die Homöopathie in Meisterhand treibt gar nicht nur die Besessenheitsgeister aus den kranken Menschen aus. Die Besessenheitsgeister werden, solange sie sich im Menschen aufhalten, erst einmal geheilt von jenem Wahn, der sie in die Menschen hineintreibt. Ferner von ihren Krankheiten, denn auch Geister können krank sein, wenngleich deren Krankheiten vorwiegend im seelischen und geistigen Bereich liegen. (Erbsünde, Schocks, Traumen, Süchte, Triebhaftigkeiten und Neigungen zum Bösen etc.). Wenn diese Besessenheitsgeister dann gesund geworden sind, werden sie verständig, wie es ja bei den Menschen auch der Fall ist, sehen ihr Unrecht ein, fremden Menschen die eigene kranke Persönlichkeit aufzuzwingen, und verlassen ihr irdisches Opfer.

Dazu ein Beispiel aus der Praxis:

Ein achtzehnjähriges Mädchen wird in Behandlung gebracht, das auf den ersten Blick nicht unnormal wirkt. Sie gibt auch einige vernünftige Antworten, bis sie nach wenigen Minuten wieder in einen Zustand verfällt, den sie seit einem Jahr hat. Sie beginnt ohne Übergang zu winseln, jammern und weinen und ruft pausenlos aus: Ich hab keinen Bauch, ich hab keinen Rükken, ich hab keine Beine usw. Wie wir von der Mutter des Mädchens erfuhren, war dieser Zustand fast im gleichen Moment eingetreten, als der Bruder des Mädchens an einem Motorradunfall mit Querschnittslähmung starb. Es bestand nicht der geringste Zweifel, daß die im Schock befindliche Seele des Bruders in seine Schwester gefahren war. – Die Behandlung gestaltete sich nicht eben einfach, aber nach ca. zwei Jahren hatten wir wieder eine frische junge Frau mit rosigen Wangen vor uns, die heiratete und Kindern das Leben schenkte. Auch im Verlauf dieser Heilung war deutlich zu beobachten, daß der Besessenheitsgeist (Bruder) zu Besinnung kam, seinen Schock überwand und sich darüber klar wurde, daß er seinen irdischen Körper verlassen hat und sich im Jenseits eine neue Bleibe suchen müsse.

Abwandlungen der Homöopathie

Fritsche begründete richtig, daß Homöopathie eine Namensgebung Hahnemanns für seine Heilslehre sei, und, wenn man etwas anderes tue, dies anders benennen möge. Jedoch: Homöopathie ist Heilung nach dem Similegesetz: Ähnliches gegen Ähnliches, und das nennt schon Hippokrates. Hahnemann selbst sah seine Lehre auch nicht nur auf Hochpotenzen beschränkt, denn das Wesen dieser Heilmethode ist ein physikalischer Vorgang nach den Gesetzen der Resonanz. Nur die **reifste** Form der Homöopathie geschieht, wenn geheilt wird, durch Hochpotenzen aus der Arzneiflasche oder durch den Geist.

Der norddeutsche Arzt Schüssler hatte, wie alle, große Probleme mit der Homöopathie und suchte diese zu vereinfachen. Er wählte 24 Mineralstoffe aus, die im menschlichen Körper vorkommen, und verabreichte sie in niederen Potenzen, meist D 6 oder D 12. Damit läßt sich sehr vieles heilen und vor allem erreicht man am Patienten eine ausgezeichnete Terrainverbesserung, das heißt, das Gewebsmilieu des Kranken wird so umgestimmt, daß sich Krankheitserreger dort nicht mehr wohl fühlen. Schüssler nannte seine Methode Biochemie, wohl wissend, daß es Homöopathie ist, aber eben nicht die hahnemannsche. Viele seiner Nachahmer kennen diesen Umstand nicht und glauben, Biochemie wirke anders als Homöopathie. Das ist vom physikalischen Gesetz der Resonanz aus gesehen falsch. Biochemie ist Homöopathie. Aber sie wirkt auf Grund ihrer substanziellen und nur schwach potenzierten Arzneien meist recht langsam. Viele seiner Indikationen und Symptome fand Schüssler rein empirisch, also durch Erfahrungen am Patienten, weil manche

Mittel noch nicht geprüft waren und Schüssler sie auch nicht prüfte. So wird auch heute noch in der Biochemie nicht nach den strengen Regeln der Homöopathie das Heilmittel gesucht, und das ist auch gut so, weil man sonst mit diesen Tiefpotenzen fürchterliche Reaktionen auslösen könnte. Ich habe selbst in einem klassischen Silicea-Fall aus Unerfahrenheit Silicea D 6 eingesetzt mit entsetzlicher Heilreaktion (Verschlimmerung des Krankheitszustandes). So kommen die biochemischen Salze in ihrer Verabreichung oft in den Bereich der Substitute (hier Nährsalze) von denen wir noch hören werden.

Die letzten Jahrzehnte haben den Nosoden starken Aufschwung gebracht. Nosoden sind potenzierte Krankheitsstoffe von Mensch oder Tier. Beispielsweise wird aus Diphtherie-Eiter die Nosode Diphtherinum hergestellt, indem man den Diphtherie-Eiter hochpotenziert. Ebenso mit Tuberkulose-Sekreten, Krätze-Sekreten, Tollwut etc. Aber auch Schweinefleischgift oder verfaultes Fleisch-Gift in Hochpotenz wird am Patienten eingesetzt, um die entsprechenden Ablagerungsgifte aus dessen Körper auszutreiben.

So ähnlich ging man schon im Mittelalter in der Naturheilkunde vor, indem man dem Kranken kranke Sekrete entnahm, etwa die Plaques von diphtherischen Mandeln, und sie unter die Rinde eines Baumes gab, der in der Nähe des Hauses des Kranken stehen mußte. Der Baum trug die Krankheitsstoffe in seinen Kreislauf und wurde natürlich auch ein wenig krank davon. Aber der diphtheriekranke Patient hatte nun sein Simile (sein Ähnliches in seiner Nähe) und konnte vielleicht dadurch genesen, nur dadurch, daß er in der Nähe des Baumes zu Bett lag. Wahrscheinlich würde Einnehmen des Baumsaftes besser wirken. Anderes Beispiel: Ein Patient mit hartnäckiger Schuppenflechte wollte nach vielen nutzlosen Kuren sehen, ob die Homöopathie meiner Praxis etwas anzubieten habe. Ich befand mich in einer Zwickmühle, denn ich wußte von ihm, daß der Erfolg nicht lange auf sich warten lassen durfte. So bestrich ich von seinen etwa 15 kranken Hautstellen die Hälfte mit Alkohol, ließ diesen ein wenig einwirken und schabte die Stellen dann ab, gab die abgeschabten Hautschuppen in ein kleines Arzneifläschchen und potenzierte es auf die C 30. Diese Arznei nahm der Patient ein und war nach einigen Wochen, wie ich auch, nicht wenig überrascht, daß nur jene Stellen abgeheilt waren, die ich abgeschabt und potenziert hatte.

Noch ein Fall: Eine Frau wollte heiraten, verzweifelte aber beinahe an ihrem ganz schlimmen Ausfluß. Auch allerstärkste Allopathiekuren konnten ihr nicht helfen. Ich bot ihr zwei Möglichkeiten an. Die normale Homöopathie, die insgesamt gründlicher, aber länger dauern würde, und die Nosodentherapie, die schnell wirkt, aber nur ein Symptom bekämpft. Ich erklärte ihr auch, daß es keine Kunst sei, ein einziges Symptom homöopathisch zu unterdrücken, aber es sei möglicherweise eine Kunst, den entstandenen Schaden im Patienten zu reparieren. Aber die junge Frau war so verzweifelt, daß sie sich sonst etwas hätte antun lassen, nur daß der Ausfluß verschwand. Ich ließ mir also eine kleine Menge der eitrigen Flüssigkeit des Ausflusses geben, potenzierte sie auf die C 30, gab sie ein, und siehe, nach 24 Stunden war der Ausfluß weg. Ich übertreibe wirklich nicht. Aber dann kams: Die Folgen, dem Körper ein Ventil versperrt zu haben, brachten die Frau beinahe um. Denn nun tobten sich die Krankheitsstoffe im Inneren des Körpers aus, und die Frau, die organisch bislang gesund gewesen war, hatte alle paar Tage ein anderes inneres Leiden, mal Herz, mal Galle, mal Nieren, mal Darm. Es war wirklich nicht ungefährlich. Der ganze Spuk hörte schlagartig auf, als sich nach acht Wochen wieder ein schwacher Ausfluß zeigte. Diesen konnten wir dann mit passenden homöopathischen Mitteln heilen.

Auf diese Weise kann man Sekrete aus Nebenhöhlen, Bronchien, Ohren etc. potenzieren und einsetzen. Ich habe Nierensteine potenziert und erreicht, daß das Steinleiden nicht mehr zum Vorschein kam. Der Urin ist ein dankbares Objekt der Nosodentherapie, wenn man anders nicht helfen kann.

Hahnemann ist von seinen Schülern oft ersucht worden, zur Nosodentherapie Stellung zu nehmen. Er tat es leider nicht eindeutig, er wollte eigentlich mit Nosoden nichts zu tun haben. Und das hat einen ganz einfachen Grund, weswegen auch die versierten Homöopathiker der Gegenwart kaum Nosoden gebrauchen. Nehmen wir eine Tuberkulose: Der tuberkulöse Herd in der Lunge ist ja nicht die Grundkrankheit, sondern wieder nur ein Symptom von vielen in dieser komplexen Krankheit. Wenn wir nun ablehnen, daß man einem einzigen Symptom ein allopathisches Mittel entgegensetzt, so muß man doch logischerweise auch ablehnen, dieses einzige Symptom nosodisch-homöopathisch zu behandeln. Aber oft haben wir keine andere Wahl, und wenn ich gefragt würde, welche Art von Symptomenunterdrückung weniger schädlich ist, die allopathische oder die homöopathische, so glaube ich doch, die homöopathische vorziehen zu müssen.

Nun liegen die Fälle nicht immer ganz so einfach, daß man sich krankhafte Sekrete nimmt und potenziert, um ein Gegenmittel zu haben. Bei Geisteskrankheiten kann man ja nicht ein Stückchen Geist potenzieren, bei Krebs nicht die Krebszellen, ohne aufzuschneiden, auch bei Leberzirrhose haben wir nichts in der Hand. Und der Urin erweist sich potenziert meist zu schwach, um zu heilen.

So las ich mit großer Aufmerksamkeit den Bericht eines jungen Krankenhaus-Arztes, der an Krebs erkrankte und sehr schlimm dran war. Er verbündete sich mit einer gesunden Schwester seiner Anstalt, entnahm sich einige ccm Blut und spritzte sie der Schwester intramuskulär, also in den Gesäßmuskel. Nach einigen Tagen umgekehrt, der Schwester wurde Blut entnommen und dem kranken Arzt eingespritzt, ebenfalls in den Muskel. So ging das eine längere Zeit, und wie durch ein Wunder wurde der Arzt gesund.

In einigen schlimmen Fällen behandelte ich ebenfalls nach diesem Vorbild einer Nosodentherapie mit homöopathischem Funktionsmechanismus. Ich erinnere mich an ein junges Mädchen, das schon einige Nervenkliniken hinter sich hatte und als ein ziemlich hoffnungsloser Fall von jugendlicher Schizophrenie galt. Da die schlechte Erbmasse offensichtlich von der mütterlichen Seite kam, bat ich den Vater um Mithilfe. Nachdem wir etwa ein Vierteljahr das Blut zwischen Tochter und Vater hin und her übertragen hatten, kam der Vater eines Tages ganz kleinlaut und niedergeschlagen mit seiner Tochter zur Behandlung und bekannte, daß er nun wisse, was seine Tochter durchmache. Er hatte immer gedacht, sie solle sich mal ein bißchen zusammennehmen. Nun hatte er alle ihre Symptome, also eine typische Arzneimittelprüfung durchgemacht. Ab diesem Zeitpunkt ging es mit der Tochter rasch aufwärts, und ein halbes Jahr später galt sie als geheilt. Ich hab das entnommene Blut immer mit Ozon sterilisiert.

Wir erkennen an diesen nosodischen Vorgängen, daß die Impftherapie und Serumtherapie nach den Gesetzen der Homöopathie arbeiten. Wird ein Mensch durch abgeschwächte Pockenviren als Impfung in den Schwingungszustand der Pocken versetzt, so besteht fortan ein Abwehrmechanismus oder eine Allergie gegen Pocken nach den Gesetzen der Resonanz. Ein Impfarzt wird diesen Abwehrmechanismus völlig anders darstellen und auch recht haben, aber er darf die Homöopathiemechanismen nicht übersehen.

Homöopathie in Katastrophengebieten

Wenn die Homöopathie so allumfassend wirkt, bietet sie dann nicht auch Möglichkeiten gegen ABC-Gifte? In diesen Tagen hörte ich die beklemmende Nachricht aus den Medien, daß große Ärztegruppen international mit äußerster Ernsthaftigkeit zum Frieden mahnen und aufrufen, weil sie im Falle eines Krieges nicht helfen können. Es fehlen die Heilmittel und Ärzte, um schnell große Katastrophengebiete zu versorgen, (von anderen Begleiterscheinungen ganz zu schweigen). Wäre es vielleicht durch Homöopathie oder Nosodentherapie möglich, Hilfe zu leisten oder zu finden?

Man sollte es zumindest versuchen. Wieweit ein Behandler entscheidende Hilfe leisten kann, hängt von vielen Faktoren ab. Eine der vielversprechendsten Behandlungsmethoden bestünde darin, die krankhaften Ausscheidungen eines Menschen zu sammeln und in einem Arzneifläschchen zu potenzieren und ihm wieder einzugeben.

Den einfachen Vorgang einer solchen Arzneiherstellung will ich hier beschreiben. Er kann immer durchgeführt werden, wenn Wasser vorhanden ist. Besser eignet sich natürlich Alkohol von mindestens 30%.

Wir suchen uns ein 10 ml Fläschchen, (aber auch jede andere kleinere oder größere Flasche geht), füllen in sie das Krankheitsgut und geben Alkohol oder Wasser aus der Leitung darauf, bis es halb oder etwas mehr voll ist. Korken drauf und 100× schütteln. Dann Korken ab, Inhalt in den Ausguß schütten, das heißt, die Flasche wird einfach völlig umgekippt, bis alles raus ist bis auf einige Tropfen, die sich an den Wänden der Flasche halten. Flasche wieder aufrichten, neu zur Hälfte mit Wasser oder Alkohol füllen, 100× schütteln, ausleeren, wieder neu mit Wasser füllen usw. usw., bis dieser Vorgang 30× wiederholt wurde. Diese Stufe C 30 bringen wir zum Einsatz, in akuten Fällen alle 10 Min. einige Tropfen auf die Zunge, in weniger akuten Fällen stündlich oder täglich einige Tropfen eingeben; aber nie vergessen, die Arznei vor der Einnahme kräftig zu schütteln, um ihre Schwingung ein wenig zu verändern.

Von der Homöopathizität zwischen Atomstrahlen, bes. den radioaktiven Alpha-, Beta- und Gammastrahlen einerseits und Säuren andererseits haben wir schon gehört. Unter günstigen Voraussetzungen können Essig und Ameisensäure einen Strahlenschutz darstellen, und da wir durch den Reaktorunfall von Tschernobyl ständig einer teils stark erhöhten Bestrahlung ausgesetzt sind, so sollte man sich wenigstens routinemäßig 1× tägl. von Kopf bis Fuß mit etwas verdünntem Essig einreiben (1:1 mit Wasser). Da die Atomwaffenarsenale noch nicht abgebaut sind, müssen wir uns zumindest Gedanken machen über deren Folgen im Kriegsfalle. Hierbei wird davon ausgegangen, daß vor allem in den Randgebieten der Einsatzzonen von Kernwaffen viele Menschen überleben, aber strahlenkrank sind. Soweit die Möglichkeit besteht, muß dieser Personenkreis so früh wie möglich beginnen, sich mehrmals täglich, so weit es die Haut verträgt ohne Entzündungen zu zeigen, mit Essig einzureiben. Jeder Haushaltsessig von 5% Säure geht, Apfelessig scheint am schonendsten zu sein. Außerdem gebe man in einen Liter Wasser ca. 2–3 Eßlöffel Essig und trinke dieses Gemisch im Laufe des Tages. Damit solange fortfahren, bis die Gefahr vorbei ist, aber noch jahrelang 2× tägl. die Einreibungen fortführen und 1× tägl. morgens nüchtern ein Trinkglas Wasser mit 1 Teelöffel Essig trinken. (s. auch das Buch von Jarvis: 5× 20 Jahre leben).

Stärker in der Wirkung als Essig ist Ameisensäure. Man lasse sich in der Drogerie oder Apotheke pro Person einen (oder mehrere) Liter 5%ige Ameisensäure geben. Das ist die Säurekonzentration des Essigs und kann eigentlich bei falschem Umgang nicht mehr Schaden anrichten als Essig bei falscher Handhabung. Robuste Naturen können die Ameisensäure in gleicher Weise anwenden wie Essig, aber im allgemeinen empfehle ich, einer Essigflasche eine kleine Tasse Essig zu entnehmen und diese Essigflasche mit 5%iger Ameisensäure wieder aufzufüllen und nach obigem Muster anzuwenden.

Gegen die mit der Nahrung aufgenommenen Atomstrahlen scheint sich Heilerde, also pulverisierter Lehm, zu bewähren. Ich komme an anderer Stelle darauf zurück, hier soviel, daß im Katastrophenfalle mehrmals täglich ein Teelöffel Heilerde eingenommen werden sollte.

Kürzlich ging eine Nachricht durch Presse und Rundfunk, daß Essig gegen Radioaktivität hilfreich sei. Eigentlich hatte sich dieses Phänomen nach

Tschernobyl schon damit gezeigt, daß besonders Johannisbeeren, die viel Säure enthalten, stark radioaktiv angereichert waren. Besonders anorganische Säuren und Radioaktivitätspartikel schwingen ähnlich und ziehen sich dadurch an.

Am 1. 4. 1987 (kein Aprilscherz) stand im Reichenhaller Tagblatt:

Mit Essigbeize gegen Cäsium im Fleisch

Kulmbach (lby) – Mit einem haushaltsüblichen Verfahren kann belastetem Fleisch aller Art bis zu 90 Prozent des nach der Reaktorkatastrophe von Tschernobyl aufgenommenen Cäsiums entzogen werden. Das hat die Bundesanstalt für Fleischforschung in Kulmbach in einer umfangreichen Testreihe herausgefunden.

Wie Hermann Hecht vom Institut Chemie und Physik erläuterte, genügt für die Dekontamination eine Essigbeize ohne Gewürze aus einem Teil Haushaltsessig und zwei Teilen Wasser. Im Verhältnis eins zu drei soll das enthäutete Fleisch zwei Tage lang bei etwa 12 Grad Celsius in der Flüssigkeit liegen.

Mit der Beize werden dann, so Hecht, etwa 90 Prozent der Cäsium-Aktivität weggeschüttet. Anschließend könne Wild- oder Sauerbratenfleisch noch wie gewohnt mit einer gewürzten Beize weiterbehandelt werden, die dann auch für die Soßenzubereitung verwendet werden könne. Das Verfahren eigne sich aber auch unabhängig von der normalen Zubereitung für alle Fleischarten.

Nach Angaben der Bundesanstalt ist die Cäsiumbelastung von Wildbret derzeit sehr unterschiedlich.

Wollen wir den eigenen Körper von radioaktiven Partikeln reinigen, so müssen wir uns mehrmals täglich mit Essig von Kopf bis Fuß einreiben (wie oft, hängt von der Verstrahlung des Körpers ab), und jeweils nach einigen Stunden den Essig wieder wegbaden oder duschen.

Auch Gemüse und Salate lassen sich weitgehend strahlenfrei machen, wenn man sie eine Stunde in Essigwasser legt. Man legt sie in eine Schüssel Wasser und gibt eine kleinere Tasse Essig dazu, eine Stunde liegen lassen und nochmal nachspülen mit frischem Wasser. Eigenartigerweise hat auch das Blattgrün, Chlorophyll, eine nicht zu unterschätzende Abschirmwirkung gegen die verschiedensten Strahlen. Es ist mir dadurch aufgefallen, daß Homöopathiearzneien, wenn sie in grünen oder schwarzen Flaschen aufbewahrt sind, mit elektronischen Geräten nicht testbar sind.

Jene Stelle, die beim Menschblut von einem Eisenatom eingenommen wird und das Blut rot macht, wird beim Pflanzenblut von einem Magnesiummolekül eingenommen und macht es grün. Und diese grüne Farbe schluckt nicht nur Sonnen- und andere Strahlen, sondern wandelt sie sogar in organische Substanzen um. Chlorophyll speichert die Sonne und gibt deren eingefangene Strahlen als neuen Stoff von sich. Vielleicht müßten wir viel viel mehr Chlorophyll zu uns nehmen, um sonniger zu sein, weniger verstrahlt und geschützter. Heute sind schon Grünalgen auf dem Markt. Aber man sollte sich eigentlich abgewöhnen, seine Gesundheit in der Apotheke zu holen und in diesem Falle lieber auf die grünen Wiesen gehen, um Brennessel, Löwenzahn, Schafgarbe und viele andere Pflanzen zu sammeln und als Salate und Spinate zuzubereiten (s. Grau-Jung-Münker 'Beeren, Wildgemüse, Heilkräuter,' Mosaik-Verlag).

Ich finde die Witze mit den grünen Marsmännchen auch ganz lustig, frage mich aber immer wieder, ob nicht an den kleinen grünen Männchen doch etwas mehr dran ist, wenn sich diese Geschichten in der Vorstellung des Volkes so fest verankern. Wenn es menschliche Lebensformen von grüner Hautfarbe geben würde, dann auf Planeten mit hoher Strahlenintensität und sehr geringer Vegetation. Die grüne Hautfarbe der dortigen Lebewesen würde aus Sonnenlicht und sonstigen Strahlen Nahrung bereiten und gleichzeitig die Strahlen unschädlich machen. Wissen wir, ob es in einer Milliarde von Jahren noch Säugetiere gibt? Vielleicht nicht. Aber wahrscheinlich gibt es noch grüne Pflanzen. Und vielleicht haben diese bis dahin ihren festen Standort aufgegeben und sind zu beweglichen Intelligenzen als Nachfolger des Menschen geworden? Utopie? Wenn ja, dann stammt sie nicht von mir.

Weitere Formen homöopathischer Mechanismen

Was ist denn noch alles Homöopathie? 'Alles, was heilt', sagt Paracelsus. Gut, sehen wir uns an, was heilt. Heilt Sport auch? Vernünftiger schon. Van Aaken läuft mit seinen vielen Freiwilligen seit 40 Jahren täglich Trim-Trab. Da sind nun viele alte Leute dabei, aber noch kein einziger Krebsfall, wo nach der Statistik schon einige Prozent an Krebs tot sein müßten. Aber diese Läufer erzeugen täglich beim Laufen im Muskel Milchsäure, eben diese Milchsäure, die die Zelle benötigt, um sich zu schützen. Wenn sie die Milchsäure auf diese einfache Weise geliefert bekommt, wird die Zelle diese nicht selbst herstellen und bleibt gesund, entartet nicht zur Krebszelle.

Wie ist es mit dem Fasten? Wenn der Körper verbraucht und müde geworden ist, wird eine Entschlackung fällig. Aber so eine Fastenkur ist ja eine Maßnahme, sich künstlich müde zu machen. Diese künstliche Müdigkeit trifft auf eine schon vorhandene, und der Fastende wird mählich wieder frisch, wie fast alle Faster berichten.

Was geschieht bei der Akupunktur? Die Grundkrankheit äußert sich in, sagen wir es ganz vereinfacht, kleinen Entzündungen an vielen kleinen Regionen der Körperoberfläche, den Akupunkturpunkten. Da ein Nadelstich in die

Haut auch eine Entzündung erzeugt, muß man die Nadeln nur in diese leicht entzündeten Akupunkturpunkte pieken, und schon haben wir wieder das Gesetz der Homöopathie erfüllt, Entzündung gegen Entzündung.

Psychotherapie und Geistheilung basieren auf ähnlichen Prinzipien. Wenn der Psychotherapeut den Patienten anhört, bildet er in seinem Inneren ein lebendiges Bild von Patient und Krankheit. Und schon stellt er das erforderliche Ähnliche dar, das wir zur Erzielung der Resonanzkatastrophe benötigen.

Vitamine desgleichen. Der Homöopath weiß, daß Säuren bei Arzneimittelprüfungen stets Müdigkeit und Entzündungen erzeugen. Vitamine sind auch Säuren, die bei ähnlichem: Schlappheiten, Unpäßlichkeiten etc. homöopathisch wirken.

Allergiekuren: Jemand ist allergisch auf Blütenpollen und holt sich zur Blütezeit eine schlimme Entzündung der Schleimhäute des Nasen-Rachen-Raumes. Was macht der Arzt? Spritzt ihm verdünnte Blütenpollen in die Haut: reine Homöopathie.

Selbstverständlich wirkt die Eigenblutbehandlung nicht anders als homöopathisch, obwohl beim Eigenblut noch eine Reihe besonderer Nebenwirkungen im Sinne der Homöopathie auftreten. Blut erneuert sich sehr schnell und enthält immer viele Frischzellen, und somit werfen wir noch einen Blick auf die umstrittene Frischzellentherapie:

Der Nobelpreisträger Alexis Carrel vom Rockefeller-Institut New York hat bereits 1912 entdeckt, daß eine absterbende Zell- oder Gewebskultur durch Zuführung jugendlicher Zellen zu neuem Leben angeregt werden kann. Ein Homöopathiker, der offenbar immer 'sein' Gesetz wirken sieht, wo etwas geheilt wird, erkennt natürlich sofort, daß diese jugendlichen Frischzellen zur Aufmöbelung der alten deswegen so gut wirken, weil sie eine ähnliche Eigenschwingung haben. (Jungblut enthält viele undifferenzierte Zellen, die im Gewebe auf jede andere Zellart verjüngend wirken.) Die Homöopathie kennt eine sehr interessante Form der absolut unschädlichen Impfung, die den einzigen Nachteil hat, daß sie öfters wiederholt werden muß als die Serumbehandlung. Dafür besteht keine Gefahr von Impfschäden. Fährt jemand in die Tropen beispielsweise und will sich immunisieren gegen Malaria und Cholera, so nimmt er ab und zu ein paar Tröpfchen Nosode Malaria D 30 und Nosode Cholera D 30 ein (um **eine** Einsatzmöglichkeit zu nennen). Das Studium dieses Nebenzweiges der Homöopathie ist sehr wertvoll in vielen Bereichen und soll hier nur der Vollständigkeit halber erwähnt werden.

Homöopathie ist groß, aber schwer zu handhaben. Deshalb viele Versuche, durch Testen mit elektronischen Geräten, mit der Wünschelrute, über die Astrologie an die richtige Arznei heranzukommen. Vielleicht gelingt einmal der große Wurf einfacher Arzneifindung, dann erst kann die Homöopathie den ihr gebührenden Platz in der Medizin einnehmen.

Spirituelles Wirken der Homöopathie

Mein Sohn erzählte mir vor einiger Zeit, er habe einen Fernsehfilm über die Feuergeher auf den Philippinen gesehen. Es seien auch eine Anzahl westlicher Leute über das Inferno von Glut und Verderben geschritten, ohne Schaden zu nehmen. Einer aus dieser Gruppe, ein deutscher Entwicklungshelfer, berichtete etwa folgendes: 'Er habe teilnehmen wollen, um sich seelisch besser in die Welt des Ostens einfügen zu können zum besseren Verständnis der Grundprobleme der Völker. Die geistige Vorbereitung auf das Feuergehen, um unverletzt zu bleiben, bestehe darin, die eigene Vorstellungswelt absolut davon zu überzeugen, daß man in den Flammen sterbe. Er selbst sei im Bewußtsein in die Flammen geschritten, darin umzukommen.' An diesem Beispiel wird deutlich, wie urgewaltig der menschliche Geist heilen oder bewahren kann, wird er nach den Regeln der Homöopathie eingesetzt.

Die Großmutter meiner Frau muß wohl auch um diese Vorgänge gewußt haben, denn sie begann in relativ jungen Jahren bei jedem größeren Abschied zu sagen: "Na, dann haben wir uns wohl das letzte Mal gesehen, wir sehen uns sicher nicht wieder", und brachte es mit einer Stimme hervor, daß jeder an ihren baldigen Tod glaubte. Sie wurde fast hundert bei völliger geistiger Frische!

Ein guter Geschäftsmann wird immer etwas zu klagen finden. Oder haben Sie schon einmal einen erlebt, der auf die Frage seines Befindens und Geschäftes aufspringt und hocherfreut äußert, alles ginge bestens? Selbst wenn es so wäre, diese Leute gestehen es sich noch nicht einmal selbst ein. Wurde nun Großmutter oder der Geschäftsmann wirklich einmal von ungünstigen Einflüssen getroffen, so begegneten sich diese homöopathisch, also ähnlichschwingend mit der negativen Einstellung dieser Leute, und das wirkliche Unglück konnte nicht eintreten. Nicht in Erscheinung treten, denn eingetreten war es ja doch schon in der ewig pessimistischen Haltung von Oma und Geschäftsmann.

Viele wollen von Prophetien nichts wissen, sie denken, es schade, sich mit so negativen Angelegenheiten zu befassen. Aber eine gute Absicht muß Gott doch gehabt haben, wenn er den Propheten immer gerade die schlimmen Ereignisse befahl, zu verkünden. Doch die Unheilspropheten wurden allesamt umgebracht, weil man vom Unheil nichts wissen wollte. Und genau deswegen kam das Unheil. Hingegen, als der Prophet Jonas nach Ninive kam (nach seiner dramatischen Rettung durch einen Walfisch) und den Untergang der Stadt verkündete, glaubte es die Bevölkerung, tat Buße, wehklagte in Sack und Asche, und ... was geschah? Nichts, gar nichts. Jonas war ganz verzweifelt und beklagte sich bei Gott, daß dieser seinen Propheten zum Narren gemacht habe und das Unglück nicht habe kommen lassen. Aber Jonas tat Gott Unrecht, denn das Unglück w a r gekommen gewesen, nur, es hat keinen Schaden anrichten können, weil die Bevölkerung von Ninive als Simile wirkte. (Simile bezeichnet in der Homöopathie jenes Mittel, das einer Krankheitsschwingung am ähnlichsten ist). Und: Sollte die Bevölkerung zwei mal bestraft werden, einmal durch die Zerstörung der Stadt und zum anderen durch die Reue des Einzelmenschen der Stadt, der doch das Unglück völlig in seiner Seele vorwegerlebt hatte? Selbst die Gerichte der Menschen verhängen eine Strafe nicht doppelt.

Die Mutter Gottes von Fatima ließ die sog. dritte Botschaft versiegeln. Johannes XXIII. sollte sie 1960 allen Christen offenbaren und damit einen Reue- und Gebetssturm über die ganze Welt entfachen, denn die Mutter Gottes sagte: Wenn die Welt in Reue und Gebet Tag und Nacht Sühne tut, werden die angekündigten schrecklichen Ereignisse der dritten Botschaft von Fatima nicht eintreten. Nicht nur Johannes XXIII., auch die folgenden Päpste wagten nicht die Veröffentlichung der Botschaft. Leider waren sie keine Homöopathen!

Solange wir unser Wissen um die gegenwärtigen Massenvernichtungsmittel verdrängen, aus Angst vor Unbehagen in uns und so tun, als wäre nichts, – solange gibt es keine spezifische Gegenkraft gegen den Terror dieser Waffen und deren Erzeuger. Aber, so kündet uns die Botschaft von Fatima: wenn wir in Reue, Schmerz und Gebet Einkehr hielten, somit das große Sterben der Botschaft schon *vorher* durchlebten, so könnten die angekündigten Ereignisse der Botschaft von Fatima gegenstandslos werden. Der Gebetssturm der Christenheit hat bis zur Stunde nicht stattgefunden, und so bleibt es dem einzelnen überlassen, nach seinem Ermessen zu handeln.

Hier liegen besondere Geheimnisse der Homöopathie. Für einen Mediziner scheint plausibel zu sein, daß Impfen und Durchleben einer abgeschwächten Impfkrankheit den Körper immunisiert gegen die mögliche kommende Seuche. Ebenso schafft das Durchleben (im Geiste) einer A-B-C-Seuche in Reue und Gebet sozusagen einen geistigen Immunkörper gegen den Fall einer wirklichen Weltseuche aus modernen Waffen, Terror und Gewaltherrschaft. Aus dieser Sicht scheint mir gegenwärtig der Pessimismus richtig zu sein als eine der vitalsten Maßnahmen der Zeit.

Allopathisch (andersschwingend) wirkt Pessimismus (Angst, Depression) dann, wenn er sein ähnlichschwingendes Zielobjekt nicht findet. So können negative Emotionen zur Selbstzerstörung führen. Ich denke dabei an den Arbeiter, der eingesperrt, im Kühlhaus erfror, obwohl es nicht eingeschaltet war. Oder an die Frau, die sich an der Türklinke erhängen wollte und tot aufgefunden wurde, obwohl der Strick um ihren Hals locker geblieben war. Auch die Feuergeher *müssen* nach ihren geistigen Vorbereitungen feuergehen, sonst könnten sie an der eigenen Einbildung sterben, verbrennen!

Allopathisch wirkt auch Autosuggestion: 'Mit jedem Augenblick fühle ich mich besser und besser' etc. Wie man sich zu Tode suggerieren kann, so kann man sich auch Gesundheit durch Anwendung der Autosuggestion im allopathischen Sinne erwerben. Fritsche spricht in diesem Sinne von der 'chronischen Gesundheit', die auch bei den puren 'Gesundessern' erreichbar ist, wenn sie, was für Fritsche sehr bedauerlich ist, keinen religiösen Hintergrund in ihren Bestrebungen erkennen lassen.

Wir sehen, daß sich Vorgänge im homöopathischen und allopathischen Sinn durchaus nicht auf den Arzneigebrauch beschränken. Ähnlichschwingende und unähnlichschwingende Stoffe, zu denen letztlich auch der Geist gerechnet werden könnte, bilden in ihrem Gegeneinander oder (allop.) Auseinander die Summe aller Vorgänge im Bereich des Lebendigen und des sog. Toten.

Wenn ich in diesen Zusammenhängen 'Geist', ja sogar 'Schicksal' als eine Art von 'Stoff' bezeichne, so hängt es u. a. damit zusammen, daß ein bekannter Buchautor aus Amerika, Merlin Carothers in seinem Hauptbuch: 'Ich suchte stets das Abenteuer' uns eine besonders interessante Variante homöopathischen Vorgehens im religiösen Bereich liefert. Carothers wurde von Gott belehrt, die Verse aus Thessalonicher 5, 16–18 wörtlich zu nehmen: 'Seid allezeit fröhlich, betet ohne Unterlaß, seid dankbar in allen Dingen; denn das ist der Wille Gottes in Christus an euch.' Carothers lernte nach und nach, für alles zu danken, besonders für die unangenehmen Dinge des Daseins. Auch viele seiner Nachahmer lernten zu danken besonders dann, wenn sie normalerweise voll Undank hätten sein müssen. Seltsamerweise stellten sich durch den 'Dank fürs Leiden' bei Carothers und vielen seiner Anhänger wundersame Heilungen ein, Schicksalswendungen außerordentlichster Art, Konfliktlösungen zwischen Menschen usw.

Wir können uns vorstellen, daß die Einbeziehung Gottes in einen Ähnlichkeitsschwingprozeß von besonderer Tragweite werden muß. Wir gehen den Vorgang gedanklich durch: Ein Mensch erleidet einen Schicksalsschlag. Er schimpft nicht, betrinkt sich auch nicht, sucht nicht sein Heil im Vergessen, sondern nimmt den Inhalt des Schicksalsschlages ganz bewußt in sich auf, geht in seinem Leid zu Gott und dankt sogar noch dafür. Dieser Mensch stellt sich bewußt ganz positiv zu seinem Schicksal, er sucht, es durch positive Verarbeitung in sich geradezu zu verstärken. Und indem er in sich die ähnliche Schwingung, verstärkt durch Gebet, errichtet, wie sie außerhalb seines Wesens durch Schicksalszug entstanden ist, so muß sich die Schwingung des Leidenden mit der Schwingung des Schicksalsgeschehens begegnen und nach kurzem Aufschaukeln können beide Schwingungskörper in Form einer Resonanzkatastrophe zusammenbrechen und sich auflösen bzw. ihre energetischen und krankmachenden Inhalte einbüßen.

Entgegengesetzt wirkt die 'allopathische' Flucht ins Vergessen, oder der Undank, der Fluch über die zugefügten Schicksalsschläge. Der Betroffene baut sich durch diese 'unähnliche' Verhaltensweise ein inneres Störfeld auf, Trauma genannt. Manchmal läßt sich diese negative energetische Ladung durch die Einflußnahme eines Psychotherapeuten oder durch arzneiliche Homöopathie wieder lösen. Über das wie haben wir schon gesprochen. Jedoch handelt es sich dabei um Lebenshilfen, die viel zu spät kommen und häufig – leider – an Gott vorbeigehen, selbst wenn sie in seinem Sinne sind. Denn der Reifungsprozeß des leidenden Schicksalsbetroffenen, den Gott mit ihm vorhatte durch das 'böse' Schicksal, hätte zu Gott hinlenken sollen und hat nicht stattgefunden. Widersinnig aber wahr: Durch Leid zu Gott finden ... Sonderbarerweise sprechen die großen Philosophen ihren Erkenntnissen oft diese Widersinnigkeit zu, eine anscheinende Unverständlichkeit, wie sie auch unserer Homöopathie anhaftet.

Homöopathie und Erlösung

Ich möchte mich auf dieser Ebene noch einen Schritt vorwagen und untersuchen, wie die Schwingungsphänomene mit dem Kreuzigungstod von Jesus zusammenhingen. Er sagte ja, er nehme die Sünden der Welt auf sich. Und, wie wir aus der Bibel wissen: Der Lohn der Sünde ist der Tod. Und: Wer die Sünden der Welt trägt, ist Herr der Welt.

Wir kommen hier in die Gedankenwelt von Herbert Fritsche. – Ein jegliches Lebewesen ist seit dem Sündenfall der Menschen in einer Art Kollektivschuld mit dem Menschen verbunden. Aber je mehr Bewußtsein ein Lebewesen trägt, umso mehr Schuld trägt es, weil es sich der Tragweite seines Mensch- oder Tierseins und dessen Kollektivschuld bewußt ist: Nach Fritsche: der Entfernung von der All-liebe Gottes. Ist nun ein Mensch wie Jesus, der auch Gott ist in seinem allumfassenden Bewußtsein, mit allen Sünden der Welt in sich selbst und um sich ausgestattet, sich ihrer stets bewußt, so trägt er alle Sünden der Welt in sich. Hat sie auf sich genommen, wie wir aus der Bibel erfahren. Hat sie auf sich genommen durch seine Menschwerdung. Durch seine Menschwerdung hat Jesus Teil an allen Sünden der Welt. Und was tut Jesus? Er nimmt die Sünden an und dankt Gott dafür. Dankt für diese Welt, eine Welt voll Sünden, die ihm übergeben worden ist. Durch diesen Akt, der, wie wir nun schon erkennen, auf dem Ähnlichkeitsschwingungsprinzip beruht, erlöst Jesus die Welt von ihren Sünden. Erlöst sie vollständig dann, wenn dieser Dankes- und Erlösungsakt vollständig abgeschlossen ist. Er ist es noch nicht. Aber: – Für diese Tat mußte Jesus sterben, denn: Der Lohn der Sünde ist der Tod. Auch dafür hat Jesus gedankt und fand in der Auferstehung zum Leben.

Klassische Homöopathie, Geist und Seele

Die klassische Homöopathie wirkt auf einer so hohen Schwingungsebene, daß diese den geistigen Bereichen zugerechnet werden muß. D. h., die Hahnemannschen hochpotenzierten Arzneien liegen in ihrer Eigenschwingung und Dünnstofflichkeit im gleichen Bereich wie jene Energien im menschlichen Körper, die Bezeichnungen tragen wie: Lebenskraft, Seele, Formbildungsstrukturen, Gestaltungsenergien usw. Diese 'seelischen Kräfte' können, wie ich berichtete, Störungen in ihrem harmonischen Arbeiten ausgesetzt sein und werden durch die homöopathische Arznei harmonisiert. (Näheres über diesen feinstofflichen Bereich in Long: Geheimes Wissen hinter Wundern)

Daß die jahrhundertealte Hetzkampagne gegen die Homöopathie auch in neuester Zeit herrlichste Blüten treibt, darf aus diesen Gründen nicht Wunder nehmen, denn mit der Anerkennung der Homöopathie geht untrennbar die Anerkennung der menschlichen und tierischen Seelen einher. Solange die Existenz der Seele und damit des 'religiösen Menschen' verneint wird, solange kann die klassische Homöopathie keine allgemeine Durchsetzung erlangen. Mit einem Wort: Die Menschheit (und da vor allem kirchliche und medizinische Kreise) ist noch nicht ganz reif für dieses göttliche Geschenk der Homöopathie.

Die Verharrung des materialistischen Weltbildes der Gegenwart geht soweit, daß die Wirksamkeit der Homöopathie bisher nicht ernsthaft nachgeprüft wurde. Das versetzt in Erstaunen, denn der geringste Hinweis auf ein neues Massenvernichtungsmittel an die Regierungen genügt, sofort Millionenbeträge für dessen Erforschung bereitzustellen. Aber ein unschädliches Heilverfahren, das nunmehr seit 200 Jahren an unzähligen Kranken seinen Segen in nie vorher gekannter Weise erwiesen hat, wurde bisher völlig ignoriert und übergangen, sogar bekämpft. Was soll man von solchen Regierungen halten? Wo müssen wir uns in unserer geistigen Entwicklung einordnen, wenn wir pausenlos nach Laborbeweisen und Laborwirksamkeitsnachweisen der Homöopathie schreien und es uns nicht genug ist, daß seit Hahnemann Mensch und Tier durch sie wunderbar genesen. Ist der genesende Mensch so untergeordnet und unwichtig, daß er nicht zählt, und der Laborprofessor so bedeutungsvoll für das Wohl des Menschen, daß er theoretisierend die alleinige Richtung medizinischen Vorgehens bestimmen darf?

Aber auch viele Patienten, die durch Homöopathie geheilt worden sind, stehen ihr dann verständnislos gegenüber. Tagtäglich erlebt man in der Praxis, daß Heilergebnisse durch Homöopathie vom Patienten entweder nicht registriert oder anderen Einflüssen zugerechnet werden. Wir zitieren scherzhafterweise dann oft einen Patienten, der, als er wieder hören konnte durch die Heilwirkung der Homöopathie, die Frage losließ: Meinen Sie, es kommt vom Wetter, daß ich wieder höre? – Andere suchen ihren Heilerfolg durch Teetrinken zu erklären, durch eine Kostumstellung oder was man sonst als Begleitbehandlung zur Homöopathie einsetzen mag. Jedenfalls suchen viele ihre Heilung aus den Wirkungen des greifbaren und materiellen Bereiches der Welt zu erklären und wollen nicht dort suchen, wo die Ursachen liegen.

Selbstverständlich geht es Gott nicht anders. Er kann für uns tun soviel er will, Schicksale lenken, Gedanken eingeben, Erbmassen bestimmen, das Leben erhalten usw. usw. Kaum jemand beachtet Gott überhaupt. Daher aus diesen Beobachtungen die von uns oft gestellte Frage: Ist die Menschheit schon reif für das Heil der Homöopathie?

Behandler und Patient wäre jedenfalls sehr gedient, wenn die so sehr ans Materielle gerichtete Aufmerksamkeit der Menschheit einen Schritt weiterkäme zur Wahrnehmung der demütig und unerkannt im Hintergrund stehenden geistigen Verursacher und Lenker.

2. Kapitel

Gesundheitsbetreuung heute

"Zeigen Sie mal Ihre Mandeln!" "Hab keine mehr, sie mußten raus, waren völlig vereitert." "So, sie mußten raus. Vielleicht können Sie mir auch sagen, warum Gott sagte, sie müssen rein?" "Nein, die mußten wirklich raus, danach ging es mir auch besser. Ich hatte doch jahrelang immer wieder vereiterte Mandeln, und weil diese ihre Bakterien anschließend in den Körper senden, bekam ich nach den Behandlungen Gelenkrheuma." "War das Gelenkrheuma nach der Mandeloperation weg?" "Eigentlich auch nicht ganz, es verlief aber nicht mehr so schmerzhaft und stürmisch. Aber es ging langsam weiter." "Hm, und als die Mandeln weg waren, fing der Blinddarm an?" "Ja, der mußte dann auch raus. Einige Monate nach der Mandeloperation bekam ich Blinddarmentzündung, und die Ärzte sagten nach der Operation, es sei höchste Zeit gewesen. Ich bin ja froh, daß er heraus ist. Er scheint nutzlos zu sein und manchmal lebensgefährlich, wenn nicht gleich ein Arzt zur Stelle ist." "Haben Sie noch irgendwelche Organe, die wegen ihrer völligen Nutzlosigkeit und Gefährlichkeit entfernt werden konnten?" "Sie nehmen mich nicht ernst. Aber einige Jahre nach der Blinddarmoperation bekam ich eine Unterleibsentzündung mit starkem Ausfluß und Gewächsen an der Gebärmutter, weswegen diese entfernt wurde. Und anschließend kam ja meine Nierenentzündung, die vor ein paar Jahren zur Entfernung meiner rechten Niere führte. Als das endlich in Ordnung war, begann es mit dem Gelenkrheuma, weswegen nun schon einige Gelenke operiert werden mußten. Ich hatte völlig entstellte Hände, und gehen konnte ich überhaupt nicht mehr." "Was macht Ihr Herz?" "Nicht gut, die Mandeln hatten mein Herz angegriffen, und seit dieser Zeit mußte ich einnehmen. Vor Monaten hatte ich wieder eine Herzmuskelentzündung, und die Ärzte dachten schon an eine Herzoperation wegen einer defekten Klappe, aber ich hatte das Geld nicht dazu. Nun ist es wieder besser, aber ich habe Angst wegen meinem Herz. Was soll ich nur machen? Kaum ist eine Krankheit vorüber, schon meldet sich eine neue. Von meinen vielen Infekten will ich erst gar nicht anfangen. Kann ich denn wieder gesund werden?"

Ja, das ist wirklich eine Frage in solchen und ähnlichen Fällen. Ganz gesund kann jemand, dem einige Körperteile entfernt wurden, sicher nie mehr werden. Die Mandeln sind ein wichtiges Ausscheidungsorgan. Ich nenne sie die Nieren des Kopfes. Sie versuchen jene Gifte aus dem Körper zu entfernen, die zu stark für die Nieren sind. Würden diese starken Gifte über die Nieren ausgeschieden, so würden diese ebenso krank wie die Mandeln bei ihrer Ausscheidungsarbeit. Aber der Körper kann es sich nicht leisten, die Nieren zu schädigen, und so sucht er andere Ventile. In manchen Fällen allerdings, oft durch falsch gelenkte Behandlung, versucht der Körper, diese den Mandeln vorbehaltenen Gifte über die Nieren auszuscheiden. Das führt dann oft zu Nierenentzündungen und schlimmerem. Wir hören davon noch.

Die Mandeln sind bis heute verkannt. Gut, daß sie nicht mehr so routinemäßig entfernt werden wie früher, und ich hoffe sehr, daß nicht eine neue Welle von Mandelentfernungen einsetzt. Denn ein Professor behauptet neuerdings, daß man grundsätzlich allen Menschen in jungen Jahren die Mandeln entfernen solle, weil sich nach seinen Erfahrungen gezeigt habe, daß solche Operierte dann praktisch nie mehr krank würden. Natürlich werden sie einige Zeit gesund bleiben müssen. Wenn ein Dampftopf überhitzt ist und mich das Gezische stört, brauche ich nur das Überdruckventil mit Gewalt zuzuschrauben, und schon ist Ruhe. Wie lange dies währt, hängt von der Stabilität des Dampftopfes ab.

In der Naturheilkunde schaudert solches Denken. Hier geht man davon aus, daß der Körper immer weise handelt, wenn er Symptome zeigt (wenn er seinem Überdruck Luft macht), und man versucht, auch die leisesten Symptome ernst zu nehmen, um sie zu verstehen und ihr Wesen in einen Zusammenhang zu bringen.

Jene Chirurgen, die Mandeln entfernen, verhalten sich mit ihren eigenen Kindern ganz anders, wenn diese weinen oder Probleme haben. Dann wird den Kindern doch nicht ein Knebel in den Mund gesteckt, sondern versucht, ihr Problem zu ergründen. Nur ist das oft schwierig. Knebel in den Mund ist viel bequemer.

Mandelentzündungen sind oft der erste schüchterne Versuch eines Organismus, zu melden, daß sich zu viele Gifte in ihm eingestellt haben. Sie werden, so gut es geht, über eine Entzündung der Mandeln entfernt und in den Rachenraum abgegeben. Ferner zeigt eine Mandelentzündung fast immer eine bereits eingetretene Abwehrschwäche des Körpers an, deren Ursache aufzuspüren ist. Häufigste Ursachen sehe ich in der Kochkost und Allergiekost, die nach und nach die Abwehrlage des Körpers erheblich beeinträchtigen kann. Früheste Abwehrschwächen und Allergieneigungen können entstehen durch Fütterung der Babys mit Baby-Fertignahrung aus Fabriken.

Durchaus bedenkliche medizinische Maßnahmen greifen oft schon sehr früh in den menschlichen Organismus ein und müssen bedacht werden auf der Suche nach möglichen Verursachern von Erkrankungen im Kindesalter. Wenn die Mütter mit ihren gesunden Babys aus den Kliniken nach Hause kommen, denkt niemand an die Möglichkeit, daß diese Kinder vielleicht schon eine oder mehrere medizinische Maßnahmen über sich ergehen ließen, die gar nicht unbedenklich sind und vielleicht Schäden setzten, die sich nach Jahren oder Jahrzehnten zeigen.

Silbernitrat

Als erste dieser Maßnahmen nenne ich das Einträufeln von verdünnter Silbernitratlösung in die Augen von Neugeborenen. Der Leipziger Gynäkologe Credé führte 1884 seine Prophylaxe gegen Gonoblennorrhoea neonatorum ein, eine Vorbeugebehandlung gegen Augentripper bei Neugeborenen, mit Einträufeln von 2prozentiger, später einprozentiger Silbernitratlösung in die Augen des Neugeborenen. In der Fruchtblase der Gebärmutter ist der Fötus (Kind) so abgekapselt, daß er durch Infekte nicht erreicht wird. Aber bei der Passage der Geburtswege infizierten sich die Kinder von tripperkranken Müttern und bekamen oft schwere Augenleiden. Diese Vorsorgemaßnahme der Silbernitrateinträufelung wurde alsbald von allen zivilisierten Ländern übernommen und gesetzlich verankert. Dagegen wäre auch nichts einzuwenden gewesen, im Gegenteil, aber alles zu seiner Zeit! Seit Jahrzehnten kann die Gonorrhoe einwandfrei diagnostiziert werden, und wenn wirklich mal eine Tripperübertragung auf das Kind stattfinden sollte, so gibt es Mittel, eine kindliche Augentripperinfektion zu heilen. Diese Ausnahmen rechtfertigen nicht, j e d e s Neugeborene mit Silbernitrat zu schocken. Eigentlich zum drittenmal zu schocken. Denn die ersten beiden Schocks hat es zu diesem Zeitpunkt schon weg: Die zu schnelle gewaltsame Abnabelung des Babys und das Aufreißen seiner Augen. Zu Punkt eins informiert man sich ausführlich in dem Buch: Leboyer 'Geburt ohne Gewalt' Kösel V., ISBN 3-466-34040-3, wo u. a. die richtige Abnabelung beschrieben wird. (Baby nach der Entbindung nicht gleich abnabeln, sondern reinigen, warmhalten. Noch wird es durch die Nabelschnur ernährt und mit Sauerstoff versorgt. Nach einiger Zeit fängt es an zu atmen, die Nabelschnur trocknet in der Mitte beginnend nach beiden Seiten ein und läßt sich dann leicht trennen. Kein Schockzustand des Kindes, kein Angstgeschrei vor dem Ersticken – nur deswegen scheinen die Neugeborenen so zu weinen). Punkt zwei betrifft das gewaltsame Öffnen der Babyaugen, um Silbernitratlösung einzuträufeln. Nur Augenoperierte, die oft Tage oder Wochen verbundene Augen hatten, können von der Kraft des Lichtes berichten. Manche sagen, der erste Lichtstrahl nach Entfernung der Verbände wäre wie ein Faustschlag in die Augen gewesen, von Sehen keine Spur.

Bisweilen kommt während der Geburt noch folgender Schock dazu: Die Geburt dauert zu lange, 1. wegen der Rückenlage der Frauen, bei der sich die Geburtswege nicht richtig öffnen und die Bauchschlagader abgedrückt wird, 2., der Fötus (Baby) steckt in den Geburtswegen häufig so, daß die Nabelschnur abgedrückt ist und das Kind in akuten Sauerstoffmangel gerät. Abgesehen von zu engem Becken und anderen Komplikationen entsteht diese Situation oft dadurch, daß die Mütter nicht wissen, was eine Bauchpresse ist. Bei jeder Wehe werden sie aufgefordert, zu pressen, pressen, pressen, aber die Frauen wissen nicht, wie, – und es wird ihnen auch nicht gesagt. Bei der dritten Entbindung kam meine Frau von selbst dahinter, was mit Pressen gemeint ist, und dann kam das Baby schneller. Vor allem bei der ersten Entbindung und bei schweren Entbindungen müssen die Frauen pressen, als säßen sie auf der Toilette mit schwerem Stuhlgang. So und nicht anders. Die Frauen müssen sich vorstellen, das Baby käme beim After heraus und dorthin müssen sie pressen, nicht anders als bei Verstopfung. Nicht, daß die Mütter denken, das Baby käme beim Nabel heraus, aber sie stellen sich oft vor, daß es mehr vorne herauskäme und eine spezielle Preßtechnik erfordere, die sie nicht finden. Es ist aber nicht anders als auf dem Klo, und so sollten die Gebärenden auch hocken, ähnlich wie auf der Toilette. In Rückenlage kann man weder gut Kinder zur Welt bringen noch kann man in dieser unphysiologischen Haltung eine Darmentleerung vornehmen, ohne erhebliche Schwierigkeiten.

Mit diesen Ungeschicklichkeiten nicht genug, man träufelt den Kindern noch Silbernitrat ein, das allen Homöopathikern als schweres Nerven- und Schleimhautgift bekannt ist. Neuere Untersuchungen scheinen zu belegen, daß Silbernitrat nahezu jede Nerven-, Seelen- und Geisteskrankheit erzeugen kann. Ich habe das Untersuchungsergebnis schon abgemildert, denn es stand in dem Bericht, daß Silbernitrat jede der genannten Krankheiten erzeugen kann. Dieses Gift muß sich in den Augen der Neugeborenen besonders stark auswirken, weil diese Kinder auf den Rücken gelegt werden und das Silbernitrat durch die zartesten Schleimhäute der Augenhöhle in den Körper einwandert. Ein Nervengift also in die Augen, welche entwicklungsgeschichtlich gebildet werden aus zwei Gehirnnerven, die sich zu einem frühen intrauterinen Zeitpunkt nach vorne stülpen und die Augäpfel gestalten. (Da, wie wir sehen, die Augen ein Teil des Zentralnervensystems sind, und in eben diesem Zentralnervensystem des Gehirns alle Veränderungen und Vorgänge des Körpers registriert werden, sollte es nicht verwundern, daß die Augen für den Augendiagnostiker ein Spiegelbild des menschlichen Befindens sind.)

(Seit einigen Jahren besteht für die Eltern die Möglichkeit, Silbernitrateinträufelungen zu verweigern. Diese erfreuliche Starterleichterung für die Babys kennen zu wenige Mütter bislang.)

Hebammen älteren Stils schienen gut erzogen gewesen zu sein. Jedenfalls gelang es mir bei keinem unserer vier Kinder, die jeweiligen Hebammen eines besseren zu belehren. Silbernitrat mußte sein. Die Folgen waren denn auch unübersehbar: Meist eine Woche nach Silbernitratapplikation, also dann, wenn die Mütter die Klinik verlassen, beginnen die Probleme (ich spreche von eigenen Beobachtungen, die ich an unseren und anderen Kindern machte). Häufigste Beobachtung waren Magen-Darm-Störungen mit langwierigen Durchfällen oder Pförtnerkrämpfen, die Kinder waren traurig und weinten viel. Bei unserem dritten waren die Augenschleimhäute so widerstandsfähig, daß sie das Silbernitrat nicht durchließen, sondern offenbar nur aufnahmen und durch Eiterung der Schleimhäute versuchten, es wieder los zu werden, denn das Kind hatte jeden Morgen dick vereiterte und zugeklebte Augen. Nun wußte ich zwar um die Gefährlichkeit von Silbernitrat, war aber auch nicht so fixiert darauf, daß ich bei jedem Säuglingsleiden an dieses Gift dachte. Aber bei diesem Kind schien der Zusammenhang überdeutlich, und ich gab ihm bereits nach einigen Wochen Silbernitrat in Hochpotenz (Argentum nitricum C 30), worauf das Kind am nächsten Tag gesund war. (Beim Ältesten mit seinen schweren Pförtnerkrämpfen, der monatelang Tag und Nacht mit winzigsten Portionen gefüttert werden mußte, weil er jeden normalen Löffel Nahrung sofort wieder erbrach, bildeten sich nach einem Jahr am äußersten Rand seiner Ohren kleine, weiße Knötchen. Wie Sandkörner deutlich sichtbar unter der Haut des Ohrrandes. Ich dachte dabei an Silbernitrat, gab ihm davon eine Hochpotenz, worauf die Stellen mit den weißen Körnern sofort begannen, dick entzündet anzuschwellen, dann platzten sie auf, heilten ab und die weißen Sandkörner waren verschwunden.)

Jeder kindliche Organismus sucht sich *seine* Methode und Ventile, das Silbernitrat wieder loszuwerden. Nicht selten lagert es sich ab in den Schleimhäuten der Nase und Nasennebenhöhlen, aber das natürlichste Ventil für solche Gifte sind die Mandeln, die es versuchen, über Entzündungen auszuscheiden. Wenn sie das dürften, wäre ja alles in Ordnung. Aber kaum bekommt ein Kind Mandelentzündungen oder gar noch Fieber dazu, schon wird ein wohlmeinender Helfer (Behandler) zitiert, der die Reinigungsarbeit der Mandeln unterbindet. Ich mußte Fälle erleben, daß Kinder bereits im ersten Lebensjahr starke Gaben Penicillin und andere Antibiotika erhielten, um die Schleimhäute von Nase, Rachen, Bronchien zu beruhigen. Nicht nur, daß Antibiotika selbst die Schleimhäute erheblich schwächen können und oft den Nährboden für Pilzerkrankungen legen; die Mandeln verlieren die Kraft, Silbernitrat auszuscheiden. Es bewegt sich in den Lymphkanälen weiter, belagert die Bronchien oder die Darmschleimhäute, auch die Nieren. Und überall erzeugt es Entzündungen oder zumindest Funktionsstörungen, so daß ich es als ein starkes Allergen ansehen muß.

Sollte sich allerdings ein Körper erdreisten, die Mandeln als *sein Ventil* zu behaupten und über immer neue Entzündungen Gifte auszuleiten, so wird er in den meisten Fällen damit rechnen müssen, daß die Mandeln entfernt werden. Falls das meiste Silbernitrat in den Mandeln eingelagert war und auf seine Ausscheidung wartete, hätte diese Methode sogar noch einen Sinn. Mit der Mandelentfernung wäre somit auch das Silbernitrat beseitigt. Aber generell müssen die meisten Operationen als ein Versagen echter Heilkunst angesehen werden. Gott hat unseren Körper vollkommen geschaffen, und wir verstümmeln ihn durch Operationen. Ich glaube die Ursachen im Zeitgeist suchen zu müssen. Wir machen uns zu wenig Gedanken über die Folgen all unseres Tuns. Wir glauben an das Glück der Stunde, nach uns die

Sintflut. Aber Momentanlösungen sind keine Dauerlösungen, weder wenn es unsere Gesundheit betrifft, noch wenn es unsere Erde oder Technik etc. betrifft.

Die besorgten Mütter müssen nicht wegen jeder kleinen Mandelentzündung zum Behandler. Ich rate sogar, erst dann einzuschreiten, wenn das Schlucken erschwert ist. Häufig wird argumentiert, die Mandelinfektion würde sich dann auf Herz oder Nieren auswirken. Aber Herz- und Nierenschäden als Folge von Mandelentzündungen entstehen stets wegen falscher Behandlung, also dann, wenn die Mandeln allopathisch behandelt werden. Würde man durch Saftfasten oder Rohkost die Reinigung des Körpers unterstützen und dazu eine passende homöopathische Arznei verabreichen, so entstünden nie Folgeerkrankungen im Körper nach Mandelentzündungen.

Man sagt, eine Diphterie ziehe stets einen lebenslangen Herzschaden nach sich. Nun war es früher üblich, die diphterischen Plaques, die die Mandeln bedeckten, abzuschälen. Damit wurden Gefäße eröffnet und die Bazillen konnten in den Blutkreislauf und an die Organe. Als meine Frau und ihr Vater Diphtherie hatten, bekamen sie eine Art Teerlösung zum Einnehmen. Das war zwar schon fortschrittlicher als die Entfernung der Plaques, aber möglicherweise bestand doch ein Zusammenhang beim frühen Herztod meines Schwiegervaters mit dieser allopathischen Diphtheriebehandlung. Unterdrückung von Symptomen führt *immer* zu Folgeerkrankungen, und *diese* sind es, die die Nieren oder das Herz angreifen.

Selbstverständlich lassen sich nicht alle Störungen im frühen Kindheitsalter auf Silbernitrat zurückführen. Der Organismus eines "modernen" Kindes hat auch noch viel anderes auszuhalten. Solche Babys erhalten selten Muttermilch. Wenn ja, ist sie zwar ungekocht, aber von Müttern, die sich von Kochkost ernähren und im übrigen ein zeitgemäßes Leben führen mit all seinen Nachteilen für einen werdenden Menschen. Können oder wollen die Mütter nicht stillen, so wird das Baby mit Kuhmilch in den verschiedensten Darreichungsformen gefüttert unter Hinzunahme anderer erhitzter Nahrung wie Weizenflocken, Reisflocken usw. Was der Babyorganismus zum Aufbau seiner Widerstandskraft und Leistungsfähigkeit bräuchte, ist eben die Nahrung, die er Jahrmillionen hatte, nämlich Muttermilch von einer Mutter, die sich (wenigstens überwiegend) von Rohkost ernährt. Nur dann enthält die Muttermilch jenen Anteil an unverdorbenen Vitalstoffen und Vitaminen, die das Baby lebensstark machen.

Wasser statt anderer Getränke?

Noch ein Tip: Die Bauern in dieser Gegend sagen: "Wasser ist das, was die Viecher stark macht." Darin liegt eines der Grundgeheimnisse eines starken Körpers. Wasser trinken. Ich sehe Kinder fast nie Wasser trinken. Was die alles trinken, kann man gar nicht aufzählen. Nur kein Wasser. Das rächt sich.

Wasser ist ein köstliches Getränk. Über die gesamte Entwicklungszeit des Menschen gab es nie etwas anderes zu trinken als Wasser. Vom Wasser sind wir stärker abhängig als von der Nahrung. Wasserentzug führt viel schneller zum Tode als Nahrungsentzug.

Wasser wurde pharmakologisch-homöopathieüblich geprüft. Es hat ähnliche Prüfungssymptome wie Silicea; dieses kennen wir als Erschöpfungsmittel des Kreislaufes, als Erschöpfungsmittel der Gewebe mit Entzündungen und Bindegewebsschwäche und als Erschöpfungsmittel der Psyche mit dem Gefühl, nichts mehr leisten und schaffen zu können. (Ich faßte sehr grob zusammen, nachzulesen in den homöopathischen Arzneimittellehren.)

"Aber ein Kind braucht doch Milch, es muß Eiweiß haben" – bekomme ich immer wieder zu hören, wenn ich von Rindermilch abrate. Denn Kuhmilch stellt für die meisten Menschen ein Allergen dar, außerdem ist sie nur erhitzt zu kaufen mit den Folgen aller Nachteile der Erhitzung. Selbstverständlich kenne ich jene Arbeiten aus der Milchwirtschaft, die belegen, daß Kuhmilch durch die modernen Pasteurisierungsverfahren keinen Schaden nimmt, daß sie nach weiteren Verarbeitungsmethoden sogar leichter resorbierbar (aufnehmbar vom Darm) wird und daß sie das Allroundnahrungsmittel schlechthin ist. Wir hören mehr davon im Abschnitt über die Milch, hier sei nur noch soviel erwähnt, daß unser erstes Kind wegen seines Pförtnerkrampfes etwa ein Jahr fast nur von in Wasser gekochter Hirse lebte (denn das vertrug er halbwegs) und so gut gedieh, daß er sich besser entwickelte als die anderen Kinder, die Kuhmilch bekamen (unerhitzte vom Bauern direkt).

Will eine Mutter bei der Kindernahrung oder später beim Müsli nicht auf Kuhmilch verzichten, so sollte die Milch wenigstens zu gleichen Teilen mit Wasser verdünnt werden und roh sein. Rohe Schafs- und Ziegenmilch ist für Kinder besser. Man muß die Kinder genau beobachten, viele sind aus der sensibilisierten Erbmasse heraus bereits so milchproduktempfindlich, daß sie bereits beim Genuß eines kleinen Stückchen Butter eitrigen Schnupfen bekommen, und das, obwohl viele dieser Kinder voll gestillt wurden und nie mit Fertigkindernahrung in Berührung kamen.

In meine Praxis werden viele Kinder gebracht, was mich sehr freut, denn beim Kind muß man anfangen, wenn man einen gesunden Menschen formen will. Die Eltern glauben oft, es sei mit einer homöopathieüblichen Arznei getan. Aber nach Prüfung der Nahrungsmittelallergene zeigt sich häufig, daß Milch von den Kindern nicht vertragen wird und diese Wasser trinken müssen. Das können viele Eltern nicht fassen, und nicht selten sehe ich in deren Augen den Glauben an meine Seriosität schwinden. Ich habe mir oft darüber Gedanken gemacht, was Gott mit einem Volke will, das kein Wasser mehr trinken mag, dem jenes Getränk zu schlecht ist, das der Schöpfer für seine Kinder auserwählt hat als das beste. Oder was mit einem Volk geschehen mag, das sein Trinkwasser verdirbt. Eben lese ich in der Zeitung, daß Walter Roth, der Leiter des Göppinger Amts für Umweltschutz, darauf hingewiesen hat, daß im Friedrichschen Edikt von 1231 bereits von Umweltschutz die Rede ist. Kaiser Friedrich II sprach darin aus, daß die durch Gott geschenkte Gesundheit der Luft so rein wie möglich erhalten bleiben müsse. Deshalb wurde zum Beispiel verboten, Flachs in Gewässern zu waschen, die näher als eine Meile zur nächsten Ansiedlung liegen. Was würde Friedrich II über unsere heutige fortschrittliche Zivilisation sagen? Nicht schwer zu beantworten.

Heilerisches Ganzheitsdenken

Wenn wir Heiler sein wollen, so können wir es uns nicht leisten, streng wissenschaftlich zu denken oder zu schreiben. Ein Heiler sieht nie n u r die Bazillen oder Entzündungen, sondern vor allem das Leben in seiner Ganzheit, das mit Gott und seinen Gesetzmäßigkeiten beginnt, alles Lebendige und sog. Tote nachhaltig beeinflußt und in seinem Wirken eben n i c h t irgendwo endet. Ein Heiler kann Gott nicht vor die Türe setzen!

Ich schreibe dieses Buch nicht zuletzt deshalb, um meinen Patienten a u c h ein geistiger Wegbereiter sein zu können mit Nachdenklichem, das in der Praxisroutine unerwähnt bleibt. Wir müssen in unser heilerisches Tun Gott einbeziehen, wir müssen die Erbsünde einbeziehen, wir müssen jene Sünden einbeziehen, von denen Jesus nach seinen Heilungen sagte: 'Sündigt nicht wieder'. Jesus hat geheilt, und er hat sich in diesem Erkenntnisraum bewegt. Und ich möchte nicht auf dem Prüfstand **seines** Menschentums erforscht werden, wenn ich mich verhalten müßte wie viele Ärzte, die nichts anderes gelernt haben als die Allopathie und sich am Kranken benehmen müssen wie die Kesselflicker. Sogar die Patienten merken oft schon, daß da einiges nicht stimmt: Kleinkinder werden manchmal mit derart vielen und starken Beruhigungsmitteln traktiert, daß einem die Sprache wegbleibt. Kopfschmerzen einfach mit Betäubungs- und Schmerzmitteln 'kuriert'. Unruhe- und Angstzustände, Depressionen mit schweren allopathischen Beruhigungsmitteln unterdrückt, Schlafstörungen mit so starken Betäubungsmitteln behandelt, daß die Betroffenen überhaupt nicht mehr richtig klar im Kopf werden. Die Liste ist lang, aber mit am erschüttertsten bin ich immer dann, wenn Krebskranken Zellwachstumsstopper gegeben werden bis sich keine Haarzelle und keine Abwehrzelle mehr bilden kann, oder wenn bei Durchblutungsstörungen der Beine diese einfach abgeschnitten werden. Vielleicht erscheine ich manchen jetzt als fanatischer Naturapostel? Wir Heiler sind der Menschheit verpflichtet, weil Jesus uns aufgefordert hat: Heilt! Heilt in meinem Sinn! Heilt wie die Apostel! Heilt, weil ihr Christen seid! Christsein ist Heilungsauftrag! – Jesus war kein Kesselflicker, und wir sehen heute, daß auch noch so geschickte Kesselflickerei die Gesundheitsprobleme nicht lösen kann. Warnende Stimmen von Kennern der Materie malen ein düsteres Bild der Zukunft, und wir erkennen unsere wirkliche Misere deshalb nicht, weil wir von einer heilen Welt, wie der Blinde von den Farben, keine Ahnung haben.

Nun nimmt die Naturheilkunde in Anspruch, daß im Falle von klinisch-symptomhaften Erkrankungen erst einmal sie konsultiert wird. Kann die Krankheit durch Naturmaßnahmen nicht kuriert werden, was ziemlich selten sein dürfte, so muß an die schwereren Geschütze herangetreten werden und die Allopathie und Chirurgie gebeten werden. – Aber bis zu solchem Denken ist ein weiter Weg. Zunächst fehlen die Heiler und Ärzte, die in Naturheilkunde ausgebildet sind, und somit fehlt es an Lehrkräften. Aber am schlimmsten wird der Widerstand des Patienten gegen Naturmaßnahmen sein. Sagte z. B. Jesus über einen Epileptiker, den seine Jünger nicht heilen konnten: Solche Teufel lassen sich nur durch fasten und beten austreiben. – Wie will man heutzutage einen Epileptiker zum Fasten und Beten bringen?! Ich hatte eine Anzahl Epileptikerkinder in Behandlung, eigentlich der richtige Zeitpunkt zum Eingreifen, und meistens wurden diese Kinder einigermaßen gesund. Durch Homöopathie. Aber nicht durch fasten und beten, was wir gerne durchgeführt hätten, aber an den Eltern scheiterten. Fast alle nervenkranken Kinder haben nervenkranke Eltern (oder ein Elternteil), und diese von strengen Naturmaßnahmen zu überzeugen ist ganz unmöglich. Naturheilkunde muß von Kindheit an im ganzen Volk gelebt und gelehrt werden, sonst bleibt sie Hilfsmedizin.

Naturheilkunde und Homöopathie sind kleine Pflänzchen, die eigentlich nur für einen begrenzten Personenkreis geeignet sind; heute noch schwach. Allopathie und Chirurgie sind starke, ausgewachsene Bäume, denen man ihre Stärke und baldige Brüchigkeit ansieht, wenn man sehen will. Aber wirkliche Stärke liegt nicht in der rohen Kraft, sondern in der Dauerhaftigkeit, darin, jung zu sein, darin, sich dort beheimatet zu wissen, woher die Worte stammen: 'Meine Gesetze sind ewige Gesetze'.

So könnten wir im philosophischen Teil der Naturheilkunde fortfahren. Paracelsus' umfangreiche Schriften enthalten zu einem Viertel praktische Anleitungen, Rezepte, diagnostische Hinweise, alchemistische Arzneizubereitungen und dergleichen mehr. Zu drei Vierteln bestehen seine Schriften aus religionsphilosophischen Betrachtungen und Erörterungen, deren Zusammenhang mit der Heilkunde oft sehr schwer zu finden ist. Selbst für den Kenner. Und doch sprach Paracelsus von nichts anderem als vom Heilen. Reife Heiler sind sich dessen bewußt, was mehr und mehr zu ihrer Substanz werden soll – eigentlich **wieder** werden soll: Die Nähe zu Gott. Und sie haben, ähnlich dem Geistlichen, die Voraussetzungen in ihrem Beruf. Denn je gewissenhafter sie im täglichen Umgang mit den Kranken arbeiten, umso weiter schreiten sie fort auf jenen Pfaden, die uns Jesus als Heilweg vorgezeichnet hat. Ein Heiler genießt sozusagen als Ausgleich für seine Mühen den

Vorzug, von Berufs wegen von Weihe zu Weihe zu schreiten. Das war vor langen Zeiten das Geheimnis der Verehrung des Berufsstandes der Heiler, und wenn wir heutzutage, teils unverdienterweise, an dieser Ehre teilhaben, so wollen wir uns bemühen, sie zu rechtfertigen.

Ich lernte Heiler kennen ... manche arbeiteten nur mit dem Gebet, oder mit Lehm, nur mit Wasser, nur mit Urin. Und doch ging von manchen eine Sicherheit aus, die vielen noch so gelehrten Menschen fehlt. Gröning haben wir noch in Erinnerung. Er war kein Scharlatan. Ein mir bekannter und höchst skeptischer Zahnarzt, der von seiner Innung beauftragt war, Gröning zu beobachten, erzählte, er habe u. a. neben sich (bei Massenauftritten Grönings) eine ältere Frau mit enormem Bauch wegen Bauchwassersucht gehabt, die plötzlich schrie, ihr Bauch sei weg. Und tatsächlich (er habe sie untersucht) habe das riesige Kleid nur so um ihren Bauch geschlackert. Sie war schlank geworden in einem Augenblick.

Ein anderer Heiler, der vor allem um Inzell im Berchtesgadener Land wirkte und Hinterseer hieß, heilte durch Anhauchen. Auch Jesus hauchte seine Jünger und Patienten an. Hinterseer hauchte oder pustete auf die schmerzenden Stellen wie eine Mutter einem weinenden Kind auf seinen Schmerzort pustet. Seine Heilungen waren aufsehenerregend. Als er starb, folgten seinem Sarge Menschenscharen wie bei einem Staatsbegräbnis.

Impfen?

Um den Faden wieder aufzunehmen: Wir befanden uns als geübte Fährtensucher auf der Verfolgung eines gegenwärtig häufigen Weges vieler vieler Menschen in die Krankheit. Und wie wir sahen, beginnt dieser Leidensweg (wenn wir die Sünden der Väter bis ins dritte und vierte Glied weglassen oder vernachlässigen wollen und auch die Ernährungs- und Verhaltensfehler der Mutter unberücksichtigt lassen) schon im frühesten Säuglingsalter. Ich beschrieb an Hand des Silbernitrats eine Möglichkeit, einem Widersacher harmonischer Körperfunktionen in das Körperinnere Einlaß zu verschaffen. Es gibt jedoch sehr viele Stoffe, die auf verschiedene Weise in den Körper gelangen und fortschreitend von einem Organ zum anderen Schaden anrichten und Blockaden, oft Panzersperren gegen den harmonischen Energiefluß errichten. Hahnemann nannte als hauptsächliche die Psoriasis, eine Art Erbkrankheit, die dadurch in den Körper gelangt ist, daß eine Krätzeerkrankung durch Salbenfalschbehandlung in den Körper hineingetrieben wurde und im Körperinneren viel schlimmere Schäden anrichtet als auf der Körperoberfläche. Eine andere Verdrängungskrankheit erkannte Hahnemann in der verhängnisvollen Syphilisbehandlung seiner Zeit (und danach). Damals wurden syphilitische Hautgeschwüre durch Verbände mit Quecksilbersalben geheilt, aber genauer besehen in den Körper des Syphilitikers hineingetrieben und richteten dort nach und nach die bekannten Stadien Lues II und III an mit ihren furchtbaren Folgen. Hahnemann kannte einige Syphilitiker, die ihre Syphilisgeschwüre nie behandeln ließen, diese zwar zeitlebens behielten, aber außer diesen Hauterscheinungen vollkommen gesund blieben. Hahnemann folgert logischerweise, daß die Syphilis ihre Schrecken durch falsche medizinische Maßnahmen bekommt. Er war übrigens der erste, dem es gelang, durch Homöopathie Syphilis wirklich zu heilen, also aus dem Körper herauszuschaffen und nicht durch Verdrängung Scheinheilungen mit inneren Erkrankungen zu erzeugen.

Leider komme ich nicht daran vorbei, an dieser Stelle Schutzimpfungen nennen zu müssen. Ich sehe einerseits ihre Wichtigkeit ein bei einer wie in diesem Jahrhundert gearteten 'Gesundheitslandschaft'. Aber wir können bei grundsätzlichen Gesundheitsbetrachtungen nicht von der heutigen 'normalen' Menschheit ausgehen, denn das normale mißt sich am Durchschnitt, und dieser ist krank und fehlernährt. Wenn mich besorgt Mütter fragen, ob impfen oder nicht, so rate ich zu impfen, weil die Kinder zu wenig Abwehrkraft und Stabilität gegen Infektionen besitzen. Auch kann man als Behandler bei noch so gekonnter biologischer und homöopathischer Behandlung keine Verantwortung übernehmen in Familien, wo die Kinder bestimmen, was gegessen wird und den Eltern auch sonst die Führung der Familie aus der Hand geglitten ist.

Dennoch ist die gesamte Impferei auch gefährlich für die Volksgesundheit und in einem Volkskörper mit gesunder Ernährung und richtiger Lebensweise rundweg abzulehnen. In einem solch "normalen" Volk, das auch in den Augen seines Schöpfers das Prädikat normal (gemessen an Seinen göttlichen Normen) wiedererhalten hat, wird impfen überflüssig sein. Wer hat denn den Menschen in den Jahrmillionen seiner Aufwärtsentwicklung geimpft? Ein gesundes Volk, ein Volk also, das sich so verhält, wie Gott es haben will, wird nicht nur Impfungen ablehnen, sondern auch erkennen, daß sie hoch gefährlich sind. Diese Menschen brauchen keine Angst zu haben vor Krankheiten, und sollten sie dennoch krank werden, erkennen sie, daß sie 'Sünden', also Fehler in ihrer Lebensführung begangen haben (falsche Ernährung, falsche Gedanken, liebloses Verhalten, sich selbst und die Welt wichtiger nehmen als Gott usw.); sie werden für diese Krankheiten danken als göttliche Fingerzeige und ihre Lebensführung ändern.

Ein Chinese drückte das einfach aus. Er sah einen Mann mit einem amputierten Bein an sich vorbeihumpeln. Sagte zu seinem Begleiter: 'Ein wie liederliches Leben muß man eigentlich geführt haben, daß man ein Bein verliert?' Sicher, der amputierte Mann war auch nur ein Glied in einer Ahnenkette, und die Sünden der Väter bleiben nicht in der Versenkung, sondern kristallisieren sich vielleicht im einen Falle zum Beinverlust, im anderen ...

Es gibt sehr kritische Bücher über die Impfwut unseres Jahrhunderts. Von einem der Autoren, einem ehemaligen Impfarzt, hörte ich einen Vortrag, daß es mir heiß und kalt wurde über die Gefährlichkeit des Impfens und die Impfschäden. Der Mann wußte, wovon er sprach. Einige Impfgeschädigte hatte ich selbst in Behandlung. Wenn man nur mit angesehen hat, wie diese geistig und körperlich verkrüppelten Menschen ein Leben lang ihre Angehörigen belasten und bedenkt, daß diese Leidenden vor der Impfung vollkommen gesund waren, so kann man sich der Frage nicht erwehren, ob wohl gewissen Kreisen jedes Mittel recht ist, Geld zu verdienen. Ich berichte an anderer Stelle, wie Hahnemann vor zweihundert Jahren begonnen hat, es auch gelöst hat, mit seiner Homöopathie eine Impftherapie zu schaffen, die absolut unschädlich ist, absolut keine Folgeschäden hervorbringt und mindestens genauso zuverlässig wirkt wie eine Serumimpfung (im positiven Sinne). Soll man nicht verbittern über ein staatliches 'Gesundheitswesen' dieser Art?

Zur Abrundung, damit niemand glaubt, heute sei es mit den Impfungen besser, weil man mehr Erfahrungen habe. In der Kärntner Krone vom 25. 1. 91 stand folgende Meldung: 60 Babys nach Impfung an Tuberkulose erkrankt! Mehr als 60 Neugeborene sind in den vergangenen Monaten in ganz Österreich an Lymphknotentuberkulose erkrankt. Das Gesundheitsministerium hat einen Impfstoff ohne genaue Prüfung zugelassen, der zu stark dosiert und außerdem nur für die Dritte Welt geeignet ist. Den schwerkranken Babys mußten die Lymphknoten operativ entfernt werden. Nun überlegen die Eltern der geschädigten Kinder gerichtliche Schritte sowohl gegen das Gesundheitsministerium wie auch gegen die Ärzte und die französische Firma 'Pasteur', die das Serum herstellt. Zitat Ende.

Diesen Neugeborenen werden die Leistenlymphknoten entfernt, weil diese nach der Impfung in den Oberschenkel tuberkulös befallen werden. Das gibt Folgeschäden für das ganze Leben, bezahlt vom Steuerzahler, abgesehen vom Leid der Betroffenen. Und das sind nur einige bekannt gewordene Einzelfälle. Man sehe mal nach in den Statistiken der Kliniken. Und das alles, obwohl Tuberkulose auch ohne Impfung gut beherrschbar geworden ist. Die Homöopathie brauche ich in diesem Zusammenhang gar nicht zu zitieren, sie wird spielend mit der Tuberkulose fertig.

Geimpft wird mit lebenden, jedoch abgeschwächten Krankheitserregern, mit abgetöteten Krankheitserregern und mit Seren ohne Erreger.

Keine Impfart ist völlig unbedenklich, aber die Impferei mit abgeschwächten Erregern hat zu vielen furchtbaren Impfschäden geführt, vor allem bei den Pockenimpfungen. Wem steht es eigentlich zu, (Pocken)Viren als abgeschwächt zu bezeichnen und damit an Kindern zu hantieren? Eine Meldung ging durch die Zeitungen, ich zitiere ohne Unterlagen: Vor einigen hundert Jahren sind in Augsburg bei einer Pockenepidemie einige Fürstenkinder gestorben, die damals in Zinksärge eingelötet wurden, um den Erregern die

Verbreitung zu verwehren. Nun litten seit einigen Jahren diese Särge am Zinkfraß und mußten ausgebessert werden. Und nun kommt das Interessante: Weil man nicht wußte, ob die Viren vielleicht immer noch virulent, also giftig sind, mußten die Arbeiter an den Zinksärgen mit absolut dichten Schutzanzügen arbeiten wie bei einem ABC-Einsatz.

Niemand garantiert den geimpften Kindern, daß die abgeschwächten Erreger immer schön brav bleiben. Als ich mir selbst die Nosode Variolinum D 1000 (Pockennosode) in die Impfnarben am Oberarm spritzte, um die dortigen Impfstörfelder zu beseitigen, bekam ich als Reaktion eine derartige Hirn- und Rückenmarkhautentzündung (als typische Begleiterscheinung einer Pockeninfektion), daß ich beinahe mein letztes Stündlein gekommen sah.

Ohne mich an Einzelheiten zu erinnern, möchte ich doch eine ärztliche Studie erwähnen, die den Gesundheitsverfall der Bevölkerung zum Inhalt hatte seit Beginn der Pockenimpferei. Dieser Arzt nannte aufsehenerregende Fakten, wurde aber sehr schnell mundtot gemacht und konnte die Pockenpflichtimpfung nicht sehr beeinflussen. Der Zwang zur Pockenimpfung endete damit, daß der Verein der Pockenimpfgeschädigten ein gerichtliches Urteil erzwang, demzufolge der Staat selbst für die Folgen seiner Impfwut aufzukommen habe. Danach wurde die Pockenpflichtimpfung abgeschafft. (Siehe auch Bücherindex: Impfungen, der unglaubliche Irrtum.)

3. Kapitel
Die Giftstraßen im Körper

Inzwischen wissen wir von einigen Giften, die durch die Mandeln ausgeschieden werden sollen. Nehmen wir noch die Impfgifte dazu, so wird leicht einzusehen sein, daß die Mandeln überfordert sind und nur noch Teilarbeit leisten können (wenn sie überhaupt noch da sind).

Vor allem, wenn das Mandelventil durch Gegenmedikamente immer wieder untauglich wird oder die Mandeln gar entfernt werden, sucht sich der menschliche Körper andere Ventile, um den permanenten Giftstrom auszuleiten. Das harmloseste Ventil ist immer die Haut (auch die Scheide, sie ist durch eine Haut ausgekleidet und nicht durch eine Schleimhaut). Die Haut ist geduldig, leitet ab ohne Nachteile oder Lebensgefahr für den Gesamtorganismus. Hauterkrankungen müssen mit größter Behutsamkeit und Sachkenntnis behandelt werden. Am besten, man setzt die Hautkranken je nach Fall ein oder mehrmals täglich in die warme Badewanne, eine Hand voll Salz rein, und nun können die Hautleidenden ihre Hautstellen mit einer weichen Bürste so lange reiben, bis der Juckreiz schwindet, weil die Krankheitsstoffe ins Badewasser übergegangen sind. Wir machen das auch mit allen infektiösen Hautkrankheiten so, Masern etc. Die Bäder holen sofort die Infektionserreger auf die Haut, die Kinder sehen nach ein oder zwei Bädern möglicherweise aus wie der Indianer Superrothaut, aber durch die Bäder und Bürstungen juckt der Ausschlag nicht und der ganze Spuk ist meist schnell vergessen und der Körper innerlich gereinigt.

Werden jedoch Krankheitsstoffe, die von innen her auf die Haut zur Ausscheidung drängen, falsch behandelt und wieder in den Körper zurückbefördert, – oder bei einem unserer Vorfahren ist eine Hautkrankheit (wir sprachen von Syphilis und Krätze) nach innen geschlagen durch falsche Heilbehandlung, – oder wir sind Impfungen ausgesetzt worden, die über die Haut Eintritt in den Körper erlangten: Immer in solchen Fällen muß der Organismus für die Krankheitsstoffe ein neues Ventil suchen, und er findet es zumeist erst mal bei den Bronchien. Damit sind wir wieder bei den Mandeln, denn die Mandeln sind nur zwei Lymphknoten von etwa 500, die sich in einer Art Verbundsystem im Lungen-, Bronchien- und HNO-Raum zusammengeschlossen haben. Und die Patienten leiden alsbald an Katarrhen im HNO-Bereich und der Bronchien, oder an Asthma bronchiale, früher häufig an Tuberkulose etc. Am häufigsten sind die chronisch rezidivierenden (wiederkehrenden) Bronchitiden.

Natürlich werden meist diese neu aufgetretenen Krankheiten im (Hals-Nasen-Ohren) HNO-Bronchialraum sofort und energisch allopathisch kuriert, so daß sich der verwundete Organismus ein neues Ventil suchen muß, und er findet es zunächst im Magen-Darm-Kanal. Diese Region ist relativ unempfindlich, gut geeignet für Ausscheidungszwecke und bei Erkrankung nicht unmittelbar lebensgefährdend, mit Ausnahme des Appendix. Aber auf den kann nun keine Rücksicht genommen werden, wenn die anderen Ventile zu sind. (Die häufigen Blinddarmoperationen im Anschluß an Mandeloperationen finden so ihre natürliche Erklärung). Es entzündet sich bei dieser Ausscheidungsmaßnahme über den Darm eigentlich der gesamte Darm, aber wir merken nur den Appendix, weil dieser Schmerznerven hat, wohingegen der Darm nur bei Dehnung weh tun kann. Aber auch Magen-Darm-Geschwüre können als Ausscheidungsventile gebraucht werden.

Wird der besprochene Patientenkreis weiterhin allopathisch behandelt, medikamentös oder durch Blinddarmoperation, um die Magen-Darm-Erkrankungen zu "heilen", so beginnt dieser Verdrängungsprozeß für unseren Körper kritisch zu werden. Denn als nächstes Ventil steht ihm nur noch die Niere offen. Unser weiser Organismus kennt die Folgen, Entzündungsstoffe auf die Nieren abzuleiten, denn diese werden sich entzünden. Er kann nur hoffen, daß die Nieren so stabil sind, die Entzündung zu überstehen. Der weise Geist des Organismus dieser Kranken kann auch auf ein Wunder hoffen, daß mit der Allopathie aufgehört wird und Homöopathie einsetzt, denn dann kann er auf dem genannten Weg die Gifte zurückschieben, auf Bronchien und auf Haut; aber das kam bislang nicht so häufig vor. Wir gehen bei unserer Betrachtung vom Normalfall aus und finden den Giftstrom auf die Nieren abgeleitet. Diese entzünden sich und werden selbstverständlich wieder auf die eine oder andere Weise allopathisch behandelt.

Spätestens jetzt wird dem weisen inneren Lenker unserer Kranken bange und unheimlich, denn er kann die Gifte nicht mehr ausscheiden und muß sie noch mehr nach innen verdrängen und vielleicht auf Halde legen. (An diesem Punkte sind wir auch mit unseren maßlos anwachsenden Industrie- und Chemiegiften auf den Weltkörper). Die schwächeren Gifte lassen sich in den Fettdepots ablagern, anreichern, weswegen diese dann sehr vermehrt werden. Die starken Gifte erzeugen Entzündungen, wo sie hinkommen, in den Gelenken, in den Muskeln, in den Knochen, aber vor allem im Herz. Und die Chinesen, die diesen Werdegang sehr genau schon viele Jahrhunderte kennen, sagen: wenn die Krankheitsstoffe zum Herz "hintherapiert" worden sind, ist das Leben zu Ende. (Also auch Allopathie im alten China).

Hahnemann nennt diese Vorgänge selbstverständlich, wenn auch aus s e i n e n Beobachtungen. Er beschreibt, daß die Homöopathie den Giftstrom wieder auf die Haut leitet und sagt, daß häufig, wenn eine Heilkur positiv verlaufen ist, am Ende des Heilungsprozesses Hautkrankheiten auftreten, ja auftreten müssen, denn erst diese sind der Indikator, daß die Gifte restlos aus dem Körper des Kranken gewichen sind und die Krankheit besiegt und ausgeheilt ist.

Nehmen wir an, ein Herzinfarktpatient geht zum Homöopathiker. Dann wird dieser oft sein Tun bekommen, denn nun geht der ganze Prozeß rückwärts. Die Giftstoffe wandern vom Herzen zu den Nieren und entzünden sie. Diese müssen homöopathisch behandelt werden, damit die Gifte auf den Darm übergreifen können; wird kein Fehler der Therapie begangen, so bewegen sich die Gifte im Laufe der nächsten Monate auf die Bronchien mit HNO-Bereich und schließlich auf die Haut. Und dann frage ich mich, welcher Patient es sich gefallen läßt, immer kränker gemacht zu werden mit dem fadenscheinigen Versprechen des Behandlers, irgendwann ganz gesund zu sein. Vor allem, wenn die Hautkrankheiten einsetzen, ist es mit der Geduld der allermeisten Patienten aus. Niemand will heutzutage hautkrank sein, und Kent (Homöopathiker) macht einmal die treffend-witzige Bemerkung, daß er meistens mehr bewundert wurde, wenn er eine Warze zum Verschwinden brachte, als wenn er jemanden vom Tode errettete.

Hier liegt eine tiefe Tragik der Naturheilkunde, (zu der ich, trotz vieler Proteste, die Homöopathie dazuzähle. Man muß Naturheilkunde nicht immer so auffassen, daß mit natürlichen Mitteln gearbeitet wird. Man kann unter Naturheilkunde auch verstehen, daß die kranke Natur, hier die kranke Natur des Menschen, geheilt wird. Und eine kranke Natur kann nur homöopathisch geheilt werden. Wie wir Homöopathiker nach den Gesetzen der Resonanz einen Kranken mit seinem Simile heilen, ist uns noch klar. Aber wie die Natur unserer Welt, die auch furchtbar krank ist, homöopathisch geheilt sein will, ... läßt sich das denken? Allopathie wäre, wenn ein mächtiger und strenger Regent alle Giftströme stoppen würde und die Weltbevölkerung auf den Stand vor 100 Jahren zurückversetzen würde. Homöopathie wäre, wenn ein geistiges Prinzip, sagen wir Jesus, alle Leiden, die wir Menschen leiden und die wir der Welt angetan haben, auf sich genommen hätte und sie, weil sie zu schwer wurden, potenziert auf uns zurückwerfen würde). Naturheilkunde weit gefaßt beinhaltet Homöopathie. Und Homöopathie weitgefaßt beinhaltet Naturheilkunde. Klassische Homöopathie ist die reifste Form der Naturheilkunde. Und eine ihrer Tragiken liegt darin, daß die meisten Patienten glauben, gesund zu sein, wenn ihnen nichts mehr weh tut. Dabei ließe sich durch diese wundersame Therapie, nach der tausende von Menschheitsgenerationen vor uns geradezu gelechzt haben müssen, der seelisch-geistige Weg des Menschen zurückgehen, zurückbehandeln bis zur Erbsünde. Und Jesus könnte uns helfen, dann dieses Urproblem einer jeden Seele zu lösen. Oder glauben einige wirklich, aus menschlichen Machenschaften zum ewigen Leben zu finden? Das zu finden, was Gott unter "ewigem Leben" gemeint hat?

Haut und Schleimhäute stellen die Eingangspforte der allermeisten Krankheiten dar. Wann die Krankheit in eine Geschlechterfolge eingedrungen ist, spielt dabei keine Rolle, es kann vor vielen Generationen gewesen sein. Sogar sog. böse Geister müssen diese Hautbarriere überwinden, um in einen Organismus einzudringen.

Wie auch immer, zur Heilung eines Menschen gehört, daß alle eingedrungenen Störladungen den Organismus wieder verlassen. Sie verlassen ihn, wenn sich der Patient lange genug naturheilkundlich führen läßt, über die Haut. Und der Patient erlebt diese Austreibung (bibl. der bösen Geister) durch Hautkrankheiten. Es sind regressive Krankheiten, zurückkommende Krankheiten, also Reinigungsprozesse.

Wenn die erste Welle einer regressiven Hautkrankheit vorüber ist, bei der erst einmal überwiegend körperliche Gifte ausgeschieden werden (und nicht wieder "gesündigt" wird), geht der zurücklaufende Heilungsprozeß im Leben eines Menschen weiter, bei dem immer ältere und feinere Giftpotenzen über die Haut ausgeschieden werden, bis der zurücklaufende Lebensfilm beim Ereignis der Erbsünde anlangt. Das wird selten in diesem irdischen Leben zu erwarten sein, wäre aber mit Hilfe Jesus' denkbar.

Der ganze Stolz eines Homöopathikers besteht letztlich bei chronischen Krankheiten darin, eine Hautkrankheit erzeugt zu haben, – ist sie ihm doch Zeichen dafür, daß die wirkliche Heilung als Dauerlösung nahe bevor steht.

Gleichzeitig ist diese Hautkrankheit der ganze Kummer der Patienten, weil die meisten nicht einsehen wollen, daß sie mit der Hautkrankheit eine ganz große Chance haben, die sie vielleicht im Unterbewußtsein über große Zeiträume herbeigesehnt haben.

Vielleicht leiden die Patienten unter regressiven Hautkrankheiten deshalb so sehr, weil Haut und Nerven entwicklungsgeschichtlich einem Keimblatt entspringen und zusammengehören. (Daß mit den Nerven auch die Psyche einbezogen ist, versteht sich von selbst, wenngleich die Psyche auch als selbständiger Krankheitsfaktor auftreten kann, ohne sogleich Haut u. Nerven mit einzubeziehen.)

Hautleiden sind demnach immer auch psychische Leiden, und umgekehrt: Wenn die Menschheit psychisch leidend geworden ist durch die Erbsünde, wurde sie anfällig für Hautkrankheiten, oder noch weiter gedacht, – sie wurde überhaupt anfällig für Krankheiten. Das bedeutet umgekehrt: Wurden durch homöopathische Behandlung die eingelagerten Krankheiten aus dem Körper über eine Haut-Schleimhautkrankheit entfernt, so ist der Körper nicht mehr anfällig für Krankheiten (unter Einbeziehung einer gesunden Lebens- und Verhaltensweise).

(Das hört sich schön an, ist in Wirklichkeit schwer erreichbar. Man weiß von Tierversuchen, daß es volle drei Generationen dauert, bis eine degenerierte Tierart wieder völlig gesund ist. Und das ist auch nur zu erreichen, wenn alle Faktoren wirklich optimal günstig sind und konsequent über die gesamte Lebenszeit der Tiere durchgehalten werden. Im Tierversuch zeigte sich, daß von allen Nahrungsmitteln nur keimfähiges Getreide in der Lage war, degenerierte Versuchstiere wieder ganz gesund zu machen, – ich berichte an anderer Stelle ausführlicher.

Ob es jemals möglich sein wird, eine degenerierte Menschheit über mehrere Generationen dazu zu bewegen, keimfähiges Getreide zu essen, lasse ich dahingestellt sein. Ich mache gegenwärtig einen Selbstversuch, von keimfähigem Getreide zu leben. Frau Dr. Budwig hat die Öl-Eiweißkost erfunden. Sie stellte fest, daß beim Zusammentreffen von Leinöl und Quarkeiweiß der gleiche mächtige Elektronenstrom frei wird, der festgestellt wurde bei der Vereinigung von Spermazellen (Eiweiß) und weiblichem Ei (Öl).

Frau Dr. Budwig hat mich inspiriert, eine Öl-Getreidekost durchzuführen, denn auch im Getreide haben wir hochwertige und reichhaltige Eiweißkörper, die zusammen mit Distelöl (Färberdistel) oder Leinöl den gewünschten Regenerationseffekt in unserem Körper auslösen könnten. Die Öl-Eiweißkost ist hauptsächlich als Krebskost bekannt geworden, während ich von der Öl-Getreidekost erwarte, daß sie den Menschen nicht nur wieder unanfällig gegen Krankheit macht, sondern ihm seine großen psychischen Kräfte zurückgibt, um dem Ziele seines vollen Menschtums näher zu kommen.

Ich habe den Versuch nicht durchgehalten, weil ich Krämpfe bekam. Das hängt damit zusammen, daß Vollgetreide zwar nicht sauer schmeckt, aber im Körper sauer reagiert. Ein japanischer Professor hat vor geraumen Jahren einen Ernährungsversuch folgender Weise gemacht. Er bildete zwei Personengruppen. Die eine aß nur Getreideprodukte von Weißmehl, die andere aß nur Vollgetreideprodukte. Die Versuchspersonen standen unter ständiger Kontrolle ihres Kalkhaushaltes. Dieser war zwar bei allen Personen anfänglich etwas unter der Norm, hielt sich aber bei den Weißmehlessern etwa auf seiner Höhe, während er sich bei den Vollgetreideessern allmählich senkte und nach drei Wochen so starke Krämpfe auslöste, daß der Versuch abgebrochen werden mußte.

Die Untersuchungen ergaben, daß in den Schalenteilen des Getreides eine phosphorhaltige Verbindung ist, die im Magen des Menschen eine Phosphorsäure erzeugt (Phosphatinsäure), die so viel Kalk zu ihrer Neutralisierung benötigt und dem Körper entzieht, daß eine starke Krampfneigung entsteht.

Viele Ernährungsforscher der Gegenwart sind skeptisch gegenüber Getreide. Ich muß aus genannten Fakten schließen, daß Getreide in jenem Verhältnis zur Gesamtnahrung gesund ist, in welchem es im Verhältnis zum Grashalm steht. Wenn Rinder Gras fressen, so fressen sie in einem gewissen Zeitraum der Samenreife auch Grassamen mit. Auf relativ viel Gras kommen dann einige Getreidesamen oder Grassamen. Etwa dies Verhältnis ist günstig für den Menschen, damit durch den hohen Pflanzenanteil der Nahrung genügend Alkalien zur Verfügung stehen (Kalk), um die Getreidesäuren zu neutralisieren.)

Kommen Patienten mit Hautkrankheiten in Behandlung, so kann man davon ausgehen, daß deren Körper aufgrund guter Widerstandslage unbeirrbar versucht, Krankheiten auf die Haut abzuladen und sie nicht ins Innere zu lassen. Dennoch muß der Patient mit einer oft monatelangen, bisweilen jahrelangen Heilphase rechnen, und oft unter starken Erstverschlimmerungen seiner Hautkrankheit leiden. Leider sehen das nur wenige ein und lassen sich lieber Cortison verabreichen. Cortison muß manchmal gegeben werden, vor allem, wenn die Körperreinigung über die Bronchien stattfindet und durch eine Erstverschlimmerung schwerstes Asthma einsetzt. Aber Cortison kann auch ein wunderbarer Linderer sein bei Hautreaktionen, die besonders schwer ausfallen und die Patienten nicht mehr zur Ruhe kommen lassen. Cortison darf aber nicht ständig über Jahre genommen werden.

Dr. med. Reckeweg möchte ich an dieser Stelle zumindest erwähnt haben. Seine Lehre der Homotoxikologie untermauert wissenschaftlich den Einstieg der Krankheiten über Haut und Schleimhäute. Die Gifte halten sich zunächst auf in den Flüssigkeiten zwischen den Zellen, werden bei guter Abwehrlage oder Zuhilfenahme der Homöopathie ausgeschieden, oder bei schlechter Abwehrlage in die Zelle und zuletzt den Zellkern transportiert. Je weiter die Gifte in das Innere des Körpers fortschreiten (wir nannten oben die Folgeorgane Haut–Lunge–Magen–Darm–Niere–Herz), von den Haut-Schleimhäuten zu den Interzellularflüssigkeiten, von diesen in die Zelle, vom Zellkörper in den Zellkern, vom Zellkern ins Kernkörperchen, – je mehr also die Gifte nach innen vordringen, umso schlimmer werden die Krankheiten. Kann es bei einer Vergiftung der Interzellularflüssigkeiten noch mit einem Schnupfen abgetan sein, so ist bei Eindringen der Gifte in den Zellkörper oder Zellkern der Grundstein für Krebs gelegt. Dringen die Gifte sogar vor bis in das Kernkörperchen, sozusagen in das Gehirn des Zellkernes, so ist mit Geisteskrankheiten zu rechnen. Reckeweg hat seine Heil-Mittel so zu entwickeln versucht, daß sie in der Lage sind, die Gifte wieder auf die Haut abzuschieben. Da diese Heilmittel nicht am Gesunden geprüft sind, müssen sie, oder sollten sie vor ihrem Einsatz zumindest getestet werden. Zur genauen Einsichtnahme lese man Reckewegs Hauptwerk: Homotoxikologie, Aurelia Verlag.

Unser Körper ist vergleichbar mit unserem Globus, und die Haut mit der Erdkruste. Die Indianer Nordamerikas kannten die Zusammenhänge und waren entsetzt, als sie sahen, daß die weißen Siedler mit Pflügen die Erdkruste verletzten. (Es ist einer der Gründe für die heutigen Erosionsprobleme der USA.) Aber das Pflügen wäre noch nicht das Schlimmste gewesen, wenn man in kurzen Abständen Baum- und Buschreihen gegen den Wind und die Erdabspülung durch Wolkenbrüche gepflanzt hätte). Die schlimmste Verletzung unserer Haut und der Erdkruste jedoch geschieht durch Entmineralisierung. Wenn diese eingetreten ist, öffnen sich die Tore zum Empfang von Giften und Krankheiten.

Hier hat Schüssler mit seiner biochemischen Mineralsalzsubstituierung gute Arbeit getan, und seine Nachahmer nicht minder. Wir haben in unserer Praxis auch oft Basenmischungen verabreicht, Knochenmehle schätze ich sehr, auch stundenlang ausgekochte Kalbsknochen, wobei man zuerst die

Brühe trinkt und dann im Laufe der nächsten Tage die weichgekochten Knochen ißt. Aber letztlich wird man mit all diesen Methoden dem Giftstrom aus der Fehlernährung nicht Herr, wobei Giftstrom Übersäuerung bedeutet und Normalkost bedeutet Fehlernährung.

Heute kennen wir, als Folge von Umweltsünden, die sauren Böden. Erst wurden die Böden durch jährlichen Anbau ausgelaugt und entmineralisiert, dann kam der saure Regen und fraß die letzten Minerale auf. Und dann wundert man sich vielleicht noch, wenn Schädlinge und Unkräuter überhand nehmen.

Vergleiche mit biologischem Landbau

Im biologischen Landbau versucht man seit Jahrzehnten, den gleichen Weg zu gehen, wie ihn der biologische Behandler am menschlichen Körper versucht. 1. Beseitigung der Übersäuerung und 2. Remineralisierung.

Die Behandlung des Bodens und des Menschen hat wirklich die außerordentlichsten Blüten getrieben. Da ist ein Acker krank: Jedermann erkennt es an der Verunkrautung und am Schädlingsbefall. Statt zu fragen, was diesen Boden wieder gesund macht, wird er nun obendrein mit chemischen Unkraut- und Schädlingsbekämpfungsmitteln vergiftet. Diese Gifte gelangen in die menschliche Nahrung, weil sie vom Tier aufgenommen werden, die Tiere und Menschen werden krank (auch deshalb, weil die auf diesen Äkkern gewachsenen Produkte mineralarm sind und damit den tierischen und menschlichen Körper wieder übersäuern); nun wird aber nicht gefragt, woher die Erkrankungen bei Mensch und Tier kommen, sondern die herkömmliche Ernährung beibehalten und nun auch dem Säugetier Gifte verabreicht als Heilmittel gegen auftretende Krankheiten. (Eine der häufigsten Übersäuerungs-Ausscheidungskrankheiten ist der Schnupfen. Auch grippale Infekte. Und wie oft erlebt man, sogar bei Kleinkindern, daß dann mit massiven Gaben von Penicillinen eingeschritten wird. Bei Pneumoniebehandlungen (Lungenentzündung) kann sich der Arzt sogar strafbar machen, wenn er nicht diese Antibiotika einsetzt.)

Wenn man sich vor Augen hält, daß durch diese Kette unglücklicher, ja verhängnisvoller Maßnahmen die Haut des Menschen und die unserer Erde immer ungeschützter wird, so wird man ermessen, wie weit und schwer eines Tages, wenn die Besinnung einsetzt, der Rückweg werden muß.

Die Tatsachen als solche sind vielen Ärzten bewußt. Sie diagnostizieren eine neue Flut von Pilzerkrankungen als Folge des Nährbodenbereiters Penicillin. Und wie schwer sind diese Pilze wieder zu entfernen. Wenn wenigstens jetzt die Besinnung einsetzen würde, aber nun werden neue Mittel gegen die Pilzstämme erforscht ... und so geht die Spirale in den Abgrund weiter.

Wie in der Naturheilkunde, so hat man auch im biologischen Landbau erkannt, wie man die Böden retten kann und damit die Lebewesen, die von ihnen abhängig sind (nicht nur die Säugetierwelt, sondern auch die Bodenlebewesen, Würmer, Insekten, Spinnen, Mikroben, Vogelwelt etc.). Mit kaputten Böden stirbt die Pflanzen- und Tierwelt. Soweit wird der Voraussehende verstanden. Aber daß mit einer "kaputten" Haut das Sterben des Menschen beginnt, wurde bislang nicht oft gesehen.

Wir sagten: Die Überernährung des Menschen mit Eiweiß, Fetten und Kohlenhydraten in denaturierter (erhitzter) Form führt zur Übersäuerung des Körpers und der Haut. Analog führt der Überkonsum des Menschen, sein maßloses Verlangen nach Konsum- und Luxusgütern der denaturierten Kategorie zur Übersäuerung der Erdkruste und folglich, wenn die Gifte hier nicht mehr zurückgehalten werden können, zur schleichenden Vergiftung des Flüssigkeitshaushaltes der Natur.

Reckeweg beschreibt diese Vorgänge sehr anschaulich am Menschen. Wenn der Ansturm von Krankheitsstoffen und Giften von der Haut nicht mehr zurückgehalten werden kann, gelangen diese Toxine in den Flüssigkeitshaushalt des Menschen, und dann ist, wie man so schön sagt, der Kohl fett. Denn die Toxine tauchen alsbald im Blut auf, das neben den Nervenzellen sicher das hochsensibelste Organ unseres menschlichen Körpers ist. Biblisch darf Tierblut nicht gegessen werden, weil es die Seele des Tieres darstellt. Fällt es uns schwer, vergiftete Seelen vorzustellen? Mir nicht, wenn ich so um mich sehe.

Die Sünden der Zerstörung unserer Erdhaut reichen weit zurück. Die Entstehung der großen Wüsten war, wie heute bekannt ist, Menschenwerk. Das ist so lange her, daß sich Tierarten umgeformt haben und allmählich völlig an Wüsten angepaßt haben. Sogar Menschenrassen haben sich angepaßt und dabei stark verändert, wie man von Australeingeborenen weiß. Vielleicht sind die Wüsten schon vor einigen Millionen Jahren entstanden. Das entschuldigt aber nicht, daß der heutige Mensch, wenn er es weiß, riesige Gebiete weiterhin verkarsten läßt, sogar in dicht bewohnten Ländern wie im Mittelmeerraum, USA, Indien etc. Wenn nicht sofort eingeschritten wird, sind in wenigen Jahrzehnten auch dort unreparable Schäden entstanden, wo heute noch was zu machen wäre. Und wenn die Wüsten auf der Erdoberfläche ein gewisses Maß überschritten haben, kommt der Wasserhaushalt so völlig durcheinander, daß durch Wolkenbrüche und Hochwasser das letzte kultivierbare Land vernichtet und weggeschwemmt wird. Alles fängt einmal klein an.

4. Kapitel

Das Allergieproblem

Wie wir sahen, ist die Entmineralisierung eines Menschen- und Weltkörpers die hochakute Warnung gegen weitere Verhaltensweisen in der falschen Richtung. An diesem Punkte meiner Erörterungen kommen wir fast automatisch auf das Problem der Allergien zu sprechen. Nicht nur unser Erdorganismus wird zusehends allergisch auf den Menschen. Auch unser eigener Körper wird durch die Entmineralisierung nach und nach beinahe sensibel und übersensibel auf alles, was ihn umgibt und trifft. In dieser Situation verliert der Körper das Unterscheidungsvermögen, gegen welchen Feind es sinnvoll ist, mit einer Entzündung zu reagieren, und gegen welchen nicht. So kommt es immer häufiger vor, daß Organismen auf nahezu alles allergisch reagieren, was von außen und von innen auf sie wirkt: Menschenschwingungen, Hochfrequenz, Nahrungsmittel, Staub, Pollen, Metalle usw., alles, was sich denken läßt.

Hahnemann mühte sich schon vor fast 200 Jahren mit dem Problem der Allergie ab, speziell der Nahrungsmittelallergie, die in der heutigen Schulmedizin mal gerade bekannt wird. Er hatte es nicht nötig, hochtrabende Namen zu erfinden, sondern begnügte sich, die Stoffe der Natur in giftige, schwach giftige und ungiftige einzuteilen. (Wir kommen später darauf zurück.)

Ich glaube, daß das Nahrungsmittelallergieproblem einigen Weisen immer bekannt gewesen ist, z. B. Moses. Auf Geheiß Gottes verbot er seinem Volk bestimmte Nahrungsmittel. Am bekanntesten wurde das Schweinefleischverbot. Vielleicht handelt es sich nicht immer um Allergionahrungsmittel im strengen Sinn, aber wir werden sehen, daß es für die praktische Arbeit am Kranken nicht entscheidend ist, *wie* ein Stoff den Körper vergiftet, ob über eine Allergie oder eine andere Mechanik.

Es ist interessant, mit der deutschen Bevölkerung der Gegenwart Gespräche zu führen über Gesundheitsfragen. Fast alle Gesprächspartner warten auf mit erstaunlichen Kenntnissen über Vitaminbedarf und täglichen Eiweißbedarf, über Fett- und Kohlehydratbedürfnisse unseres Körpers. Interessanterweise stammen diese Angaben samt und sonders von Ernährungswissenschaftlern der schulmedizinischen Richtung. Gebannt starrt dieses Volk auf Forscher, die wohl nie aus ihrem sterilen Labor herausgekommen sind, statt sich an den Tatsachen des Lebens zu orientieren. Dabei hat unser Volk wie selten ein anderes Gelegenheit gehabt, in den Hungerjahren während und nach dem Kriege am eigenen Leibe zu erfahren und zu studieren, was der Körper braucht und was ihm gut tut. Damals waren wir ein gesundes Volk, und heute sind wir es mit aller Laborweisheit nicht mehr.

Weder die Kinder, noch die Schwerarbeiter, noch die Kranken (überwiegend Kriegsfolgen) bekamen "ausreichend" Eiweiß oder Fett. Eigentlich hatten alle immer Hunger. Man aß, was einem der Tag, und oft genug der Zufall, bescherte. Brot war selten zu haben, es war ja rationiert, Fett noch seltener, Eiweiß als Fisch, Fleisch, Eier oder Käse existierte für die meisten nur in der Phantasie, Milch gab es ein bißchen für Kinder. Die Bevölkerung ernährte sich von Kartoffeln, Hülsenfrüchten, Gemüse, Mehlspeisen und gelegentlichen Zufallsrationen. Die Rußlandheimkehrer berichteten noch Extremeres. Sie hatten oft jahrelang nichts anderes gesehen als Kohlsuppen oder Kartoffelsuppen, und das bei extremster Kälte im Winter und schwerer Arbeit.

Als Gegenargument wird meist die damalige Unterernährung angeführt, die mit der Zeit zu Schäden führen müsse. Aber wer hat die Normen aufgestellt, was Unterernährung ist? Wieder Leute, die gemessen und gewogen haben, aber die nicht beobachtet haben. Unterernährt ist der Mensch dann, wenn er durch Mangel an Nahrung extrem abgemagert ist oder Hungerödeme bekommt, durch lange Unterernährung so erschöpft ist, daß er nicht mehr arbeiten oder gehen kann. In der Kriegs- und Nachkriegszeit fand man diese Form fast nur in Gefangenenlagern. Jedoch gemessen an den Normen der Natur gab es in der deutschen Bevölkerung keine wirkliche Unterernährung. Wir besaßen damals eine viel höhere Widerstandskraft und Leistungsfähigkeit als heute, wir hatten ein stärkeres Selbstbewußtsein als heute, wir waren fröhlicher und viel hilfsbereiter als heutzutage, wir waren frei von Suchterscheinungen; moralische Verfallserscheinungen fast unbekannt, Krankheiten ebenso. Aber wir waren "unterernährt".! Viele Völker sind seit ihrem Bestehen unterernährt, aber sie hatten glücklicherweise keine Ernährungs- und Vitamintabellen und blieben deswegen gesund. Die hungernden Milliarden dieser Welt müßten ohne Fastenärzte, Kalorien- und Vitamintabellen schon längst tot sein. Man soll es mir nicht verübeln, wenn ich bei der Betrachtung von Vitamintabellen mit ihren Angaben über tägliche Mindestmengen den Eindruck bekommen muß, daß die Tabellen entweder falsch sind, oder in den Vitaminen eine Art Gegengift zu suchen ist gegen die Zivilisations-Fehlernährung mit ihrer Acidosestarre (Übersäuerung). Vitamine sind Säuren, und der Zivilisationsorganismus ist übersäuert. In einer Art Homöopathizität treffen beide Säuren aufeinander und führen zu einer anfänglichen Entsäuerung des Körpers. Vielleicht merkt der Körper durch einen Vitaminstoß, daß er mit den zusätzlichen Säuren der Vitamine völlig **übersäuert** wird und mobilisiert dann alle Kräfte, die ganzen lästigen Säuren auszuscheiden. So gesehen als Arznei gegen eine pathologische Übersäuerung schätze ich Vitamine auch, aber so waren sie nicht gedacht. Bei naturgemäßer Lebensweise benötigen wir nicht viele Vitamine, und wenn wir dennoch übervitaminisieren, so können durchaus Schäden entstehen, z. B. Entzündungen im Magen-Darm-Kanal.

Schon oft mußte ich mir sonderbar vorkommen, wenn ich es wagte, an der heiligen Eiweißkuh zu zweifeln. Kluge und weniger kluge Fakten vom Eiweißmindestbedarf bekomme ich immer zu hören und ich habe meist nicht die Kraft, gegen diese geschlossene Front von "Wissen" anzukommen. Wenn wir jedoch konzentriertes Eiweiß in Form von Fisch, Fleisch, Eiern und Milcheiweiß essen wollen, dann so wie die Raubtiere, nur eine Mahlzeit am Tag, und diese abends. Man kann nicht ohne schlimme Folgen leben wie ein Raubtier und wie ein Pflanzenfresser zur gleichen Zeit.

Pflanzenfresser haben nicht nur einen völlig anderen Magen-Darm-Trakt als Fleischfresser, sondern auch eine alkalische Zerlegung ihrer Pflanzennahrung. Fleischfresser haben dagegen eine überwiegend saure Zerlegung ihrer Nahrung. Waerland wurde mit diesem Problem eigentlich nicht fertig. Er wunderte sich, daß sein Magen auch nach vielen Jahren Vegetarismus noch Säure erzeugte. Die Länge des menschlichen Darmes, sein Raubtierrhythmus, von dem wir noch sprechen werden, die Gallenausschüttung morgens um 4 Uhr etc. sind alles Hinweise, daß der Mensch zumindest über riesige Zeiträume Fleischfresser war, oder, daß er Allesfresser war; oder aber der Körper und Verdauungsmechanismus eines Fleischfressers mit vegetarischer Nahrung besser zurecht kommt als ein Pflanzenfresser mit Fleischnahrung und sich der Menschenkörper dann lieber vorbeugend auf Fleischnahrung und -verwertung eingestellt hat. Jedoch: Wenn sich der Mensch für Fleischnahrung entscheidet, dann muß er so leben wie ein Fleischfresser und darf nur 1mal täglich Nahrung zu sich nehmen, weil er sonst übersäuert mit nachfolgender Entmineralisierung und deren Rattenschwanz von üblen Folgen. Oder er entscheidet sich für Pflanzennahrung, dann kann oft gegessen werden wie bei allen Pflanzenfressern, aber gut gekaut und natürlich überwiegend roh. Fleisch sollte eigentlich auch roh gegessen werden, oder nur leicht angebraten. Ich habe eben in einem Kochbuch gelesen, daß eine mittelalterliche Tötungsart darin bestand, Gefangenen nur gekochtes Fleisch zu essen zu geben. Wie wir jetzt wissen mit den Folgen der Übersäuerung und Entmineralisierung.

Zur Übersäuerung

Wir haben eine Möglichkeit besprochen, den Organismus zu entmineralisieren: Durch Entmineralisierung der Böden und der auf ihnen wachsenden Lebensmittel, die durch Erhitzung wiederum vieler wichtiger Minerale beraubt werden. Auch zu viele Säuren in der Nahrung können den Körper übersäuern, z. B. Zitrusfrüchte, Sauerkraut, saure Gurken, Wein, Essig, saures Obst etc.

Zur Übersäuerung des Körpers durch Überernährung, vor allem der Eiweißüberernährung schrieb Dr. Lambardt in der Naturheilpraxis 7/84 einige bemerkenswerte Fakten:

Unter anderem führt er aus, daß gesundes Blut, etwa von gesunden Säuglingen, weder sauer noch alkalisch reagiert, sondern neutral mit einem pH-Wert von etwas über 7,0. Beim Erwachsenen sei das Blut ins Alkalische verschoben, wenn das Gewebe zu sauer geworden ist; andrerseits, wenn das Blut zu sauer sei, finde sich meist ein zu alkalisches Gewebe.

Gewebeübersäuerung liege begründet in der heutigen Überernährung und in der denaturierten Zivilisationskost. Der gesamte Zellstoffwechsel werde dadurch verschlackt und übersäuert. Diese sauren Stoffwechselschlacken können von den Nieren nicht mehr ausgeschieden werden und werden im Gewebe, bes. im Mesenchym (Bindegewebe) abgelagert. Unter anderem Nierenmangelleistungen sind die Folgen. Auch Gärungsprodukte von Darmgärungen seien Säurelieferanten, vor allem im Verein mit genossenem Zucker und Weißmehlprodukten.

Der Körper schiebe auch noch andere saure Stoffwechselprodukte ins Bindegewebe (Mesenchym, wichtige Abwehrstätte) ab. Dieses übersäuere, entzünde sich, und führe zuletzt zur sog. "Acidosestarre" der roten Blutkörperchen, die sich nicht mehr verformen können und die ebenfalls stark veränderten Kapillaren (Haargefäße) nicht mehr passieren können. Dies führe, neben der "Eiweißmast nach Wendt" zur Stauung in den Kapillaren und zu einem immer größeren Hindernis nun auch für den Abtransport der Gewebsschlacken. Mitverursacht werde: Krebs, Arteriosklerose, Rheuma, Gicht, Herzinfarkt sowie degenerative Gelenkerkrankungen (einschließlich Wirbelsäule). Soweit Dr. Lambardt.

Wo stehen wir heute, wo in einer Generation, wo gehen wir hin? Nach Mitteilung des Bundesverbandes der Allgemeinen Ortskrankenkassen haben sich bei den 24 Millionen Versicherten in den zehn Jahren von 75 bis 85 die schweren Krankheitsfälle mit Krankenhausaufenthalt enorm vermehrt: Herz-Kreislauforgane um 41%, Tumore um 80%, rheumatische Krankheiten um 114%, Komplikationen bei Schwangerschaft, Geburt und Wochenbett um 227%. Die Gesamtzahl der Krankenhausbehandlungen habe um 80% zugenommen.

Der Organismus wird versuchen, seine basische Eigensubstanz von Magnesium, Kalk, Kalium und Natrium zur Neutralisierung der Säuren heranzuziehen, handelt sich dadurch aber andere Krankheiten ein, z. B. Allergien. Es ist ein Weg ohne Ausweg, wenn wir nicht schnell dafür sorgen, daß die Zufuhr von Säuren und Säurebildnern in den menschlichen Organismus unterbleibt.

Allergie und Homöopathie

Meistens hat der Organismus ein besonderes Verlangen nach seiner Allergienahrung und führt sie sich in viel zu großen Mengen zu. Das hängt damit zusammen, daß die Allergienahrung in kleinsten Dosen, in homöopathischer Form, das Heilmittel des Allergikers wäre. Aus dem Verlangen dieses Organismus nach seinem Heilmittel entspringt die Sucht nach dem Allergen, das also, wenn vorhanden, immer in zu großen Mengen eingenommen wird. Dies führt dazu, daß ständig Allergienahrung im Darm ist. Und diese ständige Gegenwart der Allergienahrung bewirkt, daß die negativen Erscheinungen der Allergienahrung nie akut auftreten. Erst nach einer mehrtägigen Fastenperiode, Mackarness nennt eine Woche, treten nach Genuß des Allergens die Allergiebeschwerden akut auf. Ißt beispielsweise unser Schweinefleischallergiker nach einer Fastenwoche ein Stück Schweinebraten, so wird er sich müde und krank fühlen, während er sich bei seinen früheren täglichen Wurstscheiben noch ganz passabel fühlte.

Hahnemann nennt jene Nahrungsmittel, die selten oder nie giftig sind, "nichtarzneiliche Nahrungsmittel", sie können den Körper ernähren, aber nicht schädigen. Wegen der Giftigkeit mancher Nahrungsmittel verlangte Hahnemann von seinen Patienten, daß sie während einer homöopathischen Heilkur unarzneiliche Nahrung, (allergenfreie Nahrung) zu sich nehmen. Dazu gehören vor allem gedünstetes oder gekochtes Kalbs-, Rinds- oder Geflügelfleisch, vorsichtig gekochtes Gemüse, insbesondere gelbe Rüben oder Karotten, Kartoffel ist auch gut.

Untersuchungen der Gegenwart bescheinigen auch folgenden Nahrungsmitteln weitgehende Allergenfreiheit: Mais, Hülsenfrüchte, Reis, Hirse, Sesam, Sonnenblumenkörner, Nüsse, Salate.

Es ist leicht einzusehen, daß bei fortgesetzter Nahrungsmittelvergiftung eine Heilung kaum zustande kommen kann. Und es versteht sich von selbst, daß durch ständige Giftnahrung die Volksgesundheit, Schaffenskraft, geistiges Niveau, Liebe und Glück untergraben werden.

Es muß uns gelingen, giftfreies Essen (allergenfreie Nahrung) auf den Tisch zu bringen. Wenn das geschieht, werden wir unseren Körper so gesund und unsere Seele so stark machen, daß wir nahezu unabhängig werden von Ärzten und medizinischen Maßnahmen. Unser Organismus wird nach einigen Generationen für Krankheitskeime und schlechte Psychostrahlung ein so ungünstiger Nährboden sein, daß Seuchen beinahe unmöglich werden. Dazu gehört auch die Grippe.

Folgende Nahrungsmittel sind stark arzneilich für über 90% der Bevölkerung, somit allergisierend und nach Möglichkeit zu meiden: alle Produkte vom Schwein; Milchprodukte; Zucker, auch Vorsicht mit Honig; Eier nur selten essen; Weizen ist als Weißmehl ein häufiges Allergen und um so schlimmer und giftiger, weil es vielen Menschen als Hauptnahrungsmittel dient

(Nudeln, Mehlspeisen, Brot, Kuchen etc.). Das ganze Weizenkorn frisch vermahlen und gegessen, oder über Nacht eingeweicht in Wasser, oder ankeimen gelassen über einige Tage kann empfohlen werden, jedoch sollte der Weizen mit anderen Getreidearten gemischt werden, um nicht zu stark zur Geltung zu kommen. Denn auch das volle, ganze Weizenkorn bleibt immer etwas allergisierend durch die Glidine, das sind jene Eiweißstoffe im Weizen, die ihm seinen Klebergehalt und damit seine guten Backeigenschaften verleihen; Roggen, Gerste, Hafer ebenfalls nur als ganzes Korn verwerten und essen. Kochsalz meiden.

Würden diese wenigen Nahrungsmittel von der Mehrzahl der Bevölkerung gemieden, sähe es mit der Volksgesundheit bald besser aus und vor allem mit dem Wohlbefinden des einzelnen. Kaum mehr Müdigkeit, diese Menschheitsseuche unserer Tage, kaum mehr Suchterscheinungen.

Dr. med. Hans Heinrich Reckeweg, 7570 Baden-Baden
hielt einen Vortrag über: "Schweinefleisch und Gesundheit". Hier einige Auszüge seines Vortrags, der beim Autor Reckeweg bezogen werden kann:

Daß Schweinefleisch belastend wirkt und gewissermaßen giftige Wirkungen entfaltet, war mir bereits vor dem Kriege bekannt. Ich nahm damals an, daß dieses wohl nur für die frischen Schweinefleischzubereitungen wie Schlachtplatten, Schweinebraten, Eisbein, Ripple, Schweinekotelett usw. Geltung habe, nicht aber für die gepökelten (Schinken, Speck usw.) und nicht für die zu Wurst verarbeiteten geräucherten Schweinefleischprodukte.

Dieser Irrtum kam deshalb zustande, weil der Genuß von Schweinefleischprodukten aus frischer Schlachtung akute Erkrankungen hervorzurufen pflegt wie Blinddarmentzündung, Gallenblasenentzündung und Gallenkoliken, akute Darmkatarrhe, Gastroenteritis mit typhösen und paratyphoiden Krankheitsbildern, auch akute Ekzeme, Furunkel, Schweißdrüsenabszesse und andere.

Demgegenüber konnte ich seinerzeit nach Genuß von schweinefleischhaltiger Dauerwurst (auch Salami, die ebenfalls Speckstückchen als Fettanteil enthält), anscheinend keine derartigen Krankheitserscheinungen beobachten.

Ich wurde dann aber durch das ebenfalls unfreiwillige Experiment einer völligen Umstellung der Ernährung des gesamten deutschen Volkes belehrt, welches durch die Hungerjahre nach dem Kriege und durch die dann folgende Währungsreform 1948 bedingt war.

Während der mageren Jahre des Krieges und besonders nach dem Kriege, die mit der Währungsreform ihren Abschluß fanden, war das deutsche Volk praktisch gesund. Die wenigsten konnten sich satt essen. Schweinefleisch gab es praktisch überhaupt nicht, Fleisch sonstiger Herkunft nur in geringsten Portionen. Wenig Fett wurde verteilt, kaum Zucker, dagegen konnten Zerealien, d. h. Brot und Teigwaren, in meist ausreichender Menge beschafft werden, zumal, wenn diese durch Kartoffeln und Rüben sowie Frischgemüse ergänzt wurden.

Damals gab es praktisch keine Blinddarmentzündung, keine Gallenblasenerkrankungen, höchstens mit Ausnahme bei jenen, die ein Schwein schwarz geschlachtet hatten, was allerdings sehr selten vorkam. Auch Rheuma, Bandscheibenleiden und ähnliche Erkrankungen, ferner Herzinfarkt sowie Verkalkung und Bluthochdruck waren fast unbekannt geworden. Jedoch bald nach der 1948 erfolgten Währungsumstellung, als Schweinefleisch, Schinken und besonders auch Speck fast unmittelbar wieder zur Verfügung standen, änderte sich das Bild grundlegend. Blinddarmentzündungen, Gallenblasenerkrankungen, akute Hauteiterungen wie Pyodermien, Impetigo, Furunkulosen und Schweißdrüsenabszesse waren wieder an der Tagesordnung, nach deren Behandlung mit chemischen Mitteln, mit Sulfonamidsalben usw. dann auch bald chronische Pilzflechten und verschiedenartigste Nebenwirkungen bemerkbar wurden.

Besonders erschreckend aber war damals die Zunahme der Krebserkrankungen. Zahlreiche Patienten im Alter von 60 bis 70 Jahren, die bisher beschwerdefrei gelebt hatten, erkrankten plötzlich an Magenbeschwerden, deren Ursache sich dann als Krebserkrankung an der Speiseröhre, an Magen oder Darm herausstellte.

Der Verlauf dieser Fälle war so instruktiv und biologisch bedeutsam bzw. kausal begründet, daß ich daraus wichtige Hinweise auf den Ursprung aller Krankheiten als giftbedingt entnehmen mußte.

Ich habe hierüber bereits in meiner ersten Homotoxinarbeit 1952 in Nr. 12 der Münchner Medizinischen Wochenschrift berichtet.

Im Laufe der Jahre und mit zunehmender Erfahrung stellte sich dann heraus, daß viele andere Erkrankungen wie Arthritis und Arthrosen ebenfalls in großem Umfang schweinefleischbedingt waren, daß aber auch sonstige Spezialerkrankungen wie Weißfluß der Frauen, chronische Fisteleiterungen, nicht nur solche nach Ohroperationen, z. B. nach vorhergegangener Mittelohrentzündung, sondern auch Fisteleiterungen nach im Kriege erlittenen Schußbrüchen, durch Schweinefleischgenuß unterhalten wurden und dadurch wesentlich in der Heilung verzögert wurden oder überhaupt nicht zur Heilung kamen bzw. nur, wenn eine biologische, speziell eine homöopathische Kur bei strengem Verbot jeglicher Art von Schweinefleisch (auch Wurst, Schinken usw.) zur Durchführung kam.

Im ganzen gesehen ist das Schwein ein aus wenig Muskulatur und wenig Knochen, jedoch mit viel verschleimtem und verfettetem Bindegewebe belastetes, schwerkrankes Tier, an Herzverfettung, Leberverfettung, evtl. an Wassersucht leidend, dessen gesamtes Bindegewebs- und Lymphmaterial einschließlich der Juckstoffe und der toxischen Hormon-Faktoren bei

Schweinefleischgenuß aufgenommen wird und eine Belastung bildet.

Hierin liegt ebenfalls eine große Gefahr des Schweinefleisches, weil der menschliche Organismus dieses Überangebot von Fett, Cholesterin, Wachstumshormon, schleimiger Quellsubstanz und sonstigen toxischen Faktoren – trotz des ebenfalls reichlichen Vitamingehaltes – nicht in üblicher Weise über die übliche Verbrennung verarbeitet und nicht über physiologische Exkretionsphasen ausscheiden kann, selbst wenn er körperlich dabei hart arbeiten muß.

DIE LÖSUNG DES PROBLEMS

Und hier erbrachte nun die Homotoxikologie eine gewisse Lösung des Problems, worin nun eigentlich die Schädlichkeit des Schweinefleisches liegt.

Das Schweinefleisch kann nämlich nicht über die üblichen Entgiftungsventile wie Urin, Atemluft, Darmausscheidungen und Hautausscheidungen physiologisch entgiftet werden, also nicht über die Exkretionsphasen (Ausscheidungsabschnitte), sondern nur über krankhafte (pathologische) Ventile, d. h. über Entzündungen.

Je nachdem welche Organ- oder Gewebeteile des Schweines der Mensch ißt, sind verschiedene Erkrankungen möglich, insbesondere Gallenblasenerkrankungen mit Steinbildung (Cholesterin), Gallenkoliken und die akute Blinddarmentzündung (Appendizitis), der viele Patienten zum Opfer fallen, auch durch Komplikationen wie Thrombose und Embolien aufgrund der durch den vorhergehenden Schweinefleischgenuß gesteigerten Giftlage, die durch die operative Entfernung des Appendix (Wurmfortsatz) ja nicht beseitigt wird.

Anderenteils aber, falls nicht zu große Mengen genossen werden, kann zunächst die Entzündung ausbleiben, stattdessen aber eine Ablagerung der Schweinefleischanteile (besonders der Schleim- und Fettanteile) im Bindegewebe erfolgen, was sich als Dickwerden, Adipositas, bei Wurstessern auch in Form der walzenförmigen Entwicklung des Oberkörpers – und evtl. auch der Beine und Arme (besonders bei Schinkengenuß) – zu erkennen geben kann.

Erst wenn "das Maß voll ist" und der Organismus keine weiteren Möglichkeiten mehr sieht, mit der Entgiftung oder Ablagerung der Belastungsstoffe fertig zu werden, wenn evtl. auch die periphere und die Zirkulation von Gehirn, speziell auch der Herzkranzarterien durch die Ablagerung der Schleim- und Fettmassen beeinträchtigt wird, dann erst wird zur Umsetzung und zwecks Abbau der Schweinefleisch-Belastungsstoffe eine Entzündung als letzte Hilfe herangezogen. So sieht man bei den nacken-belasteten Patienten die gefährlichen Nackenkarbuckel auftreten oder Furunkulosen, Schweißdrüsenabszesse, in zahlreichen Fällen (besonders nach Genuß von Schlachtplatten) – wie erwähnt – die mit hohen Gefahrenmomenten belastete Appendizitis (Blinddarmentzündung) oder Gallensteinkoliken und Gallenwegserkrankungen (Cholangitis, Cholecystitis, Gallenblasenempyem usw.).

Soweit der Auszug aus 'Schweinefleisch und Gesundheit' von Dr. Reckeweg, der die Lehre der hochaktuellen 'Homotoxikologie' geschaffen hat (Buch erhältlich im Aurelia-Verlag, Ruhrstr. 14, PSF 115, W-7570 Baden-Baden).

Um diese verschiedenen Gifte aus dem Körper zu drängen hat Reckeweg spezielle Homöopathie-Mittel geschaffen, die in seinem Heilmittelwerk 'Heel' hergestellt werden.

Zucker, Weißmehl

Es gibt seit Jahrzehnten ein Kohlehydrat in reinster Form, auch sehr billig, Zucker genannt. Kleine, weiße, kristallene Körnchen, von Streusalz nicht zu unterscheiden. Hergestellt aus dem Saft der Zuckerrübe oder des Zuckerrohrs. Dieser Saft, Melasse genannt und in seinem natürlichen Zustand fast unarzneilich und somit ein geeignetes Nahrungsmittel, wird solange aller Mineralstoffe und Vitamine und Wasser beraubt, bis der Rohrzucker übrigbleibt, der wegen seiner braunen Farbe noch gebleicht und zuletzt getrocknet wird. Was übrig bleibt als Industriezucker, ist ein Präparat. Nachdem unser Körper in den vielen Jahrmillionen seiner Entwicklung nie reinen Zukker bekommen hat, muß er ihn als Fremdkörper empfinden. Wenn nun Zukker in unseren Darm gelangt, entzieht der Körper dem Blut, und dieses den Knochen und Gelenken alle jene Stoffe, die der Zucker in seiner natürlichen Ganzheit hatte, – also Kalk, Phosphor und andere Mineralien samt Vitaminen und sonstigen Begleitstoffen. Dieser Prozeß bringt unseren Körper nach wenigen Generationen in einen katastrophalen Mineral- und Vitaminmangelzustand, der, wenn wir von Tierversuchen ausgehen, in 3 Generationen zu schwersten Krankheiten des Körpers und der Seele, zu Skelettmißbildungen mit deutlicher Verlängerung der Röhrenknochen und schließlich zur Fortpflanzungsunfähigkeit führt. Die Zahnschäden als Indikator des übrigen Körperzustandes bei der heutigen Bevölkerung reden eine deutliche Sprache. Wo man hinsieht Zahnschäden, Karies, Zahnfehlstellungen, Kiefermißbildungen, Parodontose. Zucker macht die den Zahn härtenden Phosphatide wasserlöslich und schwemmt sie aus, so daß der Zahn zerfällt unter dem weiteren Einfluß der Mundhöhlenbakterien.

Mit von der Partie bei diesem Gesundheits-Abbau sind die Auszugsmehle, nicht nur das Weizenmehl. Alle Mehle, die aus Haltbarkeitsgründen nur aus dem vermahlenen Mehlkern bestehen und die Schalenteile und den Keimling entfernt bekamen, die die eigentlichen Lebensstoffträger sind. Sie besitzen als konzentrierte Kohlehydrate ähnliche Eigenschaften wie Zucker. Hinzu kommt, daß unser Körper seit Urzeiten gewohnt ist, Gräsersamen nur in der warmen Jahreszeit zu erhalten, was dazu führte, daß er sich anpaßte und sich die Wirkung der Gräsersamen zunutze machte, denn sie haben neben ihrem Nährstoffgehalt einen beträchtlichen Arzneigehalt. Wenn Rinder, wie jeden Sommer, die Grassamen mit dem Gras fressen, werden sie ein bißchen müde, der Blutzuckerspiegel senkt sich, sie bekommen eine leichte Freßsucht und setzen somit den nötigen Winterspeck an. Die Stoffwechselprozesse verlangsamen sich, die Körpertemperatur sinkt, was gut ist bei sommerlichen Temperaturen. In der Natur ist alles aufeinander abgestimmt.

Nur der Mensch scheint zu glauben, daß er sich freimachen kann von natürlichen Bindungen. Sonst hätte er es nicht gewagt, Gräsersamen ohne Gras, ja ohne Schalenteile und Keimling zu essen. (Wenn wir Vollgetreide essen, ersetzen wir den Halm durch Salate). Da allgemein der Mehlkörper des Getreides isoliert gegessen wird, (als Auszugsmehle jahraus und jahrein) und gerade er ist es, der die allergisierenden oder 'schwach giftigen' Substanzen enthält, können Folgen nicht ausbleiben.

Rinder erfahren durch Grassamenessen im Sommer eine gewisse Stoffwechselverlangsamung (dickes Blut). Der gleiche Vorgang führt beim Menschen durch ständiges (Sommer u. Winter) Mehlkörperessen zu Erschöpfung und Depressionen. Setzten die Rinder im Sommer durch Grassamen ihren Winterspeck an, so führt beim Menschen das Mehlkörperessen zur Fettsucht. Analog geht die Kette der Verhängnisse beim Menschen weiter, frieren, Freßsucht und andere Suchterscheinungen folgen. Auch eine gewisse Ausschaltung der geistigen Kontrollfunktionen, so daß die Betroffenen ihren Zustand nicht mehr voll kritisch wahrnehmen können. Und Müdigkeit gepaart mit Willensverlust bewirken, daß die meisten Menschen den Willen verlieren, ihren Zustand zu ändern.

Die Getreideallergie im Kindesalter heißt Zöliakie. Ich habe keine Angaben vorliegen, ob diese Kinder auch auf naturbelassenes, also nicht erhitztes Getreide, allergisch sind. Ich nehme aber an, daß angekeimtes Getreide, bei dem sich der Mehlkörper in den Sproß und die Würzelchen umwandelt, nicht sehr allergisierend wirken kann, so daß der Erwachsene Getreide-Allergiker bei gutem und gründlichem Kauen sicher etwas Getreide in dieser Form essen kann. Beim Kinde, das so schlecht kaut, würde ich auf Produkte ausweichen, die keine Glidine (das sind die allergisierenden Eiweiße im Weizen, Roggen, Gerste, Hafer) enthalten. Lebensmittel ohne Glidine sind Mais, Reis, Hirse, Buchweizen, Soja und andere Hülsenfrüchte. Zöliakie (beim Erwachsenen Sprue) führt zu Durchfällen mit teilweiser oder gänzlicher Zerstörung der Darmzotten (welche die Nahrung aufsaugen sollen), zu aufgeblähten Bäuchen, schlechtem Appetit, Wachstumsstörungen, abgemagerten Armen und Beinen, Weinerlichkeit und Erschöpfung.

Die häufigsten Allergien bestehen gegen Weizen-, Hafer-, Roggen- und Gerstenauszugsmehle und deren Produkte. Auch Industriezucker und Milcheiweiß könnte man zur schlimmsten Kategorie der Allergene zählen. Vielleicht auch noch Eier, was mir nicht ganz logisch ist, denn von Eiern hat der

Mensch in seiner langen Entwicklung immer zu essen bekommen. Nicht zu vergessen in dieser Gruppe ist Bohnenkaffee!! Für Hahnemann war Bohnenkaffee das Schlimmste der Nahrungsgifte! Alle anderen Nahrungsmittel kommen als Allergen hin und wieder vor, sind vom individuellen Entmineralisierungszustand abhängig und müssen für das Einzelwesen erforscht werden.

Wie die Praxis lehrt, ist es oft nicht einfach, die Allergene wegzulassen. Manche wollen ohne ihr Allergen einfach nicht leben, Mehlspeisen machen da oft Schwierigkeiten; für andere Allergiepatienten muß eigens gekocht werden, und diese sehen dann beim gemeinsamen Mahl zu, wie die 'Begünstigten' der Familie die herrlichsten Leckerbissen verschlingen. Außerdem hat der Allergiker fast keine Chance, jemals im Leben ohne nachteilige Folgen wieder normal leben zu können. Deshalb war ich sehr froh, als sich bei Versuchen zeigte, daß, wenn hin und wieder von Allergikern ihre geliebte Allergienahrung gegessen wird, die schädlichen Folgen ausbleiben oder stark abgemindert werden, wenn vor und nach der Mahlzeit ein Teelöffel Heilerde gegessen wird.

Dennoch ist Vollgetreide ein wertvolles Nahrungsmittel (global gesehen) und eben nur in denaturierter Form so problematisch.

Und wiederum kann die Allergiebereitschaft so weit gehen, wie ich erleben mußte, daß manche Patienten nur noch Mais, oder nur noch Fleisch mit Blattsalat essen konnten. Wenn sie es jedoch machen, werden sie unter Zuhilfenahme der Homöopathie gesund und verlieren nach Jahren einen Teil ihrer Allergieanfälligkeit.

Folgender Bericht sollte uns einiges lehren:

Bernassek an der Prager Universität wiederholte einen altbekannten Versuch. Er fütterte Ratten mit unserer normalen Zivilisationskost.

In der ersten Generation dieser Tiere bildeten sich nur Katarrhe und kleinere Entzündungen.

In der zweiten Generation trat verstärktes Längenwachstum auf, die Knochen wurden dünner und brüchiger, Kiefermißbildungen, Zahnfehlstellungen, Hautkrankheiten, struppiges und teilweise ausgefallenes Haarkleid, Schwächeerscheinungen, schwere Entzündungen an allen Organen, Verhaltensstörungen, Depressionen und Aggressionen (Kannibalismus).

In der dritten Generation schritt der Gesundheitsverfall so weit voran, daß die Tiere zuletzt fortpflanzungsunfähig wurden.

Nun tat Bernassek etwas aufsehenerregend Neues: Er teilte die Tiere in eine Reihe von Gruppen und fütterte jede dieser Gruppen mit einer anderen Rohkost (da sich gezeigt hatte, daß Kochkost sie krank machte). Die einen bekamen immer nur Salate, die anderen immer nur Fleisch etc. Dabei zeigte sich, daß von unseren Nahrungsmitteln vor allem keimfähiges Getreide in der Lage war, die Tiere von ihren akuten Krankheiten zu befreien und sie im Verlaufe von weiteren drei Generationen so weit zu regenerieren, daß sie ihre ursprüngliche Körperform und seelische Stabilität wiedererlangten.

Ganzes, keimfähiges Getreide stellt eine natürliche Konserve dar und hält sich über lange Zeiten. Wie sich gezeigt hat, können Ratten, evtl. auch Menschen davon nicht nur gesund werden, sondern auch regenerieren. Ich glaube, daß sich die Heilwirkung des Getreides noch verstärken läßt, wenn es angekeimt ist. In Reformhäusern gibt es für wenig Geld Keimapparate. Aber die Körner auf ein feuchtes Tuch gelegt und mit Plastik zugedeckt oder mit Glas, läßt sie ebenfalls sehr schnell in zwei bis drei Tagen keimen. Der Keimling kann bis 1 cm lang werden.

Es scheint ein Widerspruch zu bestehen, wenn ich vorhin Getreidekost als gefährlich für die Gesundheit nannte und nun anpreise. Paracelsus sagte: Alles ist Gift, nur die Menge macht, daß ein Ding kein Gift sei. – Wenn jemand allergisch auf Getreide ist, und heute sind es viele durch die katastrophalen Lebens- und Ernährungsgewohnheiten eines Zivilisationsmenschen mit den tausenden von Gifteinwirkungen aus der Umwelt, dann muß er sich selbstverständlich von allergiefreier Kost ernähren. Aber es hat sich gezeigt, daß solche Getreideallergiker ganz schnell ihre Allergie verlieren, wenn sie sehr wenig essen, die Mahlzeiten gut kauen (jeden Bissen mindestens 30mal), sich viel bewegen und ein natürliches Leben führen ohne extremen Streß. Dazu gehört auch, die Mahlzeiten ganz einfach zu halten, wovon wir gleich noch ein Beispiel lesen werden. Kein Magen-Darm kann eine Mahlzeit giftfrei verwerten, wenn sie aus einem Dutzend Einzelgerichten besteht, noch dazu, wenn diese gekocht sind. – Bei der Wahl zwischen Getreide und Mais würde ich immer Mais bevorzugen. Er macht ruhig und ausdauernd.

Getreide kennt vielerlei Zubereitungsarten. Lediglich den Mehlkörper des Getreides zu verwenden, um es als Mehl lagerfähig und haltbarer zu machen, ist ein Vergehen an der Volksgesundheit. Bleibt nur die Möglichkeit, das Getreide in seiner natürlichen Form als ganzes Korn zu lagern und mit einer eigenen Getreidemühle vor jeder Mahlzeit zu zerkleinern (wenn es nicht angekeimt wird). Solchen Getreideschrot oder frisches Getreidemehl hat nicht den gleichen feinen Geschmack wie Weißmehl und läßt sich auch nicht so gut verarbeiten oder verbacken, aber die Gesundheit ist wichtiger als der Geschmack. Der Getreideschrot kann kurz aufgekocht werden, nie länger als ein bis drei Minuten, man kann ihn auch abends mit Wasser ansetzen und morgens roh essen, oder man kann den Getreideschrot mit Obst oder anderen Beigaben wie Sesam, Sonnenblumenkörner, Gemüse auch sofort roh essen. Immer gut kauen. Wer in der Hay'schen Trennkost bewandert ist, wird Getreide nicht mit saurem Obst mischen, eher mit Bananen z. B. oder Gemüse. Aber das sind Feinheiten, mit denen sich ein Anfänger nicht auch noch belasten muß.

Wenn ein Getreide-Allergiker auf sein Allergen nicht verzichten möchte, so soll er das Getreide etwas länger keimen lassen, weil durch den Keimvorgang die für ihn gefährlichen Glidine im Mehlkörper umgewandelt und einigermaßen unschädlich werden. Länger als 3 cm sollte der Keimling nicht wachsen, weil sonst das Korn sehr eigenartig zu schmecken beginnt und bei sensiblen Menschen Übelkeit hervorruft. Kulvinskas (Leben und Überleben s. Schrifttumsverzeichnis) läßt die Keimlinge riesig lang werden und spricht ihnen große Gesundheitswirkungen zu.

Zum gekeimten Getreide und zu den verschiedenen anderen Getreide-Zubereitungsarten eignen sich als Zutaten, von denen aber nicht mehr als drei pro Mahlzeit hinzugemischt werden sollen, folgende:

kaltgepreßte Öle, Obst, Leinsamen, Kleie, Kokosraspeln, Nüsse, Rosinen, Sonnenblumenkerne, Sesam, Gemüsearten, Sauerkraut, Salate.

Wie der Leser bemerkt haben wird, befinden wir uns mit der leicht arzneilichen Nahrung (Allergienahrung) Getreide wie Weizen, Hafer, Gerste und Roggen in einer Art Zwickmühle, denn: wenn wir ein anderes Lebensmittel hätten, das sich so gut als Rohkost verwerten ließe wie Getreide, dann müßten wir Getreide wegen seiner häufig allergisierenden Eigenschaften eher vernachlässigen. Denn diese machen es auch als Rohkost für viele Menschen bedenklich.

Da andererseits unser Organismus zwingend notwendig wenigstens einmal täglich eine Rohkost-Mahlzeit benötigt, müssen wir uns doch wieder an Getreide halten wegen seiner außerordentlichen Nahrungs-Qualitäten. Dann aber in richtiger Form und Zubereitung.

Manchem Getreideallergiker kann Dinkel aus der Verlegenheit helfen. Er gilt als eine Art Vorstufe des Weizens, obwohl das Korn größer als das Weizenkorn ist. Vielleicht enthält er nicht so viel Kleber wie sein hochgezüchteter Nachfahre. Beim Test erweist sich Dinkel selten als Allergen. Hildegard von Bingen hat ihn schon hoch gelobt.

Viele tausend Jahre alter Spruch aus Alt-Sumer: Der Mensch ißt ein Viertel für sich, drei Viertel für den Arzt!

Aus norwegischen militärischen Chroniken tauchten Berichte von ganz unglaublichen Marschleistungen norwegischer Soldaten auf. Sie konnten, selbst in unwegsamem Gelände, fast pausenlos gehen. Man nimmt an, daß ein Zusammenhang mit der Verpflegung dieser Soldaten besteht. Die Ernährung dieser Leute soll hauptsächlich aus Getreide und Beeren bestanden haben.

Andere geschichtliche Nachforschungen scheinen zu erweisen, daß Alt-Rom seine Söldner u. a. mit einer täglichen Lieferung frischen Getreides bezahlte. Jeder Legionär hatte seine Getreidemühle bei sich. Mit den so ernährten Leuten ist ein Weltreich erobert worden. Für Notzeiten genügt es (als eine unter mehreren Möglichkeiten), einige Kilo Getreide zu besitzen und dieses täglich zu mahlen oder angekeimt zu essen. Gründlichst kauen und möglichst nicht erhitzen. Wenn diese Methode auf den Segelschiffen der letzten Jahrhunderte bekannt gewesen wäre, hätte es weder Krankheiten noch Lebensmittelknappheit gegeben, denn frisches, ganzes Getreide ist eine natürliche Konserve, ewig haltbar, platzsparend, Lebensmittel und Heilmittel in einem und bedarf nur gewisser Geschmacksergänzungen für unseren verwöhnten Gaumen.

Gabriel Marn über das Kauen

Marns Buch 'Ein Weg – ein Ausweg?' bringt einige interessante Aussagen über das Kauen. Lebt man wie ein Raubtier, dann kann man auch alles verschlingen wie ein Raubtier. Lebt man wie ein Pflanzenfresser, so muß man kauen wie ein solcher. Und da wir Menschen nicht wiederkäuen, müssen wir eben gründlicher kauen als wir es gewöhnt sind. Darauf geht Marn ein und sagt, gründliches Kauen verhindere Fäulnis im Darm und Gärung durch entartete Bakterien und Parasiten. Auch Säfte und Getränke müßten eingespeichelt werden. Dann werde auch die Nahrungsmenge herabgesetzt, wenn gründlich und lange (100 bis 200mal je Bissen) gekaut wird. Außerdem wird schädliche Nahrung durch gründliches Kauen entgiftet. Ferner wird durch gründliches Kauen das Zentralhirn massiert und gefestigt. In Asien seien durch 200 bis 300maliges Kauen geistige Probleme wie Schizophrenie und Paranoia bei Menschen aller Altersklassen behoben worden. Marn entnahm es der Quelle von Zeane Lao Shin, für die das Kauen die wichtigste Medizin sei. Bei unheilbaren Beschwerden und stillenden Müttern empfiehlt sie 150- bis 300mal zu kauen pro Bissen.

Marn führt dann weiter aus, daß gründliches Kauen am leichtesten erlernbar ist, wenn man mitzählt. Das mag richtig sein, kann aber ausgesprochen stupid werden, denn ich mußte selbst erleben, daß mein Hunger manchmal erst nach dreistündigem Essen gestillt war, und drei Stunden jeden Bissen zählen ist für einen denkenden Menschen beinahe unannehmbar. Im Grunde genommen ist es schon richtig für einen Vegetarier, jeden Bissen endlos zu kauen. Wir sehen an pflanzenfressenden Tieren, daß diese zum Teil wiederkäuen, aber sie haben ja auch nichts anderes vor als zu kauen. Ich nahm mir dann oft ein Buch mit zu Tisch und las, wenn die anderen längst aufgestanden waren, denn meine Frau brachte die Geduld nicht auf, so endlos zu mampfen. Sie wollte wieder mit der Küche fertig werden, und wenn ich endlich mein Mahl beendete, hatte sie schon 10 andere Dinge erledigt.

Sicher spielt bei der Kaukultur eine wesentliche Rolle, was man gesundheitlich erreichen will. Ein gesunder Mensch wird automatisch nicht so gründlich kauen müssen wie ein kranker, und ein Mensch mit religiösen oder geistigen Zielen wird Speiseauswahl und Kaukultur wesentlich strenger handhaben müssen als ein anderer ohne geistige Neigungen. Jeder muß da seinen Weg finden, denn das Viel-Kau-Prinzip ist vollkommen richtig. Das bewies auch ein gewisser Fletscher in den USA. Krankheit und Erschöpfung lehrten den Mann das gründliche Kauen, sodaß er, wenn ich aus dem Gedächtnis zitiere, so vital wurde, daß er als Sechzigjähriger bei Wolkenkratzerrennen in New York allen jungen Konkurrenten spielend davonlief. Bei diesen Wolkenkratzerrennen ging es darum, zu Fuß die Treppen hochzurennen, was man nur bei außerordentlicher Spannkraft längere Zeit durchhält. Die Essensweise, jeden Bissen mindestens 30- bis 100mal zu kauen, wurde nach diesem Pionier "fletschern" benannt.

Vor einiger Zeit flatterte mir ein Bericht vom Weltkongreß der Masseure und Gesundheitstherapeuten in Peking auf den Tisch. Der Präsident des Weltkongresses berichtete über ein einfaches und aufsehenerregendes Heilmittel, das in der Internationalen Akademie für grenzwissenschaftliche Forschungen in Seeboden erprobt wurde. Es handelt sich darum, (ich nehme an kaltgepreßtes) Sonnenblumenöl (Araschid) morgens nüchtern in der Menge von einem Teelöffel bis einem Eßlöffel in den Mund zu nehmen und 15 bis 20 Minuten im Mund herumzuschleudern. Etwa so, wie wenn man mit Wasser seinen Mund spült und die Flüssigkeit durch die Zähne preßt und wieder zurücksaugt.

Dr. phil. R. Fercher nannte so viele Krankheiten, die dadurch geheilt werden könnten, daß es unnötig ist, einzelne aufzuzählen. Sogar chronische Blutkrankheiten und Lähmungen fehlten nicht. Selbst heftige Arthroseerkrankungen mit Bettlägrigkeit wurden in drei Tagen geheilt. Allerdings geht es auch mit anderen Ölen. Man nimmt sie in den Mund und schleudert sie auf die beschriebene Weise solange im Mund herum, bis das Öl weiß ist. Dann muß es ausgespuckt werden, denn es enthält dann so viele Krankheitsstoffe, daß es nicht hinuntergeschluckt werden darf.

Bei heftigen Erkrankungen (akuten) geht der Heilungsprozeß schnell, bei chronischen dauert er länger, auch bis zu einem Jahr.

Ich bringe diesen Bericht deshalb so gerne, weil er bestätigt, daß der in der Homöopathie übliche Potenzierungsprozeß (Verschüttelung von Arzneien) ein Energieanreicherungsprozeß ist. In unserem vorliegenden Fall handelt es sich um die Verschüttelung von Speichel!! In der Homöopathie wird häufig Krankheitsgut verschüttelt, Blut, Eiter, Urin, Hautschuppen etc. und dem Patienten wieder eingegeben. Im vorliegenden Falle muß der potenzierte Speichel natürlich ausgespuckt werden, weil er ja nicht verdünnt wurde und somit zu stark wirken würde.

Wenn ich darüber sprach, daß gründliches Kauen, so wie es bei Marn ausführlich beschrieben ist, eine Heilwirkung enthält, so eben besonders auch wegen des dabei stattfindenden Potenzierungsprozesses. Damit sollen selbst Geisteskrankheiten heilbar sein. Das klingt unglaublich, aber warum nicht. Ausprobieren! Das Denken eines Homöopathikers erkennt auch hier wieder die Wirksamkeit der Hahnemannschen Entdeckung, daß durch langes Kauen die kranke Speichelflüssigkeit des Patienten (an einem Kranken ist immer alles krank, nicht nur der Ort des Geschehens) leicht potenziert wird (energieangereichert) und hinuntergeschluckt homöopathisch und somit heilend wirkt.

Es ist ein Unterschied, ob ich gründlich kaue und das potenzierte Essen dann hinunterschlucke, oder ob ich einen Eßlöffel Öl 20 Minuten im Mund herumschleudere. Das gekaute Essen ist nur schwach potenziert und kann gerade noch geschluckt werden, ohne zu stark zu wirken. Das herumgeschleuderte Öl ist dagegen schon richtig dynamisiert und muß ausgespuckt werden bis auf die Reste im Mund, die natürlich geschluckt werden und dann arzneilich wirken. Sehr oft erzeugen sie sogar noch die bekannte homöopathische Erstverschlimmerung als Heilreaktion, so daß man möglicherweise sogar seinen Mund nach dem Ölschleudern auswaschen muß, um nicht zu viel in den Magen zu bekommen.

Öl ist in diesem Falle sicherlich ein guter Ausgangsstoff für die Speichel-Potenzierung. Wir haben darüber hinaus Versuche gemacht mit anderen Flüssigkeiten, Wasser, Alkohol etc. Man nimmt die Flüssigkeit in den Mund, mißt ihre Energiestrahlung und findet sie unbedeutend. Doch bereits nach ein- oder zweimaligem Durch-die-Zähne-Schleudern entwickelt sich in den Flüssigkeiten eine gewaltige Energie, die sich mit fortgesetztem Potenzieren im Mund enorm weitervermehrt und in einer Art Rückkopplung sofort an den Körper wieder zurückgegeben wird, so daß in der Zeit des Durch-die-Zähne-Schleuderns eine gleichschwingende (homöopathische) Behandlung stattfindet: Mundspeichel gegen Krankheit. Wichtig, ich wiederhole es: Nach dem Durch-den-Mund-Schleudern das Potenzierungsgut unbedingt ausspucken, weil sonst statt der Heilung das eintritt, was Hahnemann am Anfang falsch machte: er behandelte seine Patienten homöopathisch mit unverdünnten Stoffen und brachte sie damit fast um. Hahnemanns Wort: Machts nach, aber machts genau nach, gilt auch hier.

Allergietests

Mir sind fünf Möglichkeiten bekannt, Allergien nachzuweisen. Die verbreitetste besteht darin, von den in Frage kommenden Stoffen kleine Mengen in die Haut einzuspritzen (oder mit Pflaster aufzukleben) und zu sehen, ob sich die jeweiligen Hautstellen entzünden. Die nächste und weniger bekannte Methode der Allergenfeststellung wird von Dr. Mackarness beschrieben und außer in seiner Klinik nun auch schon in einigen anderen Kliniken angewandt. Die Patienten bekommen einige Tage nur Wasser zu trinken und dann ein einziges Nahrungsmittel serviert, meist zuerst Fleisch, weil das selten allergische Reaktionen zeitigt. Fühlt sich der Patient weiterhin ebenso gut wie im Fastenzustand, so ist das Fleisch kein Allergen. Fühlt sich der Patient nach dem Fleischgenuß schlechter, so handelt es sich um eine akute Allergie. Fühlt er sich aber auffallend besser und erst nach Stunden schlechter, so handelt es sich um eine maskierte Allergie. Nun wird im Abstand von einigen

Stunden Nahrungsmittel um Nahrungsmittel verabreicht, um die Reaktionen zu prüfen und die Allergienahrungsmittel herauszufinden. – Die dritte Allergietestmethode kommt aus der Lehre der Kinesiologie und wird weiter hinten beschrieben. Die vierte bedient sich elektronischer Testgeräte und Apparaturen.

Die fünfte Methode der Allergietestung ist die seltendste. Eigentlich kenne ich außer mir und einigen Schülern niemanden, der sie praktiziert. Aber die Methode ist so einfach und schnell zu handhaben, daß ich sie gerne zum besten gebe. Voraussetzung ist jedoch die Fähigkeit, mit der Wünschelrute umzugehen. (Nach einigen Monaten der Übung braucht man auch sie nicht mehr und führt den Allergietest ohne Hilfsmittel nur noch mit seinen Händen durch).

Die Wünschelrutentestverfahren (man kann natürlich auch das Pendel nehmen oder die bloßen Hände) vollzieht sich im Prinzip nach ganz einfachen Grundmustern: 'arzneilich' oder 'nicht arzneilich'. Stellt sich eine Homöopathie-Arznei als wirkungsvoll in einem bestehenden Krankheitsfalle heraus, so ist sie 'arzneilich' und darf somit nur in geringster Menge eingenommen werden. Stellt sich die getestete Arznei als 'unarzneilich' heraus, so kann sie in großen Mengen genommen werden; aber weil das bei einer potenzierten Arznei nichts bringt außer vielleicht einigen Prüfungssymptomen in Wochen oder Monaten, läßt man es. Bei Nahrungsmitteln der gleiche Testablauf: Stellt sich ein beliebiges Nahrungsmittel als 'wirkungsvoll' heraus, so ist es 'arzneilich', (Allergen) und darf somit nur in geringster Menge eingenommen werden. Stellt sich das getestete Nahrungsmittel als 'unarzneilich' heraus, so kann es in großen Mengen eingenommen werden, wir verwenden es als Mahlzeit.

Am einfachsten ist es, sich erst einmal selbst zu testen. Man lege ein Stück Fleisch auf den Tisch und entferne sich zwei Meter. Dann nehme man die Wünschelrute zwischen die Hände wie zum Wassersuchen und gehe auf das Fleisch zu. (Man hat natürlich vorher geprüft, ob das Fleisch nicht auf einer Wasserader liegt). Man gehe auf das Stück Fleisch so zu, daß die Spitze der Wünschelrute einige Zentimeter über dem Fleisch zu stehen kommt. Wahrscheinlich geschieht dabei gar nichts, weil Fleisch nahezu immer unarzneilich, also allergenfrei ist. Es könnte also vom Standpunkt der Allergie aus unbedenklich genossen werden.

Beim nächsten Versuch stellen wir uns ein Nahrungsmittel auf den Testtisch, von dem wir wissen, daß wir es besonders gerne essen, sagen wir ein Stück Kuchen. Wir entfernen uns wieder 2 m, nehmen die Wünschelrute zwischen die Hände und bewegen uns auf den Kuchen zu. Wenn der Kuchen Allergen für uns ist, also 'arzneilich', so wird sich die Spitze der Wünschelrute kurz vor dem Kuchenstück nach oben oder unten bewegen. In beiden Fällen ist es ein Zeichen dafür, daß der Kuchen **arzneilich** ist und nur in geringsten Mengen (potenziert) bekömmlich sein kann.

Wenn wir (wie hier) das Allergieproblem aus der Sicht Hahnemanns ansehen wollen, so erweisen sich Allergien als nichts anderes als Erstverschlimmerungen einer Substanz (Allergen), die in potenzierter Form sogar ein Heilmittel wäre.

Beim nächsten Versuch prüfen wir auf die gleiche Weise einige potenzierte Arzneien. Schlägt die Wünschelrute über einer Homöopathie-Arznei nicht aus, so ist diese nicht arzneilich, sie hat keine ähnliche Schwingung wie die Krankheit und wird auch bei noch so vielem Einnehmen nichts nützen können. (Schaden schon eher, weil sich nach langem Einnehmen Prüfungssymptome zeigen können). Je stärker indes die Wünschelrute über einer Arznei ausschlägt, umso mehr Schwingungs-Beziehung hat die Arznei zur Krankheitsschwingung (besser Konstitutionsschwingung) des Testers, und umso arzneilicher ist diese Substanz am Tester. (Nur am Tester). Je stärker die Wünschelrute ausschlägt, umso homöopathischer (passender) ist die Arznei am Tester, und umso vorsichtiger muß er sie beim Einnehmen dosieren.

Aus der Sicht des Allergieproblems stellt eine homöopathische Arznei nichts anderes dar als ein potenziertes Allergen. Und das Allergen A–X ist deswegen nur für den Patienten A–N–X allergisierend, weil dieser in seiner Krankheits-Eigenschwingung dem Allergen (bzw. Arzneisubstanz) zu ähnlich ist und das Allergen zu wenig potenziert ist. Zur Einprägung wiederhole ich: Eine Allergie ist das, was Hahnemann eine Erstverschlimmerung bei einer Heilmaßnahme nannte, die durch eine passende, aber zu substanzielle Arznei zustandekam. Wird, wie im Falle der Allergie, diese nicht potenzierte, daher zu stark Erstverschlimmerung erzeugende Substanz ständig verabreicht, (weil man sich etwa bei Hausstauballergie nicht entziehen kann), so führt diese unentwegt geschürte Erstverschlimmerung zu massiven Symptomen – der Allergie. Wir können somit bekennen, daß Hahnemanns klarer Blick, und sein Widerwille gegen aufgebauschte wissenschaftliche Namen der Schulmedizin, das gesamte Allergieproblem auf eine einfache Formel gebracht hatte.

Hat jemand mehr Geschick, mit dem Pendel zu arbeiten, so kann er folgende Versuchsanordnung treffen: (Das Pendel trügt jedoch leichter als die Wünschelrute, ist aber nicht so anstrengend zu handhaben). Der Pendler nimmt beliebige Stoffe (Lebensmittel oder Arzneien) in die linke Hand und hält sie etwa 30 cm in Höhe des Bauches vom Bauch weg. (Vor den Bauch). Mit der rechten Hand wird das Pendel genommen und diese rechte Hand so vor die Brust gehalten, daß die Pendelspitze zwischen Bauch und linke Hand zu stehen kommt. Pendel schwingen lassen. Schwingt es vor dem Bauch hin und her, also rechts-links, links-rechts, so, als würde seine Schwingungsbahn einen Trennungsstrich ziehen zwischen der linken Hand und dem Bauch des Pendlers, so ist die Substanz arzneilich. Arzneilich heißt: Wenn es sich um potenzierte Arzneien handelt, so besitzen sie eine homöopathische Beziehung zum Pendler und heilen ihn. Handelt es sich um ein Nahrungsmittel, das arzneilich ausgeschlagen hat, so ist es eine Arznei in nicht potenzierter Form (für den Pendler) und daher Allergen. Potenziert kann dieses Nahrungsmittel zum Vorteil des Pendlers schon genommen werden, aber in dieser Form liegt es selten vor. Jedenfalls muß ein 'arzneilich' ausgeschlagen habendes Nahrungsmittel wie eine Arznei behandelt werden und darf folglich nicht in großen Mengen, etwa zu Mahlzeiten, eingenommen werden. (Auch wenn es ohne erkennbaren Schaden bislang immer gegessen wurde – maskierte Allergene sind schwer zu erkennen).

Beschreibt indes das Pendel eine andere Schwingungslinie, nämlich die Verbindungslinie zwischen Bauch und linker Hand (welche die Substanz hält), so bedeutet der Ausschlag des Pendels 'nicht arzneilich'. Für eine potenzierte Arznei in der linken Hand bedeutet das, daß sie keine ähnliche Schwingung hat wie der (kranke) Pendler, (ein völlig gesunder Pendler hat wenig Resonanzschwingung für eine Arznei, kommt aber selten vor). Die Arznei ist nicht homöopathisch, (ähnlichschwingend, wenn auch potenziert), und kann somit den Pendler nicht heilen. Hielt der Pendler in seiner linken Hand ein Lebensmittel, und das Pendel bewegte sich vom Bauch zum Lebensmittel und zurück, so ist das Lebensmittel 'nicht arzneilich' und kann unbedenklich in größeren Mengen gegessen werden. – (Schließlich könnte ja auch eine potenzierte Arznei, die für den Pendler nicht homöopathisch ist, also 'nicht arzneilich', in größeren Mengen 'gegessen' werden, und das kann man in der Tat auch ausprobieren, ohne momentan Schaden zu nehmen. Aber höher potenzierte Substanzen (Arzneien), die dem Pendler nicht homöopathisch sind (gleichschwingend-arzneilich) werden doch nach der Art allopathischer Arzneien möglicherweise einige Prüfungssysteme hervorbringen, weswegen man solche Versuche lieber unterlasse. Ich wollte ja auch nur darlegen, daß man potenzierte, aber 'nicht arzneiliche' Stoffe (im Hahnemannschen Sinn) prinzipiell unter die allergenfreien Nahrungsmittel rechnen könnte. Diese 'nicht arzneilichen' Stoffe haben, wie die allergenfreien Nahrungsmittel, keine ähnliche Schwingung wie der Pendler.

Beschreibt das Pendel eine Kreisbahn, so haben wir einen Grenzfall vor uns zwischen 'arzneilich' und 'nicht arzneilich'. Je mehr sich der Kreis zu einer Ellipse verformt in Richtung der 'arzneilichen' oder 'nicht arzneilichen' Schwingungsrichtung, umso 'arzneilicher' oder auch 'nicht arzneilicher' ist die getestete Substanz.

Als nächstes soll der Radiästhesist (Pendler, Rutengeher) versuchen, Nahrungsmittel und potenzierte Arzneien für einen Kranken auszutesten. (Allopathische Arzneien schlagen, wie wir schon sahen, immer 'nicht arzneilich' aus, sie verhalten sich wie allergenfreie Nahrungsmittel. Aber rein allopathische Arzneien sind selten, und deshalb enthalten sie oft ein Quentchen Homöopathizität, womit sie gelegentlich leichte Ausschläge von Pendel oder

Rute erzeugen).

Wenn ein Radiästhesist versucht, für einen Kranken zu testen, so muß er selbst vorher neutralisiert sein, das heißt, er darf nicht mit seinem Körper ein pathologisch schwingendes Feld mit in den Test einbringen. Sonst testet er aus Versehen sich selbst, oder die Ergebnisse sind ungenau. Der Radiästhesist wird sich folglich vor dem Patiententest durch eine homöopathische Arznei neutralisieren.

Um einen Krankheitsfall auszutesten, muß der Radiästhesist an Wünschelrute oder Pendel eine Klemmvorrichtung anbringen (in der Art einer kleinen Wäscheklammer), in die er Schwingungsmaterial des Kranken einklemmen kann. Ich selbst verfahre meistens so, daß ich mir vom Patienten ein kleines Büschelchen seiner (Nacken)Haare in von mir unberührtes Krepp-Papier einschlagen lasse, der Patient legt das Päckchen mit den Haaren noch einen Moment zwischen seine Lippen und haucht fest hinein. Dann wird das Päckchen aus Haaren und beatmetem Krepp vorne in die Wünschelrute eingeklemmt und genau wie beim Eigentest verfahren, indem auf den Versuchstisch nach und nach Nahrungsmittel und Arzneien aufgestellt werden, der Radiästhesist muß auf jede Substanz zugehen, prüfen, sich wieder entfernen. Die Ausschlagsarten sind absolut gleich wie beim Eigentest, nur jetzt für einen Kranken.

Nicht immer stehen Nackenhaare zur Verfügung. Gut eignet sich auch Schweiß, Sputum, Eiter, Atem, Blut. Hierbei wird auf ein Krepp-Papier von Handtellergröße, das nur der Patient berühren darf, ein bißchen von den Sekreten des Kranken getan: evtl. bißchen Spucke, etwas Eiter, u. U. etwas Urin, Schweiß. Ein Tropfen Blut hat mächtige Schwingungen und vielleicht die beste Test-Aussagekraft, ist aber nicht immer problemlos zu erhalten. Normalerweise ergeben sich auch zuverlässige Testergebnisse mit dem in Krepp-Papier eingefangenen Atem. Dazu legt der Patient das Krepp-Papier zusammengerollt zwischen seine Lippen und pustet hinein, (als wolle er eine Kerze auspusten). Muß auch nicht so heftig sein, wichtig ist nur, daß das Papier zwischen den Lippen etwas von der Atemfeuchtigkeit aufnimmt.

Ich habe lange Zeit die Patiententests nur mit dem Atem des Patienten gemacht, weil ich folgenden Versuch kannte: Ein Experimentator wollte wissen, ob im ansonsten sterilen Atem des Menschen irgendwelche Kräfte enthalten sind. So ließ er einige freiwillige Versuchspersonen durch eine Vorrichtung so lange atmen, bis sich ein kleines Fläschchen von jeder Versuchsperson mit Atemkondenswasser gefüllt hatte. An dem Versuch nahmen Personen sehr unterschiedlichen Temperaments und Alters teil, verliebte, grantige, sorgenvolle, kranke. Der Versuchsleiter markierte die mit Atemkondenswasser gefüllten Fläschchen für ihn kenntlich und vertauschte sie. Die Freudlosen bekamen die Fläschchen von der Verliebten usw. Die Versuchspersonen mußten nun von ihrem vertauschten Fläschchen jeden Tag ein paar Tropfen einnehmen. Nach einiger Zeit stellte er an seinen Prüfern fest, daß sich ihr

Charakter dem Fläschchen jener Person anglich, von der sie das Kondenswasser einnahmen; denn die traurigen wurden heiter und verliebt, während sich die Verliebten nur noch zanken wollten.

Es scheint also doch nicht so schlecht und psychologisch nachteilig zu sein, wenn Jung und Alt zusammenleben, denn die Jugend wird dadurch ein bißchen ernsthafter, und die Alten fröhlicher. (Durch automatisches Mitatmen der Ausatmungsluft der anderen).

Ich sagte zu Beginn dieser Wünschelrutentestbeschreibung, daß die Tests einfach und schnell durchführbar sind. Wer jedoch dutzende Nahrungsmittel und noch mehr Heilmittel durchtestet, wird finden, daß es nicht schnell geht. Dazu muß ich sagen, daß ich hier für den Anfänger geschrieben habe und daß meine Beschreibung nur die ersten zaghaften Schritte darstellen zum Nahrungsmittel- und Arzneientest. Wir testen heute 35 000 Hochpotenzen in wenigen Minuten durch, 100 Nahrungsmittel in einer Minute. Jeder Virtuose hat einmal angefangen und mit viel Fleiß sein Können veredelt. Etwas 'Musikalität' muß allerdings dabei sein, denn ohne ein gewisses Geschick im Rutengehen kommt man nicht weit. Aber auch da besteht kein Grund zum Pessimismus. Ich habe den meisten Interessenten in wenigen Minuten eine gewisse Fühlfähigkeit für Wünschelrute und Pendel beibringen können. Eigentlich liegen diese Eigenschaften in jedem Menschen, und man muß nur herausfinden, welche Methode dem Schüler zu Beginn am leichtesten fällt. Also nicht resignieren, wenn es nicht gleich klappt. Ich hatte keinen Lehrer und übte mindestens ein Jahr mit Wünschelrute und Pendel, bis ich überhaupt mal einen Ausschlag zu verzeichnen hatte. Geduld und Fleiß ist alles, Eignung nicht vorrangig. Da Homöopathie und Allergiebehandlung das gleiche Wirkungsprinzip beinhalten, betrachten wir uns die Findung des homöopathischen Heilmittels (Simile) aus der Sicht der Allergiebehandlung.

Wenn, wie behauptet, Homöopathie und Allergiebehandlung gleich sind, so ist auch die Findung des Heilmittels in beiden Fällen gleich. Wir kennen die Vorgangsweise bei der Allergenfindung. In die Rückenhaut werden verschiedene als Allergene bekannte Substanzen eingespritzt. Wenn an einer Injektionsstelle (Einspritzstelle) eine Rötung oder Entzündung entsteht, etwa dort, wo Blütenpollen eingespritzt wurden, so erkennt man daran Blütenpollen als krankmachend und somit als Allergen und behandelt diesen Zustand mit verdünnten (potenzierten) Blütenpollen.

Ganz genauso verfahren wir, wenn wir über einen derartigen Test versuchen herauszufinden, welches homöopathische Heilmittel für einen bestimmten Krankheitsfall nötig ist bzw. das Simile darstellt. Wir spritzen eine Serie der wirkungsvollsten Homöopathiemittel in die Rückenhaut des Patienten (die Mittel, z. B. Schwefel, müssen in noch substanzieller Form sein) und warten ab, welche Injektionsstelle sich rötet. War es beispielsweise Schwefel, der die Haut rötet, so erkennen wir daran, daß der Patient Schwefelallergiker ist, anders ausgedrückt, daß er krankhaft schwefelschwingend ist, und daß hochpotenzierter Schwefel sein Heilmittel darstellt.

Wieder ganz genauso können wir verfahren auf der Suche nach dem Allergienahrungsmittel. Es werden die verschiedenen Nahrungsmittel in verdünnter Form in die Rückenhaut eingespritzt. Wo sich die Haut rötet, ist die Injektionsstelle des Allergens. Aber diese Methode ist sehr unsicher dann, wenn der Patient in seinen Verdauungsorganen eben jenes Allergen beherbergt, also gegessen hat, das ihm in den Rücken eingespritzt wurde. Dann nämlich bildet sich die Entzündung nicht auf der Rückenhaut, sondern im Magen-Darm. Konkret: Jemand sei Milcheiweißallergiker. Wenn er eine Portion Quark zum Frühstück gegessen hat und dann zum Allergietest geht, wird an jener Stelle der Rückenhaut, wo Milcheiweiß eingespritzt wurde, kaum eine Rötung entstehen können. Diese Form des Nahrungsmittelallergietests setzt also mindestens drei Tage Vollfasten voraus. Sollte sich jedoch Milcheiweiß als Allergen herausstellen, so können wir versuchen, mit hochpotenzierter Milch diese Allergie zu heilen. Jedenfalls ist dann potenzierte Milch das ähnlichschwingende Heilmittel, und eine gewisse Besserung der Allergie ist immer dann zu erwarten, wenn Milchprodukte über längere Zeit gemieden werden.

Der Verlag für angewandte Kinesiologie hält Bücher bereit, z. B. John Diamond 'Der Körper lügt nicht', deren Inhalt eine noch andere Allergen- und Heilmittelfindung beschreibt. Die beschriebene Testmethode der Allergene (und wie wir wissen auch der Heilmittel) geht so vor sich, daß der Patient seinen rechten Arm waagerecht nach außen streckt und mit aller Kraft in dieser Stellung hält. Der Behandler drückt den ausgestreckten Arm etwas nach unten, um zu prüfen, wie stark die Kraft im Arm des Patienten ist. Dann nimmt der Patient in die linke Hand ein Nahrungsmittel, bleiben wir bei genanntem Quark, auf welchen er allergisch reagiert, und hält ihn sich vor die Brust. Wenn der Behandler nun auf den ausgestreckten Arm drückt, ist er schwächer und geht leichter nach unten zu drücken.

Ganz genauso verhält es sich mit den Heilmitteln. Weil das homöopathische Heilmittel stets nichts anderes ist als das hochpotenzierte Allergen, hier hochpotenzierter Quark, wird der Patient beim Berühren von hochpotenziertem Quark ebenso schwach werden wie bei substanziellem Quark.

Das verläuft immer nach dem gleichen Muster. Wir spritzen die hauptsächlichen 92 chemischen Elemente in die Rückenhaut, auf Schwefel reagiert der Körper mit einer örtlichen Entzündung. Wir testen mit dem ausgestreckten Arm die 92 chem. Elemente und finden, daß Schwefel die Muskeln am meisten schwächt. Und wenn wir das potenzierte Allergen, sprich Heilmittel Schwefel D 30 spritzen, wird der Patient eine Zeitlang, Minuten, oft Tage oder Wochen, schwach sein. Zumindest schwächer als vor der Behandlung. Und zwar so lange, bis der Körper den überschüssigen Schwefel ausgeschieden hat, was er tut, wenn wir potenzierten Schwefel verabreichen.

Findung des Heilmittels durch den Instinkt

Zur Findung des Heilmittels (Allergens) bedienen sich die Tiere ihres Instinktes. Wenn ein Tier krank ist, wird es immer jene Pflanze suchen und fressen, welche das homöopathische Heilmittel darstellt. Das weiß man zwar aus der Beobachtung, hat aber interessanterweise nie darüber nachgedacht, wie dieser Instinkt beim Tier und folglich auch beim Menschen funktioniert.

Die Instinktfindung des Heilmittels geht über den Mechanismus der Sucht. Ein krankes Tier wird süchtig auf sein Heilmittel und sucht es so lange, bis es die entsprechende Pflanze gefunden hat. Ebenso wird ein kranker Mensch auf sein Heilmittel süchtig. Jede Sucht ist Ausdruck der Suche nach dem Heilmittel. Ich habe das einmal bei meinem Hund erlebt. Er hatte sich vergiftet, jaulte, Schaum lief ihm aus dem Maul, Speichelfluß wie ein kleiner Wasserfall, es war ganz schlimm. Ich testete ihm sein Heilmittel und gab es in sein Trinkschälchen zusammen mit einer kleinen Tasse Kognak. Ich wollte ihn eigentlich nur daran riechen lassen, was vielleicht schon genügt hätte. Denn ich kannte seine unwiderstehliche Abneigung gegen jede Form von Alkohol. Aber hier war alles anders. Er stürzte sich auf das Schälchen mit Schnaps und Arznei und trank es aus. Nach 15 Minuten war er wieder in Ordnung.

Die Sucht ist eine geniale Einrichtung der Natur und funktioniert perfekt im Tierreich, weil dort auch die Antisüchte, die Abneigungen perfekt funktionieren. Da ein Tier gegen gewisse Substanzen, Menschen, Gegenden, Reizstreifen, Strahlen und Nahrungsmittel eine unwiderstehliche Abneigung besitzt, eine Antisucht sozusagen, wird es sich nicht so leicht vergiften oder krank machen und muß folglich von seinem Suchtinstinkt zur Findung des Heilmittels selten Gebrauch machen.

Beim Menschen ist das alles anders, obwohl die Funktionen der Sucht und der Antisüchte im Prinzip voll funktionstüchtig sind. Ich habe beispielsweise Alkoholiker erlebt, deren Suchtinstinkt so perfekt funktionierte, daß sie die noch so gut versteckte Schnapsflasche auf Anhieb fanden. Bleiben wir gleich beim Alkoholiker als unserem Musterbeispiel. Denn nach diesem Muster vollziehen sich alle Vorgänge um Allergie, Sucht und Heilung.

Also: Sucht- und Abneigungsinstinkte funktionieren beim Menschen wie beim Tier gleichgut. Wo liegt der Unterschied, daß wir beim Menschen ein Verfallen in die Sucht feststellen, in eine Art Dauersucht wie beim Alkoholiker, der von seinem Suchtmittel, das bei geringer Dosierung auch sein Heilmittel sein könnte, nie genug bekommt und sich gesundheitlich ruiniert.

Es liegt an der Anerziehung falscher Ernährungsgewohnheiten. Wir wissen heute aus der jüngsten Forschung, daß ein einziges Fläschchen erhitzte Fabrikbabynahrung genügen kann, um einen Säugling zeitlebens auf Milcheiweiß allergisch zu machen. Abgesehen davon, daß jedes erhitzte Nahrungsmittel mehr oder weniger Allergencharakter beinhaltet, muß ich aus meinen vielen Beobachtungen feststellen, daß erhitztes Milcheiweiß unter den Allergenen der absolute Superhammer ist und meistens den Nährboden bildet für hundert andere Allergien, die ohne Anwesenheit von Euterprodukten (Milch und Milchprodukte) nicht zum Tragen kämen.

Und damit sind wir voll in der ganzen Menschheitstragik der Moderne, die fast keinen gesunden Menschen mehr kennt. Euterprodukte werden anerzogen, sie müssen gegessen werden, auch wenn sich ein Abneigungsinstinkt beim Kind meldet. Die Folge muß sein, daß sich die Allergie gegen Euterprodukte in Entzündungen zeigt, vor allem Hautausschlägen (Dermatitis) und einer Vielzahl von Nervenstörungen und sogenannten Verhaltensanomalien, Aggressionen, Unlustgefühlen, Unruhezuständen bis zum Zappelphilipp, der sich in der Schule nicht ruhig halten und nicht konzentrieren kann.

Diese Euterproduktallergiker, es gilt aber im Prinzip für alle Allergien, beginnen süchtig zu werden auf ihr Heilmittel. Hier liegt der Beginn jeder Sucht. Als erstes verfallen sie häufig der Zigarette, dann dem Alkohol. Die Sucht auf Zigarette und Alkohol besagt uns also, daß Zigarette und Alkohol die Heilmittel gegen eine vorhandene Euterproduktallergie sind. Das bedarf einer Klärung, und wir finden sie, wenn wir uns die Prüfungssymptome von Alkohol und Zigarettenrauch ansehen.

Wenn wir einen gesunden Menschen systematisch mit Alkohol oder Zigarettenrauch vergiften (pharmakologische Prüfung), so wird er in einer ganz ähnlichen Weise krank, als wenn er sich an Euterprodukten vergiftet auf Grund seiner Euterproduktallergie. Alle drei, Euterprodukte, Alkohol und Zigarettenrauch erzeugen die gleichen Vergiftungssymptome wie Depressionen, enorme Schwäche, Unruhezustände, vielerlei Entzündungen der Augenbindehaut, der Mittelohren, des Rachens und der Bronchien, Anämien, fettige Degeneration der Muskeln, des Herzens und der Leber und und und ...

Hier ist kein Platz für alle Vergiftungssymptome, sie stehen in den homöopathischen Arzneimittellehren und in vielen Vergiftungsprotokollen der Pharmakologen. Für uns ist die Erkenntnis wichtig, daß ein Euterproduktvergifteter in unserem behandelten Gegenstand drei Suchtbefriedigungen sucht. Eines der Gegenmittel ist, weil gleichschwingend, besser gesagt ähnlichschwingend, Alkohol. Dieser beruhigt ihn ein Weilchen, stärkt ihn, motiviert ihn. Ebenso geht es mit der Zigarette. Lehnt er beides ab, so wird sich sein Instinkt und somit seine Sucht eben jenen Euterprodukten zuwenden, von denen er krank wird, in der Hoffnung, potenziertes, also homöopathisches Euterprodukt zu bekommen. Natürlich versteht das der Patient falsch und nimmt noch viel größere Mengen Euterprodukte zu sich. Und siehe, es geht ihm nach Genuß von Milch, Käse, Quark etc. erstmal sichtlich besser. In so einem Falle sprechen wir dann von einer maskierten Allergie. Bei normalem Verlauf wird es allerdings so sein, daß, wenn Euterprodukte das Allergen darstellen, jeder weitere Verzehr von Euterprodukten noch mehr krank macht, auch wenn eine Sucht auf dieses Nahrungsmittel besteht. Ich muß hier allerdings dringend davor warnen, diesen Allergikern hochpotenzierte Milch, etwa Lac defloratum C 1000 zu geben, solange sie nicht völlig mit dem Verzehr von Euterprodukten aufgehört haben. Nach Einnahme einer Lac defloratum C 1000 bäumt sich der Organismus derart gegen Milchprodukte auf, daß er manchmal die eingelagerten Milchstoffe nicht schnell genug ausschwemmen kann und möglicherweise sehr krank wird, bis er sich von den Milchstoffen befreit hat.

Wir sehen an diesen Beispielen, daß sich eine Sucht nur dann heilen läßt, wenn das Allergen als Krankheitsverursacher bzw. als Suchtverursacher weggelassen wird. Wieder zu den Blütenpollen: Wenn keine fliegen, braucht der Allergiker keine Heilmittel. Hier liegt der Grund dafür, warum Hahnemann vor fast 200 Jahren bereits die Ursachenfindung an die erste Stelle allen heilerischen Bemühens stellte, und Hippokrates vor mehr als 2000 Jahren ebenfalls. Hippokrates ging so weit, seine Schüler den Patienten ins Haus zu schicken. Dort mußten sie von morgens bis abends alles beobachten, was die Patienten taten, aßen etc. Hippokrates berichtet, daß die Ursachen der Erkrankungen oft nicht nur in der Art der Nahrung zu suchen sind, auch nicht nur in der Art der Zusätze zum Brotteig beispielsweise, sondern sogar unter Umständen in der Art, auf welche Weise das Brot geknetet wird! Man leistet zwar den Eid auf Hippokrates, aber wenn dieser Eid ebenso ernst genommen wird wie das Studium seiner Schriften, dann enthalte ich mich höflich eines Kommentars. Hippokrates hatte soo recht, leider gab es zur damaligen Zeit keine Milchwirtschaft, sonst hätte er uns einiges zu berichten gehabt. Ich habe einmal in einem griechischen Dorf versucht, Milch oder Milchprodukte zu kaufen. Gab es nicht, Eselsmilch hat man uns angeboten und gesagt, das sei nicht zum Trinken. Dieses Ereignis liegt zwar viele Jahre zurück, zeigt uns aber, daß eine eigentliche Milchwirtschaft in Griechenland über Jahrtausende wohl nicht existiert haben kann.

Noch einen Punkt will ich erwähnen im Zusammenhang mit Allergie- und Suchtproblemen, auch wenn ich auf Unverständnis stoße. Geisteskrankheit und Besessenheit sind häufig nichts weiter als der Ausdruck einer weit fortgeschrittenen (Nahrungsmittel)allergieerkrankung. Erhitzte Nahrungsmittel können bei entsprechender Anfälligkeit des Patienten Allergencharakter annehmen und bewirken, daß die sich einfindende Sucht des Patienten nach seinem Heilmittel (bzw. potenzierten Allergen) nicht befriedigt wird. Das heißt, der Patient findet sein ähnlichschwingendes Heilmittel nicht unter den natürlichen Substanzen seiner Umwelt. Dann wird sich die Psyche (Seele) des Patienten ähnlichschwingende Geister herbeiholen. Auf diese Weise wird der Allergiker in den Augen seiner Behandler zwar noch kränker, aber subjektiv fühlt er sich wohler. Man kann diese Krankheiten heilen, wenn das Allergen gemieden wird und dann Hochpotenzen des Allergens verabfolgt werden. (S. Wickland – 30 Jahre unter den Toten. Wickland war Irrenarzt).

Wenn jemand sein Allergen lange Zeit gegessen hat, (oder sich anderen Allergenen nicht entziehen konnte), so wird er nicht schon dadurch gesund, daß er sein Allergen wegläßt. Ich las eben einen Versuch mit Ratten. Man gab ihnen so lange salziges Essen, bis sie hohen Blutdruck hatten. Als man festgestellt hatte, daß Salz den Blutdruck erhöht, war man zufrieden und gab den Ratten wieder ihr salzloses Fressen in der Annahme, der Blutdruck ginge nun wieder hinunter und werde normal. Das war ein Irrtum, er blieb oben. Hätten diese Pharmakologen nun hochpotenziertes Salz eingesetzt und den Ratten eingegeben, dann wäre der Blutdruck langsam wieder gesunken. (Ebenso verhält es sich mit Amalgamvergiftungen etc.)

Wir sehen an diesem Beispiel stellvertretend für viele Heilungsvorgänge in den Homöopathiepraxen, daß es nicht alleine mit der Beseitigung der Ursachen getan ist, sondern daß die Homöopathie Hahnemanns unverzichtbar der zweite Schritt auf dem Weg zur Gesundheit ist. Der erste ist die bestmögliche Ursachenbeseitigung.

Ich berichtete, daß der kranke Körper über die Sucht auf der Suche nach seinem Heilmittel sogenannte 'böse' Geister herbeiholt, um sich wieder wohler zu fühlen. Es scheint wenig bekannt zu sein, daß unser Organismus nach dieser Vorgangsweise fast alle Krankheiten und Erreger herbeiholt. Es ist also absolut nicht so, daß wir von der Grippe, vom Keuchhusten und von Pilzerkrankungen überfallen werden. Sondern wir müssen fast alle Infektionen so verstehen, daß der Organismus auf der Suche nach seinem potenzierten Allergen in die Sucht verfällt, sich die eine oder andere Infektion an Land zu ziehen. Diese Infektionen sind dann wieder nichts anderes als das krankmachende Allergen in anderer Form. Wer hätte nicht etwa schon gehört: "Solange ich mein Rheuma oder meinen Ausschlag habe, geht es mir seelisch gut etc." In seiner Not und Sucht nach dem homöopathischen Heilmittel (das ähnlich schwingt wie das Allergen) holt sich unser Organismus sozusagen eine zweite Krankheit herbei in der Hoffnung, ja in dem Wissen, daß damit im Inneren eine gewisse Beruhigung eintritt und nicht schlimmere Krankheiten entstehen. Denn ließe der Organismus das vergiftende Allergen ungebremst weiterwirken, so könnte er sich womöglich nicht lange am Leben erhalten. In diesen Vorgängen ist die Ursache zu suchen, warum mit antibakteriellen Mitteln meist mehr geschadet als genützt wird. Mit antimykotischen Mitteln (gegen Pilze) desgleichen, warum man in der Homöopathie von solchen Behandlungen seit je Abstand genommen hat.

Lösung des Gesundheitsproblems möglich?

Wie könnte somit die Lösung des Gesundheitsproblems für die Mehrzahl der Menschen aussehen? Vereinfacht gesagt: Ausschaltung der Allergienahrungsmittel und homöopatische (ähnlichschwingende) Therapie.

So, wie Hahnemanns Elite die Homöopathie begreift und handhabt, ist sie keine Hilfstherapie, sondern die einzig mögliche, und die Allopathie nur in jenen Fällen zulässig, wo die Homöopathie aus Mangel an geprüften Mitteln noch nicht vollständig ist. Wenn seit Hahnemann an der Homöopathie so eifrig gearbeitet worden wäre wie an der Allopathie, so wäre die Allopathie möglicherweise das Stiefkind, wie es jetzt die Homöopathie sein muß.

Wer geht denn zum Homöopathiker, um sich heilen zu lassen? Doch fast ausnahmslos Patienten, die beim Arzt zwar nichts zahlen müssen, aber auch nicht gesund werden. Zum Spaß geht niemand zum Heilpraktiker oder Naturarzt, wenn er dort aus eigener Tasche zahlen muß. Diese Patienten sind für den Allopathen Problempatienten und unheilbar, wie gesagt, sonst hätten sie keinen Grund, anderweitig Hilfe zu suchen.

Ich wundere mich immer, wie manche Allopathen sich erdreisten, auch noch zu beklagen, daß ihnen Patienten nach der Gegenseite verlorengehen. Hätten sie sie doch geheilt, dann wären sie ihnen schon treu geblieben. Aber sie haben sie oft nicht nur nicht geheilt, sondern so fehlkuriert, daß es oft für die biologische Medizin eine Leistung ist, allein die Störungen aus den vorangegangenen therapeutischen Fehlern zu korrigieren. Gewisse Schäden, herrührend von Operationen, Cortison und Penicillinen lassen sich nie mehr ganz ausbügeln. Wie soll ein Operationsschnitt quer durch die Akupunkturmeridiane wieder korrigiert werden? Wie eine Entkalkung durch Cortison? Wie ein innerlicher Pilz, verursacht durch Penicillin? Wenn Patienten kommen mit operierter Schilddrüse und dann mit frommer Gläubigkeit (die sie im christlichen Glauben vielleicht nie aufbrächten) bekennen: Die anderen Medikamente könnte ich nach Ihrem Wunsche schon weglassen, aber z. B. Novothyral (ein künstl. Schilddrüsenhormon) muß ich immer nehmen, das hat mir der Arzt ganz streng aufgetragen! ... Wie schön könnte man heilen, wenn man diese Patienten zu Beginn ihrer Erkrankung bekäme und nicht an deren Ende.

Um zu beweisen, daß Homöopathie keine Hilfstherapie, sondern die einzig möglichke ist, rief ich in München an zwei der drei Zentralen für Aids an, um sie aufzufordern, mit meiner Handhabung der klassischen Homöopathie Hahnemanns einen Versuch zumindest dann zu machen, wenn klar ist, daß der oder jener Aids-Patient sowieso verloren ist. An der Dermatologischen Klinik in München hat man sich sogar die Mühe gemacht, meinen Namen und Adresse zu notieren, vielleicht aus nachsichtiger Freundlichkeit. Aber gehört habe ich nie mehr etwas.

Würde ein Serum gegen Aids gefunden, funktioniert und arbeitet es schließlich auch nur nach den Regeln der Homöopathie, des Ähnlich- oder Gleichschwingens. Wie soll denn nach den Gesetzen der Allopathie, des Andersschwingens, etwas erreicht werden, wenn dieses Andersschwingen gar keine Beziehung in seiner Schwingungsart zur Krankheit hat? Hahnemann hat bis zum Überdruß betont, daß dieses Andersschwingen nur dann 'helfen' kann, wenn die Andersschwingung so gewalttätig im Körper des Patienten auftritt, daß sie sich durchsetzt, d. h., der Patient bekommt mit der Andersschwingung eine Arzneimittelprüfung solcher Art, daß die eigentliche Krankheit solange zurücktritt und nicht in Erscheinung kommt (solange die Andersschwingung dominiert). Mit solchen Therapien ist aber die Grundkrankheit nicht beseitigt, denn wenn das allopathische Mittel abgesetzt wird, kommt sie wieder hervor. Oder das allopathische Mittel war derart gewaltsam, daß die erzeugten Prüfungssymptome (Nebenwirkungen) noch lange anhalten und die allmählich wieder auftauchenden Symptome der Ursprungskrankheit so verändert wieder erscheinen, daß man sie für eine neue Krankheit hält. Hier gibt es viele Spielarten, Tatsache bleibt, daß der Patient durch Allopathie n i e symptomfrei wird, weil nur die Erfassung a l l e r Symptome mit einem (e i n e m) homöopathischen (ähnlichschwingenden) Heilmittel deren Eliminierung bzw. Vernichtung bewirken kann.

Die Lösung des Problems gewisser Krankheiten ist in den Händen berufener Ärzte und Heilpraktiker wohl aufgehoben, wenn die Homöopathie zur Mündigkeit herangewachsen ist. Ich denke hierbei nicht nur an die alltäglichen und praxisüblichen Wehwehchen, sondern an die uralten psychischen Störungen in jeder Seele, die sich, mit der Erbsünde beginnend, unaufhaltsam im Menschen vermehren und irgendwann als körperliche Krankheit kristallisieren wollen. Aber dazu brauchen wir es ja nicht kommen zu lassen, wenn jeder Mensch wenigstens einmal in seinem Leben sein homöopathisches Simile bekommt, welches den ganzen Krankheitsverlauf eines Menschen bis zur Erbsünde wieder zurückwickeln kann. Dann könnte diese Seele mit Hilfe Jesu erlöst werden.

Manche Eiferer mögen erbost sein, wenn ich sozusagen Jesus versuche, ins Handwerk zu pfuschen, denn viele sind der Meinung, ein Mensch müsse seine Erlösung Jesus überlassen. Unsere Erlösung liegt prinzipiell nur und ausschließlich in den Händen Jesus, aber das sagt nichts darüber, ob wir nicht selbst auch gewisse Anstrengungen machen sollen. Ich kenne Christen, die überhaupt nichts mehr tun, weil ja alles in Gottes Hand liegt. Als ich mit einem Pfarrersehepaar eine Nacht lang für ihr krebskrankes Kind beten wollte, bekam ich zu hören, man wisse ja gar nicht, ob es nicht vielleicht Gottes Wille sei, daß das Kind stirbt, und deshalb wolle man nicht beten, zumindest nicht mit diesem Einsatz. – Diese Meinung ist häufig unter Christen. Sie unterscheiden sich eigentlich nicht von Moslems oder Tieren, die sich auch nicht gegen den natürlichen Ablauf der Dinge stemmen. Vielleicht daher der Mangel an heiligem Geist in unseren Konfessionen. Das krebskranke Kind starb übrigens, aber nicht, weil es Gottes Wille war, diesen Seinen Willen hatte Gott dem Pfarrersehepaar gar nicht mitgeteilt und bestand dort nur in der Einbildung; sondern, weil dieses Pfarrersehepaar zu lau war, Gottes Willen überhaupt zu ergründen. An hohe Persönlichkeiten kommt man nicht leicht heran, und an Gott überhaupt nur durch intensivsten Einsatz, wie er bei gewissen christlichen Splittergruppen noch geübt wird, nächtelanges Gebet etc. Wenn das Kind dann (nach echtem Ringen) stirbt, kann man vielleicht von Gottes Willen reden, vorher nicht. Und dann sollte noch die Homöopathie zu Rate gezogen werden, fasten etc. Auch Jesus bediente sich gewisser Hilfen. Bei Krebs ist das 40tägige Saftfasten nach Breuß wirklich sehr hilfreich. Man lebt vierzig Tage nur von rohen Gemüsesäften, die als wichtigen Bestandteil die Rote Bete enthalten (s. Buchindex Breuß, Krebs – Leukämie).

Nach den Erkenntnissen der biologischen Heilkunde ist in der Medizin fast alles falsch gelaufen. Die Behandler aller Fachrichtungen befaßten sich ausschließlich mit den Krankheiten. Daher heute eine starke Volksbewegung, die versucht, sich durch viele Gesundheitsmaßnahmen das zu erobern, was sie vorher von den Ärzten erwartet hatten. Sie wollen die Gesundheitserziehung von Kindesbeinen an durch richtige Atmung, Ernährung, Bewegung, Licht, Luft, Sonne, Dauerleistungssport, Hygiene von Leib und Seele, Fasten, Religion etc. Naturheilkunde und Homöopathie.

Naturheilkunde und Homöopathie in der Volksschule? Die Entwicklung geht dahin, die Aufklärung und das Interesse der Erwachsenen an Gesundheitsfragen mehrt sich, und dieser Trend bewirkt, daß sich in gar nicht so ferner Zukunft jeder Bürger für seine eigene Gesundheit selbst zuständig fühlen wird und auch ist. In einer freien Gesellschaft ist jeder für sich selbst verantwortlich, und das überträgt sich auf die Gesundheitsfragen ebenso wie der Slogan der Frauen: 'Mein Bauch gehört mir'. Einst wird es heißen: 'Meine Gesundheit gehört mir'. Das höchste unserer Güter, die Gesundheit, können wir doch nicht anderen Menschen anvertrauen, wie das bisher üblich war. Ich würde sagen, daß dieses Vertrauen gründlich mißbraucht worden ist. Und wenn die Ärzteschaft dieses Vertrauen nicht mißbraucht hat, sondern aus Unkenntnis über die wahren Zusammenhänge in der Natur unfähig war, die Bevölkerung aus dem Gesundheitsverfall unseres Jahrhunderts herauszuführen, dann ist es eigentlich noch schlimmer. Denn damit würden die Gesundheitshüter des Volkes belegen, daß sie sich in Fragen der Gesundheitsvorsorge und Gesundheitserhaltung nicht auskennen. Daher wieder die Ermahnung an die Bevölkerung, sich ihrer Gesundheit selber anzunehmen.

Ich habe ein Testverfahren für potenzierte Heilmittel vorgestellt. Jeder Sensitive (Rute, Pendel etc.) kann es ausführen. Damit will ich nicht sagen, daß es jeder ausführen soll, ohne gute Vorkenntnisse in Klassischer Homöopathie zu besitzen. Die Lehre der Homöopathie nach Hahnemann hat in jedem Fall das Fundament zu sein für die Arbeit am Kranken. Auch für die heilerische Betreuung in der eigenen Familie.

Das trifft natürlich nur zu für Normalzeiten, wie wir sie seit Jahrzehnten genießen. In Notzeiten muß jeder helfen, so gut er kann, auch auf die Gefahr hin, daß es nicht hilft. Zumindest hat man dann mit der Homöopathie nicht geschadet. Dafür sind die Heilmittel zu abgeschwächt.

Ich rechne mit dem Vorwurf, eine Jedermannhomöopathie entworfen zu haben. Wenn sie jedoch dazu führen sollte, daß berufsmäßige Heiler und auch Laien fortan bessere Heilungsergebnisse erzielen, so wird dieser Vorwurf gegenstandslos werden.

Ich nenne nun einige Heilmittel bzw. Schwingungsträger, mit denen der Tester seine ersten Versuche machen kann. In einer Heilerpraxis kommt man damit nicht aus, aber mal eine Allergienahrung testen oder auch ein biochemisches Salz, das kann fast jeder, und das sollte auch allgemein geübt werden.

Homöopathiemittel zum Testen

Hierzu besorgen wir uns einen Satz von biochemischen Mitteln nach Dr. Schüßler, und zwar alle 24 Mittel einmal in der D 6 und noch einmal in der D 12. Am besten würden diese Mittel in der D 30 wirken, aber sie sind in dieser D 30 nicht erhältlich als biochemischer Satz, können aber zum Testen zumindest in flüssiger Form über die Apotheken bezogen werden. (Biochemische Mittel sind in Tablettenform.)

Wer schon ein bißchen geübter ist, und dem vielleicht der biochemische Hausschatz zu klein geworden ist, kann sich noch folgende Arzneien in der Apotheke besorgen. Sie werden von der Firma Arkana (Dr. Sewerin) hergestellt und sind flüssig. Ich würde die LM 30 vorschlagen für die folgenden Heilmittel, denn sie kommt bei den Tests sehr häufig zum Gebrauch. (Woher Hahnemann das wohl wußte, er verwendete meistens die LM 30):

Acidum formicicum
Acidum sulfuricum
Alumina
Ammonium carbonicum
Apis mellifica
Antimonium crudum
Argentum metallicum
Arsenicum album
Arsenum jodatum
Aurum metallicum
Barium carbonicum
Barium jodatum
Belladonna
Calcium carbonicum
Calcium arsenicosum
Calcium fluoratum

Calcium jodatum
Calcium phosphoricum
Calcium sulfuricum
Ferrum metallicum
Ferrum phosphoricum
Hepar sulfuris
Kalium carbonicum
Kalium jodatum
Kalium phosphoricum
Kalium sulfuricum
Lachesis
Magnesium carbonicum
Magnesium phosphoricum
Mercurius solubilis
Mercurius sulfuris
Natrium muriaticum
Natrium phosphoricum
Natrium sulfuricum
Phosphorus
Radium bromatum
Selenium
Sepia
Silicea
Staphisagria
Strontium carbonicum
Strontium sulfuricum
Sulfur
Uranium nitricum
Zincum phosphoricum

Von folgenden Arzneien alle erhältlichen Potenzen besorgen:

Calcium lacticum
Magnesium lacticum
Lac defloratum

Da die Arzneien ungiftig sind, könnte man sie theoretisch unbedenklich einnehmen. Aber dem ist nicht so, denn wir wollen doch heilen. Und um zu heilen muß man sehr vorsichtig dosieren. Ich muß hier ins Gedächtnis zurückrufen: Der Körper wird durch ein homöopathisches Heilmittel von höherer Potenz, z. B. LM 30, gar nicht unmittelbar betroffen. Die Hochpotenz wirkt auf einen ähnlich schwingenden Blockademechnismus im Körper und zerstört diesen. Das ganze spielt sich im feinstofflich-geistigen Bereich ab. Ist die Blockade weg, so muß der Körper Zeit haben, sich erst einmal zu sammeln, dann kommt der innere Aufbau, und erst, (Hahnemann hat es oft betont), wenn sich die Krankheit wieder meldet oder der Heilungsverlauf zum Stehen kommt, muß wieder eine Gabe Arznei gegeben werden. Man kann es sich vielleicht bildlich so vorstellen: Die Krankheit ist wie ein Ringkampf zweier Männer, die vorgebeugt gegeneinander stehen und sich zurückschieben wollen, oder umwerfen. Der eine Mann wäre die Krankheit, der andere ein menschlicher oder tierischer oder pflanzlicher Organismus. Durch das plötzliche Verabreichen einer Hochpotenz und die damit verbundene blitzartige Vernichtung des Ringers mit Namen Krankheit stürzt der andere Ringerorganismus zu Boden, weil er keinen Widerstand mehr hat, der ihn aufrecht hält. Dieses Vorfallen einer Symptomatik nennen wir Heilreaktion, es gibt aber noch andere Formen von Heilreaktionen.

Wenn man mit Tiefpotenzen nicht substituiert, sondern scharf homöopathisch zielt, werden die Heilreaktionen sehr viel schlimmer ausfallen als bei der Hochpotenztherapie. Starke Reaktionen sind immer ein Zeichen dafür, daß die Dosierung zu stark war, man wird, um den angerichteten Schaden zu beheben, alsbald von der gleichen Arznei eine höhere Potenz verabreichen, und diese am besten nur riechen lassen. Aber die massiven Heilreaktionen bei der Homöopathie mit Tiefpotenzen haben einen anderen Grund als bei der Hochpotenzhomöopathie. Die beiden Ringer Krankheit und Organismus ringen natürlich hier genauso gegeneinander, aber durch eine homöopathische Tiefpotenz wird der Ringer Krankheit erst mal so richtig gestärkt, stürzt den Ringer Organismus um und kann ihn besiegen!

In diesen Vorgängen ist auch der Grund zu suchen, warum manchmal allopathische Mittel nicht vertragen werden. Die Betroffenen sagen dann, sie seien allergisch auf Jod oder Penicillin. In Wirklichkeit wirkt ein Teil des Jodes oder des Penicillins auf diese Personen homöopathisch, aber zu stark wegen des substanziellen Einsatzes der Medikamente, und dann entsteht diese Erstverschlimmerung, die man, nicht ganz zu Unrecht, als Allergie deklariert.

Wir müssen demnach bei der Dosierung unserer Arzneien so vorsichtig sein, daß wir dem Körper nach jeder Gabe Zeit lassen, sich zu ordnen, zu formen, zu besinnen, zu erneuern. Geben wir die nächste Gabe zu früh, dann stärken wir meistens den Ringer namens Krankheit. Also nach einer Gabe Homöopathie immer erst abwarten, ob eine Besserung eintritt, und wenn diese vorhanden ist, erst dann wieder behandeln, wenn eine erneute Verschlechterung einsetzt. Das sind unbedingt zu beachtende Regeln.

Hahnemann hat seine Patienten an der LM 30 immer nur riechen lassen, und das sollten wir auch tun. Durch riechen an der Arznei kann man eigentlich kaum etwas verderben. Es stellt die schwächste Form einer Arzneiverabreichung dar und ist sicher die beste, wenn das Mittel homöopathisch, also gleichschwingend ist mit der Krankheit. (Riechen bedeutet folgendes: Man schüttelt die Arzneiflasche 30mal, öffnet den Verschluß, riecht einmal fest daran, verschließt die Flasche wieder). Im Grunde ist es so: Wenn eine Arznei so schlecht gewählt ist, daß sie mit riechen nicht heilt, dann heilt sie auch nicht, wenn man noch so viel von ihr einnimmt. So war es einmal. Heutzutage sind die Verhältnisse leider sehr viel anders als zu Hahnemanns Zeiten. Viele Patienten wollen oder können ihre allopathischen Mittel nicht lassen, viele Umweltgifte kommen hinzu, völlig falsche Ernährung, die man den Leuten schon deswegen oft läßt, weil sie mit neuen Kostplänen, wenn sie sie überhaupt durchführen, noch mehr Unsinn machen als mit ihrer angestammten Kost. Und so geht die Liste weiter, warum es heute sehr schwer ist, mit feinsten Reizen sozusagen gegen Felsen anzustürmen. Und deswegen, aber nur deswegen ist es doch heute oft nötig, die Patienten von ihrer homöopathischen Arznei ein paar Tropfen einnehmen zu lassen.

Die Schüßlerschen Milchzuckertabletten wirken meist relativ weich, aber mehr wie 1× tgl. eine Tablette empfehle ich nicht. Bei der homöopathischen Therapie muß noch unterschieden werden zwischen akuten und chronischen Krankheiten, wobei als Regel gelten kann, daß bei akuten, z. B. fieberhaften Krankheiten in stündlichen Abständen jeweils eine Tablette oder drei Tropfen Arzneiflüssigkeit gegeben werden können, während bei chronischen Krankheiten, sagen wir einer degenerativen Gelenkerkrankung möglicherweise in wöchentlichen Abständen etwas Arznei verabreicht wird. Bei seelischen Leiden können die Abstände von einer Arzneigabe zur anderen Monate betragen.

Diese Angaben sind viel zu knapp, um ausreichend zu sein. Will sich jemand in diese schwierige Materie vertiefen, so bleibt es ihm nicht erspart, Hahnemanns 'Organon der Heilkunst' zu studieren. Andererseits kann ich gefragt werden, wieso ich auf einem so schwierigen Gebiet die Laienbevölkerung animiere, Testversuche und Therapieversuche zu machen. Nun, da fühle ich mich in bester Gesellschaft, denn Hahnemann selber hat sich nicht gescheut, nachdem er von seinen Ärztekollegen so angefeindet wurde, seine Lehre unter die Laien zu bringen, und bis heute hat er dort die nachhaltigste Anhängerschaft gefunden.

Homöopathie, auch wenn es Testhomöopathie in unserem Falle ist, wird immer Kunst bleiben. Und Kunst liegt nicht jedem, ich würde summarisch sagen, sie liegt Verstandesmenschen weniger als Gefühlsmenschen. Und da die meisten Menschen zu dem einen oder anderen neigen, wird Schulmedizin und Homöopathie stets eine spezielle, ihre Anhängerschar besitzen. Und das dürfen wir Hahnemann ruhig glauben: Der Genius des großen Heilers hängt nicht ab von guten schulischen Leistungen, selbst wenn in manchen Fällen beides zusammenkommt. Reichskanzler Bismarck hat seine Ansicht über dieses Thema so formuliert: 'Wenn Gott einem Menschen die Gabe zu Heilen verliehen hat, so darf es ihm die Polizei nicht verbieten'. Jedenfalls haben wir Heilpraktiker den allerwenigsten Grund, uns über Laienhomöopathie aufzuplustern, denn diese waren wir früher selbst und haben uns stets gegen die Intoleranz der Schulmedizin wehren müssen.

Für den Homöopathiker hahnemanngetreuen Stils bietet das Testen mit Pendel oder Wünschelrute die Möglichkeit zur Feststellung der besten Potenz bzw. Schwingungshöhe der Arznei. Wenn ein Homöopathiker ermittelt hat, daß bei einem Kranken beispielsweise Sepia das homöopathische (ähnlichschwingende) Heilmittel ist, dann weiß er noch nicht, in welcher Potenzhöhe er es verabreichen soll, um möglichst schnell und ohne große Heilreaktionen zum Ziel zu gelangen. Denn je genauer die Potenz (Verschüttelungsstufe der Arznei) paßt, desto harmloser fallen die Heilreaktionen aus. Hat der Homöopathiker zehn Sepia-Potenzen (D 6, D 12, D 30, C 100, C 500, LM 6, 12, 18, 24, 30) in der Praxis und testet sie durch und findet, daß die LM 30 am stärksten ausschlägt, so wird diese Arznei am schnellsten heilen und am wenigsten Heilreaktionen bilden.

Im Laufe der letzten Jahrzehnte sind elektronische Apparate entwickelt worden, die bis zu einem gewissen Grade in der Lage sind, Homöopathiearzneien zu testen. Leider stehen wir noch nicht am Ende dieser Entwicklung, so daß wir noch kein Gerät haben, das die Gesamtschwingung eines kranken Menschen erfaßt und mit der Schwingung der Homöopathiearznei in Übereinstimmung bringt. Aber dieses Gerät wird kommen und beweisen, daß die Arbeit mit Rute und Pendel zur Ermittlung der passenden homöopathischen Arznei keine Magie, keine Hokuspokus oder Heidenkult ist, wie uns von übereifrigen Christen immer wieder angelastet wird, sondern nüchtern wissenschaftliche Arbeit mit alten, wiederentdeckten Methoden.

Ich könnte mir vorstellen, daß ein Homöopathiker mit einem Arzneimittelschatz von ca. 1 000 Mittel- und Hochpotenzen auskommt, wenn er gewöhnt ist, gründlich zu repertorisieren und dann nach Feststellung oder Findung der passenden Arznei, wir nannten Sepia, durch Gebrauch des Pendels oder der Rute die richtige Potenzhöhe bestimmt. (Repertorisieren bezeichnet einen Vorgang, bei dem die einzelnen Symptome des Patienten in einem Buch, dem Repertorium, nachgeschlagen werden. Unter den Symptomen ist dann angegeben, welche Homöopathiemittel bei den Prüfungen das gleiche Symptom hervorbrachten).

Will jemand mit so wenigen Mitteln arbeiten, wie ich sie angegeben habe, und hat dieser keine über dieses Buch hinausgehenden Kenntnisse der Homöopathie, so kann die Therapie schwierig werden. Deshalb nenne ich einige Erleichterungen:

Unser Organismus kann als eine einzige Säurefabrik bezeichnet werden. Allein im Zitronensäurezyklus begegnen wir ein bis zwei Dutzend verschiedener Säuren, die teilweise frei werden und ausgeschieden werden müssen. Dazu erzeugt unser Zellenstaat verschiedenste Säuren zur Abwehr von störenden Einstrahlungen. Stehen im Organismus genug Alkalien bereit, so werden die überschüssigen Säuren an sie gebunden und die dabei entstehenden Salze über Niere und Haut etc. ausgeschieden. Aber unsere Neuzeit hat es mit sich gebracht, daß zu wenig Alkalien im Organismus sind und die Säureproduktion unserer Körperzellen zum Schutz gegen die künstliche Radioaktivität der Umwelt enorm angestiegen ist. Vielleicht würde der menschliche Körper auch das noch verkraften, wenn nicht die übersäuerte Umweltluft dazukäme. Diese übersäuert die Felder, Wälder, Gewässer, Atmungsluft und schließlich auch den Menschen derart, daß auch wir selbst nach und nach schwer erkranken müssen. Hier liegt eine der ganz großen Gefahren für die

Gesundheit, bes. für jene der Heranwachsenden.

Wollte man diesen Problemen mit einem sehr begrenzten Arzneimittelschatz begegnen, so könnte man am Patienten als erste Arzneigabe hochpotenzierte Schwefelsäure einsetzen. Mit dieser kontern wir der Schwefelsäure der Umwelt, denn diese ist der Hauptübeltäter in den Verbrennungsprodukten der Großindustrie bis hin zu den Ölfeuerungen unserer Wohnungen. Viele Homöopathiker gebrauchen als erste Arzneigabe eine Potenz Schwefel, um die Reaktionskraft im Körper anzuregen. Schwefelsäure ist in unserer Zeit besser, gezielter. Das Übermaß an Säuren im menschlichen Körper frißt sozusagen die Alkalien weg, allen voran Kalk, Natrium, Kalium und Magnesium. Mit Substitution dieser Substanzen, ihrer massenhaften Zufuhr, ist nichts zu erreichen, wie ich an anderer Stelle darlegte, denn der Organismus ist längst allergisch (durch seine Übersäuerung und damit verbundene Nervensensibilisierung) auf Kalk, Kalium etc. geworden. So müssen wir mit verdünnten und potenzierten Arzneien der Kalk-, Kalium-, Magnesium- und Natriumgruppe arbeiten und diese dem Patienten verabreichen, (nach Testung mit Pendel und Wünschelrute), um dem Kranken seine Allergie zu heilen.

Wenn ein Körper an bestimmten Stoffen ausgehungert ist, so kann man ihm diese Stoffe nie gleich in großen Mengen zuführen. Immer nur in feinster oder potenzierter Form. Nie werde ich in diesem Zusammenhang die Rußlandheimkehrer vergessen, vor allem die Spätheimkehrer, die so ausgemergelt waren von jahrelanger Schwerarbeit bei Kohlsuppe und Kartoffeln, daß sie im Heimatland die erste Zeit fast nichts essen konnten. Aßen sie dennoch eine kräftige Mahlzeit, so wurden sie krank oder starben.

Nach diesem Schema, dem Patienten zu Beginn mit einer Säurehochpotenz (kann natürlich auch Ameisensäure oder Salzsäure sein), die eingelagerten Säuren aus dem Körper zu treiben und anschließend mit potenzierten Alkalien wie Kalk etc. den Mineralhaushalt zu stabilisieren (in Form einer Antiallergisierung) kommen wir schon ein Stück voran. Der weitere Verlauf der Behandlung wird bestimmt durch Ernährungsweise u. Grundkrankheit des Patienten. Aber die Symptomatik dieser Grundkrankheit liegt heutzutage gar nicht mehr an der Oberfläche und muß in ihrer Symptomatik zu Tage gefördert werden, indem die akutesten Belastungen und Vergiftungen der Gegenwart erst einmal beseitigt werden.

Die akuteste Belastung stellt in unserer Gegenwart die Übersäuerung dar. Sie ruiniert den Kalkhaushalt, und die Folge sind die zahllosen Allergien der Gegenwart. Man fand, daß Kalk gegen die Allergien helfe. Aber mit Kalkgaben ist keine Heilung des Grundproblems zu erreichen. Sicher, Kalk in die Wälder streuen hat auch schon viel geholfen. Aber die Bäume müssen dennoch sterben, weil sie auch selbst viel zu viel Säure erzeugen als Antwort auf die vielen Umweltgifte, bes. Radioaktivität und Hochfrequenz. Vielleicht versprüht man einmal über die Wälder hochpotenzierte Schwefelsäure, um den Bäumen ihre Übersäuerung zu mindern.

Das Periodensystem der Elemente

Periode	Gruppe 0	Gruppe I a b	Gruppe II a b	Gruppe III a b	Gruppe IV a b	Gruppe V a b	Gruppe VI a b	Gruppe VII a b	Gruppe VIII		
0		1 H Wasserstoff 1,00797									
1	2 He Helium 4,0026	3 Li Lithium 6,940	4 Be Beryllium 9,0122	5 B Bor 10,811	6 C Kohlenstoff 12,01115	7 N Stickstoff 14,0067	8 O Sauerstoff 15,9994	9 F Fluor 18,9984			
2	10 Ne Neon 20,183	11 Na Natrium 22,9898	12 Mg Magnesium 24,312	13 Al Aluminium 26,9815	14 Si Silicium 28,086	15 P Phosphor 30,974	16 S Schwefel 32,064	17 Cl Chlor 35,453			
3	18 Ar Argon 39,948	19 K Kalium 39,102	20 Ca Calcium 40,08	21 Sc Scandium 44,956	22 Ti Titan 47,90	23 V Vanadium 50,942	24 Cr Chrom 51,996	25 Mn Mangan 54,94	26 Fe Eisen 55,85	27 Co Kobalt 58,9332	28 Ni Nickel 58,71
		29 Cu Kupfer 63,54	30 Zn Zink 65,37	31 Ga Gallium 69,72	32 Ge Germanium 72,60	33 As Arsen 74,9216	34 Se Selen 78,96	35 Br Brom 79,909			
4	36 Kr Krypton 83,80	37 Rb Rubidium 85,47	38 Sr Strontium 87,62	39 Y Yttrium 88,905	40 Zr Zirkonium 91,22	41 Nb Niob 92,906	42 Mo Molybdän 95,94	43 Tc Technetium [99]	44 Ru Ruthenium 101,07	45 Rh Rhodium 102,905	46 Pd Palladium 106,4
		47 Ag Silber 107,870	48 Cd Cadmium 112,40	49 In Indium 114,82	50 Sn Zinn 118,69	51 Sb Antimon 121,75	52 Te Tellur 127,60	53 J Jod 126,9044			
5	54 Xe Xenon 131,3	55 Cs Caesium 132,905	56 Ba Barium 137,34	57–71 Lantha- niden*	72 Hf Hafnium 178,5	73 Ta Tantal 180,948	74 W Wolfram 183,85	75 Re Rhenium 186,2	76 Os Osmium 190,2	77 Ir Iridium 192,2	78 Pt Platin 195,09
		79 Au Gold 196,967	80 Hg Quecksilber 200,59	81 Tl Thallium 204,37	82 Pb Blei 207,19	83 Bi Wismut 208,980	84 Po Polonium [210]	85 At Astatin [210]			
6	86 Rn Radon [222]	87 Fr Francium [223]	88 Ra Radium [226]	89–103 Actiniden**	104 Ku Kurtschato- wium [260]	105 Ha Hahnium [261]					

Das periodische System der Elemente

Ich hatte einen begnadeten Homöopathielehrer, Dr. Herbert Fritsche, bekannt durch Bücher s. Bücheranhang. Er unterrichtete Homöopathie Ende der 50er Jahre an der Schule für Naturheilkunde, Josef Angerer Schule, München. Durch seine Einflußnahme wurde mir das Heilprinzip der Homöopathie derart klar, daß ich alsbald begann, nach einem Homöopathiemittel zu suchen, das so umfangreich wirken könnte, daß es die hauptsächlichen Zivilisationsschäden neutralisiert. Ich begab mich auf die Suche nach den Mitteln unserer Zeit. Denn vieles bleibt zwar von Jahrhundert zu Jahrhundert gleich, weswegen wir mit den Hahnemannschen Mitteln auch heute wunderbare Heilungen erzielen. Aber gerade in unserem Jahrhundert sind derart viele schädliche Einflüsse auf die Menschheit dazugekommen, daß ich davon ausging, daß wir mit dem Hahnemannschen Arzneimittelschatz nicht mehr ausreichen.

Das große Arkanum, den Stein der Weisen, das Allheilmittel habe ich nicht gefunden. Oder doch? Ich will hier nicht über die zahllosen Entdeckungsschritte berichten, die ich in über dreißigjähriger Arbeit tat. Auch nicht über die besonderen Eigenschaften einiger der fünfunddreißigtausend Homöopathiemittel, die ich herstellte, (teils mit Helfern. Als Vergleich: Eine bekannte Homöopathiefirma in Deutschland verwies vor einiger Zeit stolz auf ihre mehr als zweitausend Homöopathiemittel). Was ich veröffentlichen will, ist die Herstellung von Arzneien nach Gruppen des periodischen Systems.

Das ergab sich so: Als mein Arzneimittelschatz einigermaßen fertig war und ich den Patienten 'Xaver' beim ersten Besuch testete, kam beispielsweise eine Kalkhochpotenz heraus. Diese besserte sein Befinden, heilte aber nicht. Wie wir es meistens erleben. Bei der nächsten Behandlung und Testung kam eine Magnesiumhochpotenz heraus, besserte, aber heilte nicht. Bei der folgenden Behandlung ergab sich eine Bariumhochpotenz, besserte, aber heilte nicht. Bei wieder der nächsten Behandlung ergab der Test Strontiumhochpotenz mit folgender Besserung, ohne Heilung.

Anderes Beispiel mit der Patientin 'Ypsilon': Erste Behandlung ergab Hochpotenz Chlor, Besserung, keine Heilung. Zweite Behandlung Fluorhochpotenz, dritte Jodhochpotenz, vierte Bromhochpotenz, immer mit Besserung und keiner wirklichen Heilung.

Es dauerte einige Jahre, bis mir die Zusammenhänge aufgingen. Eigentlich dauerte es so lange, bis wir in unserer Herstellung von Homöopathiemitteln so weit fortgeschritten waren, daß wir alle Elemente des periodischen Systems in Hochpotenzen verwandelt hatten. Teuer, und schwierig, allein an die Grundstoffe (Elemente) heranzukommen. Gut, wir hatten nun ein vollständiges System der Elemente, also jener Stoffe, die auf unserer Erde in ihren Ausgangsstufen vorkommen, in Hochpotenzen verwandelt. Denn bisher lagen bestenfalls die Hälfte dieser Elemente in potenzierter Form vor, und von diesen war schätzungsweise wieder nur die Hälfte einigermaßen geprüft.

Wenn wir nun das periodische System der Elemente vergleichen mit den Heilmitteln, die beim Patienten Xaver oder Patientin Ypsilon ertestet wurden, so fällt uns auf, daß die Heilmittel von Xaver allesamt in der Gruppe IIa untereinander angeordnet sind, und die von Patientin Ypsilon finden wir in der Gruppe VIIb.

Diese Vorgänge gaben mir sehr zu denken und ließen nur den einzigen Schluß zu, daß das periodische System der Elemente nicht nur Gültigkeit in Chemie und Physik besitzt, sondern auch im lebendigen Organismus. Die Ähnlichkeiten verschiedener Elemente, die zur Aufstellung des Kurzperiodensystems führten, finden sich als eine Art Kurzperiodensystem in unserem Organismus wieder.

Die senkrechten Felder mit Periodensystem werden 'Gruppen' genannt. Sie unterteilen sich in Hauptgruppen und Nebengruppen, wobei die Hauptgruppen jene in der Natur häufiger vorkommenden Elemente darstellen (im allgemeinen). Die in einer Gruppe vorkommenden Elemente verhalten sich untereinander außerordentlich ähnlich, sind chemisch und physikalisch oft nur durch Geringfügigkeiten voneinander unterscheidbar. Und die gleichen Verhältnisse treffen wir in unserem Körper an. Auch da verhalten sich die Elemente einer Gruppe untereinander so ähnlich, daß sie der Körper oft nicht richtig unterscheiden kann und sie im Bedarfsfalle auch austauscht. So kommt es vor, daß der Organismus im Falle von Kalkmangel Strontium in Knochen und Gelenke einbaut, denn es liegt im Periodensystem unter Calcium. Oder bei Phosphormangel lagert der Körper Vanadium statt Phosphor ein. Es liegt als Nebengruppenelement unter Phosphor, aber in der gleichen Gruppe. Diese Beobachtungen ließen nur den einen Schluß zu: Wenn wir, wie auch immer, das homöopathische Heilmittel ermittelt haben, und es ist eines aus dem periodischen System (es gibt auch andere), dann müssen wir schließen, daß nicht nur dieses eine Element im Menschen (oder Tier) relativ zu viel oder in krankmachender Form vorhanden ist, sondern daß mit diesem einen Element auch die dazugehörigen Gruppenelemente gestört sind. Ich ging also dazu über, die zusammengehörigen Gruppen von Elementen zusammenzustellen und als Homöopathiemittel zu potenzieren. Oder ich nahm mir von den jeweils besten Mitteln einer Gruppe je eine Hochpotenz, mischte sie zusammen und potenzierte sie weiter. Nun hatte ich für Patienten Xaver in einem Fläschchen: Beryllium, Magnesium, Calcium, Strontium, Barium, Radium, – auch Lithium, das wegen seiner Schrägverbindung dazugehört. Und mit dieser homöopathischen Arznei wurde Patient Xaver auch gesund.

Dieses Gruppenheilsystem erwies sich denn auch bei chronischen Krankheiten als absolut überlegen gegenüber anderen homöopathie-üblichen Heilmitteln. Chronische Krankheiten äußern sich ja bekanntlich durch eine Vielzahl von Krankheitszeichen im geistigen, seelischen und körperlichen Bereich. Wenn wir diese vielen Symptome durch eine einzige Arzneigabe abdecken wollen, so brauchen wir eine Arznei, die in sich die gleiche Krankheit beherbergt, also auch eine Unsumme von Symptomen aufweist. (Schwefel hat über 3 000). So lag es für mich von vornherein nahe, die Polychreste (vielsymptomatigen Mittel) für die moderne Menschheit nicht bei den Pflanzen zu suchen (die bei Prüfungen weniger Symptome hervorbringen), sondern bei den Mineralien, die als Prüfungssymptome gleich mehrere Tausend Krankheitsbilder je Mittel erzeugen und beim Einsatz am Kranken auch heilen können. Da die meisten zu uns kommenden Patienten chronisch krank sind, kommen in unserer Praxis kaum mehr andere Mittel als die Gruppenheilmittel zum Einsatz. Sie erweisen sich auch immer als am heilsamsten.

Eine Besonderheit kam noch hinzu. Zwischen Argentum (Silber) und Mercur (Quecksilber) besteht eine Schrägverbindung, das heißt, beide sind sich sehr ähnlich hinsichtlich ihres physikalischen und chemischen Verhaltens, obwohl sie nicht der gleichen Gruppe angehören. Aber sie liegen trotzdem sehr benachbart. Wenn ich beider Vergiftungsbilder kurz fassen soll, so müßte ich sagen: Nervengifte und Lymphgifte umfassendster Art. Gibt man nun eine Vereinigung von potenziertem Argentum-Mercur (als eine Kombinationsarznei) den Gruppenarzneien hinzu, so erhalten wir Heilmittel, die dem nahekommen, was ich mir als Schüler der Homöopathie unter dem Stein der Weisen erträumte.

Für denjenigen, der nicht die Arzneien durch Tests findet, sondern nach den Regeln der klassischen Homöopathie durch Symptomenvergleichung, müssen mit diesen Hochpotenzen noch Arzneimittelprüfungen durchgeführt werden. Das geht, wie bei jeder Arzneimittelprüfung, so vor sich, daß sich einige gesunde Personen zur Verfügung stellen. Sie nehmen jeden Tag ein oder mehrmals einige Tropfen einer bestimmten Hochpotenz ein und schreiben jedes sich meldende Krankheitszeichen auf (Prüfungssymptome), und zwar so lange, so lange sie die sich mehrenden Symptome aushalten, ohne arbeitsunfähig zu werden. Am besten wären für so einen Versuch Personen geeignet, die an der Wirksamkeit der Hochpotenzen zweifeln oder Homöopathiker pauschal für Scharlatane halten. Diese Zweifler und Verlacher der Homöopathie wären damit schnell zu kurieren, denn oft melden sich die ersten Prüfungssymptome schon nach Minuten oder Stunden des ersten Einnehmens. Unnötig, nochmals zu betonen, daß diese Arzneien keine Atome oder Moleküle des Ausgangsstoffes mehr enthalten, also dem Anschein nach aus reinem Alkohol und Wasser bestehen.

An dieser Stelle berühren wir ein sehr heikles Problem, das Hahnemann schon gegen das Apothekengesetz aufbrachte. Er ärgerte sich darüber, daß seine Hochpotenzen, die sozusagen aller Gifte der Grundsubstanz beraubt sind, über die Apotheken gehandelt werden müssen. Einerseits beschuldigte man ihn von Ärztekollegenseite der Scharlatanerie, mit Mitteln zu arbeiten, die auf Grund ihrer Verdünnung nicht wirken können; andererseits aus der Sicht der Apotheker, waren es doch Heilmittel und mußten über die Apotheke verkauft werden. Daran hat sich in den 200 Jahren Homöopathie nichts geändert.

Hochpotenzen sind im eigentlichen Sinne keine Arzneien, sie sind nicht gleichzusetzen mit dem, was vor Hahnemann als Arznei galt und wofür das Apothekengesetz geschaffen wurde. Die traditionellen Arzneien sind damals wie heute stark wirksame Stoffe, die in jedem Falle der Anwendung irgendwelche prompte Wirkungen zeigen, gute und schlechte. Sie wirken auf Grund ihres mehr oder weniger starken Giftanteiles, ihres pharmakologischen Gehaltes.

Die Homöopathie, die ja teilweise die gleichen allopathischen Stoffe in potenzierter Form anwendet, benützt, wie wir erfahren haben, einen ganz gegenteiligen Mechanismus zum Heilen als die Allopathie. Sie setzt der Krankheitsschwingung eine ebenso geartete Heilmittelschwingung entgegen. Diese Heilmittelschwingung muß aber nicht aus der Arzneiflasche kommen. Ein geschickter Heiler, der für die Krankheitsschwingung eine ebensolche Schwingung sucht und sie in der Arzneiflasche nicht findet, kann die Heilschwingung in einer Farbe finden, in einem Musikstück, in einem Ton, im heißen oder kalten Wasser, im Gebet usw. Ich will damit ausdrücken, daß, wenn alles, was schwingt und irgendwann homöopathisch eingesetzt auch heilt, – durch die Apotheke gehandelt werden müßte, dann bräuchten wir auf der ganzen Welt nur noch einen einzigen Laden, die Apotheke.

Man kann ganz einfach Homöopathiearzneien nicht über Bausch und Bogen als Arzneien bezeichnen. Sie sind ihrer Inhaltsstoffe nach nie und nimmer arzneilich im traditionellen Sinn. Sie werden nur dann arzneilich, also heilend wirken, wenn sie einem Kranken verabreicht werden, der von gleicher Schwingung ist wie die Arznei. Nur dann wird die Homöopathiearznei wirklich arzneilich. Ein Anfänger mag das Pech haben, vielleicht einmal im Monat unter vielen angewandten Homöopathiemitteln einen einzigen Treffer gelandet zu haben. In diesem einen Falle wurde die verabreichte Homöopathiearznei wirklich arzneilich und heilend, in allen anderen Verordnungen waren die eingesetzten Homöopathiemittel wertlos, unarzneilich.

Ich bin aus diesen Gründen dazu übergegangen, die Heilmittel der Homöopathie Schwingungsträger zu nennen. Um mich besser verständlich zu machen, sage ich auch: Homöopathie-Schwingungsträger. Denn Schwingungsträger ist eigentlich alles, jeder lebende und tote Körper ist Schwingungsträger und kann als solcher selbstverständlich irgendwann auch mal, bewußt oder unbewußt, als Heilmittel wirken. Beispiel: Unsere Oma, an die 90 Jahre, lag im Krankenhaus im Sterben. Als wir sie besuchten, lag sie in jenem Zustand zwischen Diesselts und Jenseits, der oft dem unmittelbaren Tod vorangeht. Unser kleiner Sohn war so traurig, daß er sich vor das Bett kniete und bitterlich weinte. Und siehe, die Oma schlug ihre Augen auf, genas in Windeseile und lebte noch eine ganze Anzahl von Jahren. Wo kämen wir hin, wollten wir jeden Schwingungsträger aus der Apotheke beziehen.

Vielleicht wird mir von Apothekerseite entgegengehalten, die Homöopathie-Schwingungsträger würden aber zu dem Zweck des Heilens hergestellt und seien deshalb anderen Heilmitteln gleichzustellen. Das ist aber nur teilweise zutreffend und die Zukunft wird zeigen, daß die Homöopathie-Schwingungsträger für vielerlei andere Zwecke Anwendung finden werden.

Zwei Anwendungsbereichen sind wir schon begegnet. Der eine bestand darin, anhand der Hochpotenzen festzustellen, welche mineralischen und sonstigen Inhaltsstoffe des Organismus zu stark angereichert sind und ihn vergiften. Schlägt der Schwingungsträger Kalk aus, so erkennen wir, daß zu viel unbrauchbarer Kalk im Körper ist.

Die andere Möglichkeit bestand in der Erforschung der Allergienahrungsmittel. Dazu braucht man allerdings keine potenzierten Nahrungsmittel. Hat man sie aber in potenzierter Form (der normale Homöopathiker sollte wenigstens Kuhmilch und Glidine in Hochpotenz haben), dann kann man bei einer festgestellten Milchallergie schon mal eine Hochpotenz Milch einsetzen. Aber bitte nur riechen lassen, ich warne sehr. Mich selbst hat vor vielen Jahren eine einzige Hochpotenz Lac defloratum (Milch) für längere Zeit ins Bett befördert mit erheblichen spinalen Reizungen.

Durch Tests mit potenzierten Nosoden läßt sich feststellen, an welcher Infektion ein Kranker leidet. Das betrifft nicht nur die akuten Infektionen, sondern auch die zurückliegenden und scheinbar ausgeheilten. Beispiel: Ein Patient klagte über Müdigkeit. Der Nosodentest ergab Tripperinfektion. Der Patient berichtete dann, er habe zwar einmal Tripper gehabt, das sei aber ausgeheilt worden. Im klinischen Sinne schon, aber unser Test sagte aus, daß doch noch Schäden im Sinne einer Gonnorrhoe zurückgeblieben sein mußten. Nun hat man als Homöopathiker mehrere Möglichkeiten. Entweder man gibt eine Hochpotenz Gonnorrhoe-Nosode, oder man arbeitet noch gründlicher und sucht ein ähnlichschwingendes Konstitutionsmittel. In diesem Falle gebrauchten wir die Gonnorrhoe-Nosode und der Patient berichtete beim nächsten Besuch, er habe sich noch nie so wohl gefühlt wie nach der Behandlung.

Eine weitere Testmöglichkeit bieten die Schwingungsträger bei der Herdsuche. Beispielsweise kann man mit hochpotenzierten faulen Zähnen genau ermitteln, welcher Zahn bei Patienten krank ist. Auch zur Mineralsuche im Erdinneren bieten sich die Schwingungsträger an, usw.

Ja, es klingt so einfach, wir suchen den passenden Schwingungsträger, geben ihn, und der Kranke ist gesund. So habe ich mir das als Homöopathieschüler vorgestellt, und so ist es leider nur in seltenen Fällen. Das Haupthindernis gegen schnelle Heilungen haben wir in den täglich neu zugeführten

Giftstoffen zu suchen. Manche Nahrungsmittel, gegen die der Kranke allergisch reagiert, sind für ihn ebenso giftig wie er selbst unfähig ist, diese Allergene aus dem Speiseplan zu streichen. Gegen diesen täglichen Giftstrom kommt die gekonnteste Homöopathie nicht an, und ich weiß sehr gut, wovon ich spreche. Ich kenne wohl so ziemlich die Homöopathieliteratur samt den Gegenwartsautoren. Und oft möchte man glauben, daß Homöopathie heilt trotz aller sonstigen krankmachenden Einflüsse. Manchmal schon, vielleicht bei ausgesprochen stabiler Erbmasse und sonstigen günstigen Umständen. Aber es bleiben immer einige Patienten übrig, die äußerst schwer zu heilen sind trotz der passendsten Schwingungsträger. Man hat dann schon alles gemacht, Amalgam aus den Zähnen, Störfelder im Kiefer- und Narbenbereich entstört, Schlaf- und Arbeitsplatz untersucht und notfalls entstört, Allergienahrungsmittel ausgeschaltet, brauchbares Trinkwasser herausgetestet. Man steht dann als Behandler da und weiß nicht mehr weiter.

Einen Störfaktor aus der Palette jener Unbekannten, welche manche Menschen vergiften, finden wir im erhitzten tierischen Eiweiß, wobei die Milchprodukte die erste Stelle einnehmen. Einen anderen lernten wir schon in der Übermineralisierung der Nahrungsmittel durch Phosphordünger kennen. Mackarness berichtet noch über andere krankmachende chemische Substanzen. Leider sind hier der Homöopathie Grenzen gesetzt. In manchen Fällen kommen wir mit unseren Schwingungsträgern gegen diese täglichen Gifte nicht an und können oft erst dann heilen, wenn der Kranke bereit ist, über längere Zeit von Rohkost zu leben (Obst, Gemüse, Nüsse, Salate) ohne Zusätze von tierischem Eiweiß in Form von Fleisch, Fisch, Eiern, Milch und Milchprodukten samt Butter.

Lebenskraft und geistiger Bauplan des Menschen (s. Long, Geheimes Wissen hinter Wundern)

Bislang sind wir bei Betrachtung der Reaktionsmechanismen im Umfeld der Homöopathie davon ausgegangen, daß sich im psycho-energetischen Bau- oder Strukturplan des Menschen angeborene 'Krankheiten' befinden (bis zu deren Urtrauma Erbsünde), die durch homöopathische Arzneien ausgemerzt werden könnten.

Nun stehen wir vor der Tatsache, daß offenbar auch Gifte der Gegenwart wie Erreger, Radioaktivität oder Säuren diesen feinstofflich-energetischen Strukturplan und die ihn belebende Lebenskraft stören (Hahnemann: verstimmen) können. Wäre das nicht der Fall, so wären wir wie die Vögel unanfällig gegen Infektionen, wie der Apostel Paulus gefeit gegen Schlangenbisse und wie alle Feuergeher der Welt unversehrbar durch die Flamme etc. Fällt dem Priester die Aufgabe zu, durch Lehrung von Glauben und Gebet die Lebenskraft so im Gleichgewicht zu halten, daß die Gläubigen gesund bleiben müßten, so fällt uns Homöopathikern die Aufgabe zu, die verstimmte Lebenskraft wieder in ihre Ausgewogenheit im Körper zurückzuführen.

Das ist nicht nur im Falle von inneren Erkrankungen möglich. Auch durch Unfälle kann die Lebenskraft schwer in Mitleidenschaft gezogen werden. Ich hatte ein sechzehnjähriges Mädchen zu behandeln, das auf der Straße von einem Auto erfaßt wurde und auf die Gegenfahrbahn gegen einen entgegenkommenden Autobus geschleudert wurde. Sie war so schwer verletzt mit Wunden, Quetschungen, Knochen- und mehrfachen Schädelbrüchen, daß man ihr in der Klinik keine Überlebenschance gab. Die Angehörigen riefen mich an, und ich beauftragte sie, ein Tempotaschentuch dem selbstverständlich bewußtlosen Mädchen einen Augenblick vor den sehr schwachen Atem zu halten und vielleicht etwas Speichel oder Schweiß mit dem Tuch aufzunehmen. Das Tuch durfte natürlich nur mit Handschuh angefaßt werden. Ich testete und erhielt Causticum in Hochpotenz (Ätzkalk). Man gab es dem Mädchen mehrmals täglich ein. Sie erwachte nach drei Tagen aus der Ohnmacht und verließ nach zwölf Tagen Krankenhausaufenthalt zum maßlosen Erstaunen der Ärzte die Klinik als geheilt.

Dieser Fall erinnert mich an Fakire, die sich mit scharfen oder spitzen Gegenständen für alle Zuschauer sichtbar oft erheblich verletzen, oder an die Operationen der philippinischen Geistheiler. Kaum fügt man die Wundränder zusammen, sind die Verletzungen auch schon völlig geheilt. Das ist dann möglich, wenn der feinstofflich-energetische Strukturplan des Körpers und die ihn belebende Lebenskraft so unbeirrbar in ihrer gesunden und normalen Form u. Funktion bleiben, daß äußere Eindrücke keinen Einfluß haben. Ich glaube, es war der Apostel Paulus, der nach seiner Steinigung zur Verwunderung aller aufstand und davonging. Deshalb vielleicht auch die Verwunderung von Pontius Pilatus, als man ihm die Nachricht vom relativ rasch erfolgten Tode von Jesus überbrachte: 'Ist er schon tot?'

Gelingt es dem Homöopathiker, den feinstofflichen Leib des Patienten wieder in seine Ordnung zurückzuführen, so heilen die körperlichen Störungen mit (etwas verzögert).

Mit diesen wenigen Beispielen wollte ich u. a. darstellen, welch unglaubliche Energien diese Lebenskraft beinhaltet. Ist sie stark genug, sich nicht irritieren zu lassen, was durch Glaube und Gebet u. a. erreicht werden kann, so kann sie den menschlichen Körper vollkommen schützen gegen praktisch alles, eisigste Kälte, Gluthitze, Verletzungen, Gifte und möglicherweise auch vor dem Tode. Nicht anders verstehe ich das Resümee aller religiösen Schriften, daß es einmal vor dem Sündenfall eine menschliche Rasse gegeben habe, die im Paradies mit den wilden Tieren friedlich zusammenlebte, keine Krankheiten kannte und nicht starb. Ich nehme an, daß diese Menschen Rohköstler waren, denn mit dem Verzehr lebendiger Nahrung führt man sich die Lebensenergie der Pflanzen zu und steigert so die eigene.

Nicht unerwähnt möchte ich lassen, daß die Lebenskraft ein Schaufenster hat in Form unseres Gewissens. Die Funktion des Gewissens besteht darin, diese ungeheuer sensibel reagierende Lebenskraft vor menschlichen Dummheiten zu schützen. Dummheiten gegen das eigene Wesen samt Gesundheit und Glück bestehen in negativen Denkgewohnheiten wie Neid oder Ärger, Ungeduld und Haß etc. Auch in Unkorrektheiten. Man ist barsch, entschuldigt sich nicht, übervorteilt, weicht in seinen Aussagen etwas von der Wahrheit ab, hilft nicht etc. Diese Dummheiten, man kann sie auch Sünden gegen sich selbst nennen, die Alt-Inder nannten sie 'Unwissenheiten', verstimmen ebenfalls die Lebenskraft mit den Folgen von Gesundheitsverstimmungen oder gar Krankheiten.

Testen von Krankheitsherden

Aus den vielen Anwendungsbereichen von Rute und Pendel möchte ich noch jene des Erfühlens von Krankheitsherden nennen. Wenn wir mit Rute oder Pendel über einem gesunden Körper langsam auf und abgehen, werden wir keinen Ausschlag erhalten. Sobald wir jedoch bei einem Kranken an die Krankheitsherde kommen, oder genauer ausgedrückt an jene Zonen des Körpers, die den Fluß der Lebenskraft erschweren oder blockieren (Entzündungen, Herde, Degenerationen etc.), so werden Rute oder Pendel abnorme Ausschläge machen. Je stärker die Lebenskraft verstimmt ist, desto stärker die Ausschläge von Rute oder Pendel. Da die abnormen Bewegungen von Rute und Pendel über den Krankheitsherden bei jedem Rutengeher anders ausfallen, kann ich hier nicht in die Einzelheiten eingehen. Jedoch wird jeder Radiästhesist sehr schnell seine persönliche 'Handschrift' entziffern lernen.

Da sich die hochpotenzierte Arznei in feinstofflich-energetischen Bereichen bewegt, die auf der Ebene der dynamischen Energien der Lebenskraft liegen, so können sich Hochpotenz und Lebenskraft erreichen und beeinflussen.

Wir können nun mit der Wünschelrute nach Verabreichung einer homöopathischen Arznei ganz genau verfolgen, wie diese wirkt, weil sie die Blockaden im Fluß der Lebenskraft beseitigt, wenn sie gut gewählt war. Hat beispielsweise die Rute über dem Appendix (Blinddarm) ausgeschlagen und eine Entzündung angezeigt, so testen wir mit den Haaren des Patienten (besser mit seinem Blut) die homöopathische Arznei heraus. Nach Eingabe der Arznei (dem Patienten in den Mund) wird sich die Appendicitis einige Minuten verschlimmern, – wir nennen es die Erstverschlimmerung, und die Rute wird über dem Blinddarm stärker ausschlagen. Dann alsbald Abklingen dieser Reaktion, Nachlassen des Schmerzes im Blinddarmbereich und Normalisierung des Wünschelrutenausschlages, so daß kein Unterschied mehr besteht zwischen gesundem Körpergewebe und krankem.

Der Fluß der Lebenskraft ist nun wieder normal und ungehindert, die entzündliche Blockade beseitigt, und nach einigen Tagen ist der Blinddarm oft ausgeheilt. Häufig wird man die Arznei in stündlichen Wiederholungen eingeben müssen (oder spritzen), jedenfalls immer dann, wenn sich eine neuerliche Verschlechterung meldet.

Wir können somit durch Wünschelrute und Pendel, aber auch mit dem Gefühl in unseren Händen, verfolgen, wie sich die Lebenskraft im Körper der Menschen verhält und verändert. Durch allopathische Arzneien werden die Blockaden der Lebenskraft im Körper des Patienten nicht nur nicht beseitigt, sondern sogar noch vermehrt, vor allem, wenn es sich um chronische Krankheiten handelt, die allopathisch geheilt werden sollen.

Es ist keine reine Ungeschicklichkeit, ausgerechnet den Fall einer Blinddarmentzündung zu beschreiben. Diese und andere lebensbedrohliche akute Erkrankungen gehören zweifellos schleunigst unter klinische Kontrolle, und ich rechne auch in Normalzeiten nicht damit, daß ein Laie hier experimentiert. Aber was tun bei Expeditionen, auf Segeljachten, in Ländern ohne medizinische Versorgung? Notzeiten können schnell hereinbrechen und haben immer Laienbehandler erfordert.

Mit Rute und Pendel läßt sich beinahe wissenschaftlich belegen, daß es die Lebenskraft ist, die unseren materiellen Körper am Leben erhält und deren Verstimmung die Veränderungen und Krankheiten im physischen Körper erzeugt. Wenn wir nämlich einer gesunden, freiwilligen Versuchsperson eine homöopathieübliche Hochpotenz eingeben über längere Zeit, so wird die Hochpotenz die Lebenskraft verstimmen und folglich im Körper Krankheitszeichen (Symptome) erzeugen. (Hahnemann hat im Alter nur noch mit Hochpotenzen Arzneimittelprüfungen durchgeführt). Geben wir dann eine hochpotenzierte Gegenarznei (Antidot) gegen die Prüfungsarznei, mit der die Lebenskraft verstimmt wurde, so lösen sich die entstandenen Blockaden im Körper, die Lebenskraft kann wieder mühelos strömen, und die Versuchsperson ist wieder gesund. Diese Vorgänge kann man mit Rute und Pendel verfolgen.

Zusammenfassung einiger Gesundheitsregeln

Die Ernährung muß allergenfrei sein und überwiegend aus Rohkost bestehen, die gut gekaut sein muß. Damit lösen sich die meisten Krankheitsprobleme, Gemütsprobleme und vor allem auch das Übergewichtproblem. Ich habe jedenfalls noch nie einen dicken Rohköstler gesehen, wobei ich nicht betonen will, daß man nur noch Rohkost essen soll. Aber zum Abnehmen wäre ein Rohkostjahr zu empfehlen, weil man sich nicht einschränken muß. Der Rohköstler kann immer so viel essen, wie ihm schmeckt.

Jogging von mindestens drei Kilometer täglich. Man atme dabei so, daß der Körper nach dem Lauf mit Sauerstoff angereichert ist. Das ist sehr einfach, wenn man beim Laufen oder bei den Gehperioden dazwischen immer versucht, ganz auszuatmen. In der Lunge ist immer Luft. Wenn man einatmet, rutscht die vorhandene Luft der Lunge in die Alveolen (dort, wo der Gasaustausch stattfindet). Aber das nützt uns nicht viel, denn die Luft in den Lungen ist ja schon verbraucht, und die dazukommende Luft von der Einatmung setzt sich oben drauf und dient auch nicht dem Gasaustausch, weil sie in den Bronchiolen hängenbleibt, dort, wo wegen deren Dickwandigkeit kein Gasaustausch stattfinden kann. Bleibt nur, vor jedem Einatmen fest ausatmen, damit die Lunge von der alten, verbrauchten Luft befreit ist, und dann einatmen. So gelangt neuer Sauerstoff ins Blut. – Zum Ausatmen, wenn es nicht so recht gelingen mag, kann man einen kleinen Trick anwenden: Man preßt die Lippen (nach der Nasenausatmung) leicht aufeinander und pustet gegen diesen Widerstand die Rest-Luft aus der Lunge, bis nichts mehr heraus geht. Dann normal durch die Nase einatmen. – Selbstverständlich ist jede andere Sportart auch gut, aber Trimtrab ist der Läufernatur des Menschen sehr entgegenkommend, billig, schweißtreibend, sauerstoffanreichernd, ausgleichend.

Fasten auch mal. Ein oder zwei Wochen pro Jahr stärkt Körper und Seele. Bei Aufzuchtversuchen mit Gänsen hat man einer Gruppe an einem Tag in der Woche nichts zu essen gegeben. Groß war das Erstaunen, daß ausgerechnet diese Fastengruppe größer und stärker wurde als die anderen Gänse.

Man trinke ein, besser zwei Liter Wasser pro Tag, am besten vor den Mahlzeiten, denn nach den Mahlzeiten werden die Magensäfte durch das Hinzutrinken so verdünnt, daß die Nahrung schlecht zerlegt wird.

1× täglich ein Löffelchen Heilerde essen.

Sanfte begleitende Korrekturen durch Homöopathie.

Störzonen beseitigen. Wir denken dabei in erster Linie an Wasseradern. Viele Krankheiten sind allein dadurch geheilt worden, indem die Kranken von den Wasseradern oder Reizstreifen unter ihren Betten oder Arbeits-(Schul-)plätzen wegrückten. Wenn das nicht geht, muß abgeschirmt werden.

Abschirmung des Bettes gegen Strahlen

Wenn es nicht möglich ist, ihren Schlafplatz (Bett) so zu stellen, daß sich unter dem Bett keine Erdstrahlen, Wasseraderstrahlen oder sonstige Strahlen befinden, so kann man mit einigen vollen Essigflaschen, die man unter das Bett auf die Reizstreifen legt, die Strahlen soweit beruhigen, daß sie nicht allzu sehr stören. Sie kaufen sich dazu 5–6 Essigflaschen (den billigsten Essig in Glasflaschen zu 0,7 l) und legen die Flaschen unter ihr Bett, eine unter die Füße, eine unter die Knie, eine unter den Bauch, Brust und Kopf auf den Fußboden. Wenn es nötig ist, oder wo die stärksten Reizfelder sind, muß man manchmal 2–3 Essigflaschen dicht nebeneinander legen. Einmal wöchentlich die Essigflaschen schütteln, dann an den gewohnten Platz legen.

Auch spezielle Korkmatten schirmen ab. Der Kollege Kopschina hat Korkmatten entwickelt, die, unter das Bett gelegt, eine gute Schutzwirkung haben. Sie können beim AVE Verlag Eick bezogen werden.

Es gibt viele Abschirmgeräte und Abschirmverfahren. Die meisten enttäuschen oder verschlechtern sogar das Strahlen-Raumklima. Am sichersten erscheint mir eine der ältesten Abschirm-Methoden: Kupfer. Schon in der Kupfer-Zeit vor einigen 1000 Jahren wurde Kupfer-Schmuck um Hals, Arme und Beine etc. gegen Strahlen getragen. Kupfer hat nur einen Nachteil; es lädt sich auf und strahlt dann mehr als die Erdstrahlen alleine. Deshalb muß es fast täglich entladen werden. Dazu läßt man 1 Min. Wasser darüberlaufen oder reibt es mit einem feuchten Tuch ab. Mit Essigwasser abreiben geht noch besser.

Will man das ganze Bett abschirmen, kauft man beim Spengler eine Platte Kupferblech. Sie ist 1 m × 2 m groß und ca. 1/2 mm dick (= 0,5 mm dick). Diese Kupferplatte kommt auf den Fußboden unter das Bett oder in den Bettkasten. Jedenfalls so, daß man sie täglich oder wenigstens 2× wöchentlich feucht abreiben kann.

Früher habe ich empfohlen, diese Bleche zu erden, doch ich mußte feststellen, daß diese Erdungen oft nach einiger Zeit nicht mehr gut funktionieren. So ist es zuverlässiger, jeden Tag eine Minute zu opfern, um die Bleche feucht abzureiben. Forscher eines Labors bei Wien bestätigten, daß die aus Wasseradern hochschießenden radioaktiven Gammastrahlen Kupferblech nicht durchstoßen.

Natürlich ist es am besten, das Bett auf einen strahlenfreien Platz zu stellen. Aber das ist hier im Bergland oft unmöglich. Selbst Schlafplätze, die von mehreren Rutengängern als gut befunden wurden, stellten sich nach Jahren als bestrahlt heraus (Kupferblech ist heutzutage billig, 1 m × 2 m kosten ca. DM 90,–). Das Problem ist ernst und vielschichtig. Nicht nur, daß die meisten Naturheilkundigen davon ausgehen, daß sich Krebs und andere schwere Krankheiten speziell auf Kreuzungen von Strahlenverläufen bilden, wenn diese im Bereich des Bettes auftreten. Ich muß ergänzend feststellen, daß Krankheiten schwer zu heilen sind, wenn die Schlaf- oder Sitzplätze bestrahlt sind. Und nicht selten heilen Krankheiten allein durch Entstörung der Betten. Einem Patienten mit Blasenkrebs empfahl ich einmal vor vielen Jahren, ein Kupferblech unter sein Bett zu legen. Der Krebs kam zum Stillstand. – Man sollte wohl vermeiden, alle Hoffnung in die Abschirmung zu setzen, aber häufig genug ist sie eine unersetzliche Mithilfe auf dem schwierigen Weg zurück zur Gesundheit.

5. Kapitel

Waerland und das Jahr 2000

Ein typischer Patient

"Ich glaube ein schwieriger Fall zu sein und komme mit der Frage zu Ihnen, ob es auf biologischem Gebiet doch noch etwas für mich gibt. Unlängst war ich bei einem sündteuren Professor, der mir sagte, was ich selbst auch wußte: Essen Sie viel Rohkost, rauchen Sie nicht, trinken Sie nicht und treiben Sie Sport, gehen Sie früh schlafen und regen Sie sich nicht auf! Beinahe hätte ich ihm was erzählt! Die Führung meiner erfolgreichen Firma erfordert von mir, daß ich fast jeden Abend in guten Lokalen essen gehe, zur Verbesserung der Stimmung meiner Geschäftspartner wird natürlich Wein getrunken und geraucht, spät ins Bett gegangen. Wo soll bei meinem Leben Zeit für Sport sein? Aufregungen in Fülle. In die Sauna kann ich schon nicht mehr gehen, weil ich einige arterielle Verschlüsse habe und mein Herz nicht mehr mitmacht. Meine Firma einfach verkaufen brächte mich wahrscheinlich vollends um, denn ich bin zu unruhig zum Privatisieren und würde dann wahrscheinlich noch viel mehr rauchen und gut essen und trinken". "Sie haben recht, für einen Fall wie Ihren gibt es keine 'Zivilisationsarznei', die Homöopathie kann diese Fülle von Zivilisationsschäden nicht ausgleichen. Sie sind zwar ein ausgesprochen krasser Fall, aber ein gewisses Quantum Ihrer Schäden tragen alle Zivilisationsmenschen in sich. Und 'gewisse Zivilisationsschäden' lassen sich durch die Homöopathie auch korrigieren, z. B. Ihre innere Unruhe. Vielleicht ist ihr Jod- oder Magnesiumhaushalt nicht in Ordnung. Wir können uns das ansehen. Auch hat sich die Sauerstofftherapie und potenzierter Schwefel bei Durchblutungsstörungen teilweise als hervorragende Hilfe erwiesen. Nux vomica könnte sich als hilfreich erweisen gegen Ihre Rauchsucht und Trinkerei. Vielleicht müßte man noch an Gefäßoperationen denken oder an die neue Methode der Laserbehandlung von Gefäßverschlüssen. Aber eigentlich ist das doch keine Dauer-Lösung, wenn Sie noch einige Jahrzehnte leben wollen? Bißchen müssen Sie schon selber mitmachen, und das geht auch. Ein ideales biologisches Leben kann keiner führen, aber einiges liegt im Bereich Ihrer Möglichkeiten, und da müssen Sie mithelfen. Ihre akuten Beschwerden können wir mit rasch wirkenden Mitteln wie Sauerstoff-Ozontherapie und medikamentös sofort angehen, nötigenfalls auch Operation, aber Sie müssen weiter denken. Ihre Firma führen Sie doch auch so, daß sie einige Generationen bestehen wird. Und was wir im Laufe des Lebens unserem Körper Gutes tun, bringt stets, aber am auffallendsten im Alter, seinen Ertrag. Das können ganz einfache tägliche Maßnahmen sein, etwa angekeimtes Getreide essen. Ich erzähle gerne die Geschichte jener völlig altersschwachen Oma, die im Altersheim dahinsiechte und auf Drängen eines Markobiotik-Beflissenen eines Tages mit angekeimtem Getreideessen anfing. Sie wurde so lebendig und unternehmungslustig, daß sie jeden Ausflug mitmachte und völlig am Leben teilnahm. Erwähnenswert auch jener junge Arzt eines englischen Altersheimes, der aus Mangel an ärztlicher Erfahrung, und um eben doch etwas zu tun, seinen Schützlingen regelmäßig Vitamine spritzte. Sein Erstaunen war erheblich, als nach Monaten diese alten Leutchen revitalisierten und sogar teilweise wieder arbeiten gingen.

Nach den Erkenntnissen, der modernen Ernährungswissenschaft sind es ein paar Dutzend Grundstoffe, die unseren Körper gesund halten, und diese Grundstoffe sind unverfälscht nur in der Rohkost zu finden. Wenn wir nur Kochkost essen, können diese Grundstoffe schaden und wir werden degenerieren, noch stärker unsere Kinder. Andererseits genügt eine einzige Rohkostmahlzeit täglich, um alle diese Grundstoffe herbeizuschaffen. Noch besser ist natürlich, im Rahmen dieser Rohkostmahlzeit angekeimtes Getreide zu essen, weil wir dann gleich die Frischzellen des jungen Keimlings mitessen und eine energische Portion Vitamine, außerdem viel und sehr aktives Magnesium. Damit sind wir wieder an einem Punkt, welcher der biologischen Medizin nicht genommen werden kann: Die Magnesiumtherapie.

Was unser Blut rot färbt, ist das Eisen. Und was Pflanzenblut grün färbt, ist das Magnesium. Magnesium ist ein Wunderelement. Es versetzt die Pflanzenzelle in die Lage, Sonnenlicht einzufangen und aus ihm Substanz herzustellen, letzten Endes Eiweiß, Fett, Kohlehydrate, auf welchen sich die Nahrungskette für alle weiteren Lebewesen der Erde aufbaut. Somit ist Magnesium unser Sonnenelement. Es hat eine ganz spezielle Verwandtschaft mit der Sonne. Ich sage oft: Magnesium bringt Sonne ins Haus. Damit meine ich in unseren Körper. Und wo Sonne ist, da flieht alles schlechte: Aggressionen, Verkrampfungen, Müdigkeit und Interessenlosigkeit, böse Gefühle.

Unsere Reformvorgänger hatten natürlich keine Magnesiumtabletten wie gegenwärtig, und eigentlich sind sie auch nicht nötig, solange gesundes Blattgrün zur Verfügung steht und Sommer ist. Aber jetzt nach Tschernobyl? Ich glaube und handle danach, daß viel Magnesium in unserem Körper, selbst wenn es etwas radioaktiv bestrahlt ist, viel mehr nützt als wenn wir versuchen, der allgegenwärtigen Strahlenverseuchung durch Meiden von Blattgrün aus dem Wege zu gehen. Meines verstorbenen Pflanzenlehrers, Heilpraktiker Heinrich Pumpe, München, muß ich hier gedenken, der es verstand, neben dem Lehrstoff auch unsere feineren Empfindungssinne für die Pflanzenwelt und ihre Wirkungen zu öffnen. Er ist stets imaginär gegenwärtig, wenn wir seine ausgezeichneten Salat- und Spinatrezepte in die Tat umsetzen. Diese natürlich gewachsenen Potenzen von Chlorophyll (Magnesium) mit zahllosen wichtigen Begleitstoffen sind doch von keinem Magnesiumpräparat aus der Apotheke auch nur im entferntesten erreichbar. In die Apotheke müssen wir früh genug gehen, wenn wir krank sind, aber zur Gesunderhaltung und Krankheitsvorbeuge müssen wir selbst sorgen. Sie können doch im Laufe des Vormittags oder mittags, wenn Sie nicht gerade unterwegs sind, ein Gericht aus gekeimtem Getreide essen, und wenn Sie abends im Lokal sind, bekommen Sie jederzeit eine schöne Salatplatte, wie es ja viele andere Geschäftsleute auch schon tun, ohne sich zu blamieren.

Eine Schilderung aus der Bibel hat mich immer wieder beeindruckt. Nebukadnezar, der große König von Babylon, war wahnsinnig geworden. Daraufhin bekam er sieben Jahre lang nur frisches Blattgrün zu essen, schlief und lebte unter freiem Himmel, wurde gesund und, ja, das war noch eine eigenartige Nebenwirkung des Magnesiums: Er regierte wieder und wurde gerecht im religiösen Sinn. Wir haben hier eine Wirkung des Magnesiums, die ich vorhin nicht so eindeutig herausstellen konnte. Die Sonne war bei den alten Kulturen das Symbol für Gott, denn Gott hatte sein Symbol im Licht, im geistigen Licht, würden wir Heutigen vielleicht sagen. Das ist Magnesium in seiner reifesten Form. Dieses Licht bringt es in uns. Natürlich nicht gleich. Aber wenn wir uns an eine gut dosierte biologische Magnesiumtherapie halten, können wir im Laufe des Lebens einen Reifungsgrad zu feinstofflichen Einsichten erreichen, der uns ohne dieses Pflanzenblut als Blattgrün kaum möglich wäre.

Stellen Sie sich ein gesundes Kind vor, das vom Schlaf erwacht und mit sprühender Lebhaftigkeit und Intensität in den Tag strebt. Ebenso geht es den frischen Getreidekörnern, wenn sie von Feuchtigkeit und Wärme umgeben sind. Sie erwachen und mobilisieren alle Lebensenergien, treiben Würzelchen und Stengel heraus und bilden sofort ihr Blut, das wir an der Grünfärbung des Stengels erkennen können. Regelrecht brutal, dieses Wunderwerk zwischen den Zähnen zu zerstören, aber die Lebenspotenzen des keimenden Getreides werden in unserem Organismus zu einer höheren Lebensform geführt und umgewandelt, sie leben im Menschen fort. Wurden hingegen diese mächtigen Lebenskräfte vor dem Essen durch Kochen zerstört, so fehlen sie unserem Körper. Der Naturheiler meint mit lebendiger Nahrung ganz bewußt auch deren seelische Lebenskraft und nicht nur die Summe von vielen chemischen Elementen und Verbindungen, wie wir sie vielleicht auch in der Apotheke herstellen könnten oder als Kochkost vorfinden. Muß gekocht werden, dann so schonend wie möglich und so naturbelassen wie möglich. Kartoffeln, Bohnen, Mais, Brennesseln kann man nicht roh essen, aber schonend kochen und die Gemüsebrühe trinken. Are Waerland hat schon vor vielen Jahrzehnten in seinem grundlegenden Werk: – Der Weg zu einer neuen Menschheit – die meisten Grundfragen um Gesundheit und Krankheit gelöst. Auf Seite 134 schreibt er über das Problem der Feuerbehandlung von Nahrungsmitteln. Sein Bericht beginnt damit, daß

1927 McCarrison von der Indischen Regierung beauftragt wurde, Ernährungsforschungen zu betreiben. Er ließ sich 1189 gesunde Ratten fangen und ernährte sie nach den Ernährungsgewohnheiten des Hunzavolkes, die in einem Hochtal Nordindiens leben. Diese lebten bis dahin weitgehend rohköstlerisch von rohem Getreide und rohen Aprikosen, da ihnen das Brennmaterial zum Kochen fehlte. Die Ratten gediehen bei dieser Kost prächtig, nahmen zu und vermehrten sich in gut zwei Jahren auf 2243 Individuen. Keine Krankheiten.

Nun teilte McCarrison die Ratten in acht Gruppen und ernährte sie so, wie sich die Menschen von sieben indischen Provinzen ernähren. Die achte Rattengruppe erhielt die Nahrung von englischen Arbeitern. Schreckliche Krankheiten fielen über die armen Tiere her. Am schlimmsten waren jene betroffen, die wie die Eingeborenen von Madras und Bengalen und wie die englischen Arbeiter leben mußten. Dr. G. T. Wrench sagte bei Betrachtung der Krankheitenliste, die in Waerlands Buch eine ganze Seite füllt: Es sei eine verhältnismäßig vollständige Liste aller Krankheiten, die unsere medizinischen Nachschlagebücher enthalten. – Das läßt sich vorstellen, denn die ersten Ratten, die von der Kost der englischen Arbeiter lebten, starben schon nach sechzehn Tagen. –

Ottfried Müllers Nagelkapillaren

Die Erhitzung von Lebensmitteln kann sich allerdings sehr verschieden auf den menschlichen Organismus auswirken. Es besteht ein beträchtlicher Unterschied darin, was man erhitzt. Hierbei liegen Anhaltspunkte vor, daß die Erhitzung von Pflanzenkost dem Menschen weniger schadet als die Erhitzung von tierischer Kost, also von Fleisch, Fisch, Ei, Milcheiweiß. Und niedrig organisierte Pflanzenkost wie Kartoffel scheint bei Erhitzung weniger Schaden zu nehmen als hochorganisierte Pflanzenkost von hohem Eiweißgehalt wie beispielsweise Getreide. Ein Forscher, Ottfried Müller, untersuchte, ebenfalls vor Jahrzehnten, die Kapillarstrukturen unter den Fingernägeln beim Menschen, weil dort die Äderchen unter dem Mikroskop sehr gut sichtbar sind. Die Struktur dieser feinen Äderchen ist ein Abbild des gesamten Gefäßsystems im Menschen. Normalerweise müssen die Kapillaren unter den Nägeln gerade, gleichmäßig dünn und ohne Stauungen sein. Aber häufig sehen sie aus wie geschlängelte Flußläufe mit Verdickungen und Einschnürungen, Ablagerungen und Stauungen des Durchflusses. Sobald diese Personen eine streng eiweißarme Kost einhielten, normalisierte sich das Gefäßsystem unter den Fingernägeln (und gleichzeitig im gesamten Körper). Dieser Forscher konnte recht beachtliche Verbesserungen der Gefäßstruktur oft bereits nach wenigen Wochen vegetarischer Kost beobachten. Er stellt fest, daß die zivilisierte Menschheit viel zu viel Eiweiß zu sich nimmt und daher die Erkrankungen des Gefäßsystems mit allen Folgeerkrankungen herrühren.

Aufmerksam auf die Giftigkeit von erhitztem Fleisch wurde ich durch die Tatsache, daß der Mensch sterben kann an großflächigen Verbrennungen seiner Haut. Das hängt nicht, wie oft angenommen, damit zusammen, daß die Haut nicht mehr atmet, sondern mit der Selbstvergiftung des Organismus durch die Eiweißgifte der verbrannten Haut, die jetzt ohne Entgiftung durch die Leber direkt in den Kreislauf geraten. Wurde eine Mahlzeit mit gekochtem Fleisch gegessen, so sammeln sich die Eiweißpartikelchen davon erst einmal in der Pfortader, werden von ihr in die Leber transportiert und dort entgiftet. Daher merken wir von der Giftigkeit nichts. Das stimmt aber auch nicht ganz, wie wir von Wendt wissen, denn eine schleichende Vergiftung gibt es eben doch. Nach einem Versuch an Kaninchen (ich zitiere wieder aus dem Gedächtnis) kann zu sehr eiweißhaltiges Pfortaderblut hochgiftig sein. Entnimmt man einem normal vegetarisch lebenden Kaninchen einige ccm Blut aus der Pfortader und spritzt es ihm in den großen Kreislauf ein, so können sich leichte Vergiftungserscheinungen zeigen. Füttert man so ein Kaninchen mit Fleisch und tut das gleiche, so stirbt es.

Hochwertiges Eiweiß finden wir nicht nur in Fleisch, Fisch, Eiern und Milchprodukten, sondern auch in Hülsenfrüchten und Getreide. Nach meinen Kenntnissen über erhitztes Eiweiß als Allergienahrung muß ich feststellen, daß Hülsenfrüchte nach Erhitzung nur in Ausnahmefällen schädliche Nebenwirkungen auf den menschlichen Körper haben, während man beim Weizen mit seinem teils enorm hochgezüchteten Eiweißanteil vorsichtiger sein muß. Zöliakie im Kindesalter ist eine schwere Darmerkrankung als Resultat einer akuten Überempfindlichkeit auf erhitztes Getreideeiweiß, wobei sich der gesamte Darmtrakt entzünden kann und die lebenswichtigen Darmzotten, welche die Nahrung aufsaugen, einschmelzen.

Im Prinzip ist ja alles klar, Waerland hat es eindeutig erkannt und auch genannt, und ich bedauere immer nur, daß die heutigen Ernährungsforscher auf seinem Gedankengut aufbauen, ihn aber nicht nennen. Das Prinzip heißt: Zurück zur Rohkost. Entfernen wir uns etwas davon, werden die Schäden etwas sein. Entfernen wir uns weit davon, werden die Schäden erweitert sein. Daran wird sich durch noch so geschickte Manipulationen und wissenschaftliche Spitzfindigkeiten nichts ändern. Unser Organismus ist durch Jahrmillionen auf Rohkost eingeschworen und kann sich nicht davon entfernen, am wenigsten die Zelle. Ich wiederhole: Das ist das Prinzip.

Als Behandler hat man sich mit einer ganz anderen Problematik herumzuschlagen. Und deshalb lassen viele biologische Behandler, die das natürliche Heilprinzip der Rohkost kennen, die strenge Form der Rohkost aus ihren Ernährungsvorschriften weg. Denn die plötzliche Umstellung auf Rohkost wirkt auf den Körper wie der Entzug einer Droge, Zigarette, Kaffee, Rauschgift usw. Das hält kaum ein Gesunder, geschweige denn ein Kranker aus. Allein die Umstellung der Darmfunktion, neue Verdauungsfermente werden benötigt, neue Darmbakterien ebenfalls. Die ganze Küche muß umgestellt werden, neue Speisefahrpläne gelernt, gründlich gekaut usw. usw. werden. Ich habe in meiner ersten Münchner Praxis auf dieser Basis zu arbeien versucht und Verständnislosigkeit, ja sogar Gelächter geerntet. Keinen meiner Patienten konnte ich von der Rohkost überzeugen.

Dieses gleiche Dilemma veranlaßte denn auch Waerland, sein Heilsystem nicht auf der strengen Rohkost aufzubauen. Die Zeit war für diesen (Rohkost)-Pionier nicht reif. Und man muß zugeben, daß es gewisse Gegenargumente gibt, die auch zu denken geben. Seit Jahrtausenden wird gekocht. Hat nicht doch eine gewisse Anpassung stattgefunden? Man muß den Eindruck haben, daß der Mensch mit Hilfe spezifischer Darmbakterien Kochkost länger aushält als Versuchstiere. Wir hörten von Volksstämmen, die nur von gekochtem Mais mit Bohnen leben usw. Papst Johannes XXIII. war eines der vielen Kinder einer norditalienischen Bauersfamilie. Er erzählte, bei ihnen hätte es praktisch nie etwas anderes gegeben als Maisbrei, also gekochtes Maismehl. Zweimal im Jahr, zu Ostern und einem anderen Fest, hätte es eine Art Kuchen gegeben. Alle waren gesund bei dieser Ernährung, er selbst sehr leistungsfähig bis ins hohe Alter.

Sicher, Kochkost ist nicht gleich Kochkost. Wenn wir immer die gleiche Kochkost essen wie etwa Johannes XXIII., können sich bestimmte Darmbakterien bilden, die diese einseitige Kost umwandeln und so aufwerten, daß uns nun die Bakterien das liefern, was in der Kochkost fehlt, Eiweiß, Vitamine, Vitalstoffe. Bei gekochter Mischkost unter Hinzufügung von tierischem Eiweiß können sich keine Helferbakterien im Darm bilden, die Kost wird ungesund wenn nicht gar giftig, und unser Organismus beginnt, auf bestimmte Nahrungsbestandteile allergisch zu reagieren.

Vor allem erhitztes Milcheiweiß kann hochgradig schädlich werden. Es sticht bei unserem praxiseigenen Allergietestverfahren so hervor, daß die allermeisten Kranken sich als Milcheiweißallergiker erweisen. Milcheiweiß erweist sich an diesem Personenkreis als dermaßen giftig, daß auch mit der besten Homöopathie nicht dagegen angehalten werden kann. Selbst Butter muß gemieden werden. Meine Frau und ich gehören auch zu den Milchallergikern, aber wir dachten, doch Butter essen zu können, da wir beim Allergietest auf Butter nur schwach reagierten. Ich kam von meinen Katarrhen nicht los, meine Frau nicht von ihren Depressionen, bis wir uns entschlossen, auch die Butter wegzulassen. Das wars. Meine Frau hatte von Stund an nie mehr eine Depression, und ich nie mehr einen Schnupfen.

Die Reformbewegung wächst, das Schrifttum nimmt zu, die Kranken beginnen aufzuhorchen. Aber alle Schritte basieren bislang auf Privatleistungen. Man kann nur hoffen, daß bald die staatlichen Organe über die Schulen und Hochschulen diese Lücke in der Gesundheitsaufklärung so füllen, daß man zustimmen kann. Anläufe hat es schon immer wieder gegeben, aber man ist den Eindruck nie losgeworden, daß gewisse Interessenkreise aus der industriellen Nahrungsmittelherstellung kräftig mitmischten und vieles verdarben. Sonst wäre es nicht denkbar, daß trotz dieser Erkenntnisse seit Beginn dieses Jahrhunderts in Holland (und einigen anderen Ländern) radioaktive Nahrungsmittelbestrahlung erlaubt wurde, Milcherhitzung allgemein üblich ist und chemische Zusatzstoffe in Nahrung und Landwirtschaft so verbreitet sind, daß den Müttern teilweise vom Stillen ihrer Babies abgeraten wird, da die Muttermilch verseucht ist. Reines Trinkwasser gibt es wohl gar nicht mehr.

Und wir dürfen nicht vergessen, daß die Nahrungsmittelveränderung nur ein Glied darstellt in einer langen Kette von Eingriffen in die Natur. Darüber sind viele Bücher geschrieben worden, und ich bringe hier ein Beispiel aus einem noch sehr vernachlässigten Bereich, dem der Zähne. Eine Bekannte hatte sich ihren umfangreichen Zahnersatz in Kunststoff machen lassen, wozu ich eigentlich immer rate. Sie fühlte sich davon krank, wir testeten und stellten eine Allergie gegen diesen Kunststoff fest. Der Zahnersatz wurde aus verschiedenen Gründen nicht entfernt und die Frau verübte Selbstmord. Ursache nicht nachweisbar. Ich selbst ließ mein Gold aus den Zähnen entfernen und gegen Kunststoff austauschen und fühlte mich nach Entfernung der letzten Goldfüllung derart energiegeladen, daß ich in einer Woche nach Feierabend vier Bergtouren unternahm, wo ich vorher vor Schlappheit jahrelang keine einzige gemacht hatte. Ich war Goldallergiker."

Bis zu diesem Punkt ist es im Rahmen einer Praxisberatung häufig notwendig, einen gestreßten Zivilisationsmenschen aufzuklären. – Wenn er bereit ist, täglich eine Rohkostmahlzeit zu essen, möglichst gut gekaut, vielleicht sogar mit gekeimtem Getreide, so könnten allein dadurch die schwersten Zivilisationsentartungen gebannt sein. Die Gesamtproblematik geht leider weit über diesen Praxis-Aufklärungs-Rahmen hinaus, denn die Natur zahlt uns alles in Heller und Pfennig zurück, was wir ihr zugefügt haben. Unsere Erde nicht weniger als unser Körper. Wenn es uns Menschen nicht gelingen sollte, durch Weisheit und Strenge zu uns selbst eine Ausgewogenheit zu schaffen zwischen dem, was wir fordern und dem, was uns guttut, so wird die sonst gütige Natur zur grausamen Richterin. Laotse vor 2500 Jahren: 'Genug haben ist Glück, mehr als genug haben Unheil.' Wie närrisch zu glauben, wir Menschen unterlägen keinen Einschränkungen und könnten uns soviel nehmen, wie wir Lust haben. Wir können weder alles essen, wozu wir Lust haben, noch können wir alle Annehmlichkeiten genießen, die sich bieten, noch können wir mit der Erde verfahren, wie es uns beliebt. Wir Menschen wünschen die Beseitigung aller Einschränkungen. Kinder lassen sich nicht mehr bändigen, Eheleute glauben an das große Glück durch Freiheit und Selbstdarstellung, in Wirtschaft, in Politik, überall das Gleiche. Alles glaubt, seine eigenen, neuen Richtlinien und Gesetze finden zu müssen, um glücklich zu sein. Dennoch liegen alle Lebensregeln und Lebensgesetze auf organischer und geistiger Lebensebene fest, und wir Menschen können uns in nur sehr beschränktem Rahmen innerhalb dieser abgesteckten Marken bewegen, und tun gut daran.

Wir sehen uns daraufhin einige weitere Ausführungen aus Waerlands Buch – Der Weg zu einer neuen Menschheit – an. Es geht um das Drainage- und Selbstreinigungserfordernis in unserem Körper.

Auf Seite 293 schreibt er über die

Amöbe und die Drainage

Es gibt also, wenn ich Waerlands lesenswerte Schilderung nacherzähle, die Unsterblichkeit auf Erden. Nur ist diese auf ein Kleinstlebewesen beschränkt, die Amöbe. Sie ist ein einzelliges Lebewesen, das im Meer wohnt und die beachtenswerte Eigenschaft besitzt, die aufgenommenen Nahrungsstoffe nach der Verwertung wieder so restlos aus sich zu entfernen, daß keine Schlacken zurückbleiben. Und da das Meer groß ist, verteilen sich die ausgestoßenen Schlacken so sehr, daß sich die Amöbe damit nicht vergiftet.

Alexis Carrel hat als leitender Zellforscher im Rockefeller-Institut Versuche durchgeführt, die ebenso wie die Versuche anderer Forscher belegen, daß das ewige Leben einer Zelle von deren Selbstreinigung abhängt. Wurde nämlich die Nährflüssigkeit, in der die Zellen schwammen, immer rasch genug von den ausgestoßenen Schlacken der Amöbe befreit, so lebten diese Zellen ewig und vermehrten sich entsprechend. Wurde jedoch die Nährflüssigkeit nicht erneuert, so verschlackten die Amöben, weil sie unreine Nahrung aufnahmen und auch ihre Stoffwechselendprodukte nicht recht loswurden, und nun starben sie.

Wenn wir diese Verhältnisse auf den Menschen übertragen, so müßten wir, nach Waerlands Schlußfolgerung, schlackenarme Kost essen und viel Flüssigkeit zur Reinigung des Körpers trinken. Die schlackenärmste Kost ist natürlich Rohkost, und das am meisten reinigende Getränk Wasser. Von letzterem können ohne Schaden 2–3 Liter täglich getrunken werden.

An anderer Stelle berichtet Waerland über den

Rhythmus der Organfunktionen

oder den Tagesrhythmus des menschlichen Körpers. Forscher wie Dr. Alexander Haig und der französische Arzt Bouchard hatten Untersuchungen vorgenommen, wann im menschlichen Körper welche Menge Harnsäure und andere Stoffwechselendprodukte ausgeschieden würden. Sie fanden, daß in der Zeit von morgens 4–12 Uhr die meisten Schlacken ausgeschieden werden, und daß sich die Menge der Ausscheidung vermehren läßt durch viel

Trinken in dieser Zeit und leichte, kleine Obstmahlzeiten. Auch durch Bewegung. Von 12 Uhr bis 8 Uhr abends nimmt die Schlackenausscheidung ab, und von 8 Uhr abends bis 4 Uhr morgens erliegt sie fast ganz. Diesen gleichen Rhythmus hat man auch bei Raubtieren gefunden und nannte ihn Raubtierrhythmus.

Dieser Rhythmus zeigt uns andrerseits, daß in den Vormittagsstunden, wenn der Körper eine gewaltige Leistung zur Selbstreinigung aufbringt, keine schweren Mahlzeiten gegessen werden dürfen. Das unterbricht die Ausscheidung der Schlacken. Dieser Logik folgend, verlegte Waerland seine Hauptmahlzeit auf die Abendstunden, denn es hatte sich in den Versuchen gezeigt, daß die Hauptaufnahmezeit der Nahrungsbestandteile in der Nacht stattfindet, wenn keine Energie für die Muskulatur benötigt wird und der ganze Blutstrom sich auf die Körpermitte der Verdauungsorgane konzentrieren kann.

Waerland war nach seiner Umstellung auf Lacto-vegetabile Kost morgens sehr frisch. Er ging gewöhnlich nach dem Abendessen, so wie er es beschreibt (Salate und gekochte Pellkartoffeln) um 23 Uhr zu Bett und stand dann um 4 Uhr morgens auf. Fünf Stunden Schlaf reichten ihm.

Mich beschäftigt die Frage, welcher Art die Milch war, die er verbrauchte. War sie roh oder erhitzt? Denn wir haben ja noch den Mäuseversuch im Gedächtnis, den Breuß beschreibt, daß die Mäuse bald starben, wenn sie Kost erhielten, die erst erhitzt, dann abgekühlt, und dann wieder erhitzt wurde. Wollte man diesen Vergiftungsvorgang am eigenen Körper vermeiden, so dürfte man nichts essen, was konserviert, blanchiert und eingefroren, sterilisiert, eingekocht, erhitzt und tiefgefroren ist. Mit der Milch verfährt man auch so, auch mit Käse und Joghurt etc. Diese Nahrungsmittel werden erhitzt, längere Zeit kühl gehalten und dann verbraucht. Vielleicht entwickelt sich dadurch ihre merkwürdige Unverträglichkeit für den Menschen.

Nun wissen wir den Grund, warum ich meinen Patienten, wenn sie sich auf Ernährungsdinge einlassen, nicht empfehle, gleich nach dem Aufstehen zu frühstücken. Waerland glaubt zwar und wohl mit Recht, daß Früchte den morgendlichen Ausscheidungsprozeß fördern würden. Aber auch Früchte müssen im Magen-Darmkanal chemisch zerlegt werden, und wenn eine entsprechende Flüssigkeitsmenge von 1–2 Litern am Vormittag nachgetrunken wird, so werden die Verdauungssäfte so stark verdünnt, daß die genossene Nahrung nicht mehr chemisch zerlegt werden kann. Aber mit einer anderen Maßnahme läßt sich der Drainageprozeß um die Zellen verstärken. Jarvis beschreibt in seinem Buch: 5 × 20 Jahre leben – die sog. Essigkur. Nach seinen Forschungen empfiehlt es sich, morgens 1–2 Teelöffel Essig, am besten Apfelessig, in das Drainagegetränk zu geben. Damit hätten wir einerseits die Ausscheidungsanregung der Fruchtsäure im Getränk und zum anderen den Säureschutz unserer Zelle, damit möglichst Rheuma und Krebs unterbleiben. Wer Essig nicht verträgt, kann auch 1 Eßlöffel Wein zu einem Glas Wasser geben mit der gleichen entschlackenden Wirkung.

Bewegung in frischer Luft

Zu einem gut funktionierenden Drainagesystem gehört beim Menschen Bewegung und frische Luft. Es ist uns gar nicht mehr bewußt, daß der Mensch seine natürlichen Waffen wie Zähne, Kraft und Krallen eingebüßt hat zugunsten seiner Intelligenz und seiner Beine. In einigen Gegenden der Welt kann man heute noch beobachten, wie Eingeborene das Wild zu Tode hetzen. Nicht durch Schnelligkeit, sondern durch Ausdauer. Buschmänner Australiens können ein Tier über drei Tage und Nächte verfolgen, bis es zusammenbricht. Von Kriegsberichten weiß ich, zu welch unglaublichen Laufleistungen auch der zivilisierte Mensch fähig ist. Ein Landser erzählte mir, daß sie eine ganze Nacht lang durch die russischen Wälder zurückliefen, immer auf gleicher Höhe mit den vorrückenden russischen Panzern auf der Straße. Ich kenne einen Läufer, der 100 km ganz ungezwungen in einem Tageslauf zurücklegt. Eigentlich sind ja alle Säugetiere Wanderer, weil ihnen die den Insekten eigene Schutzeinrichtung gegen Strahlen fehlt. Und so ist ganz sicher auch der Mensch ein Wanderlebewesen über lange Zeiträume gewesen, um Strahlen auszuweichen. Wenn sich unser Organismus in früheren Zeitepochen auf viel Bewegung eingerichtet hatte, so hat er auch die anderen Lebensprozesse darauf ausgerichtet, so daß zur Gesunderhaltung eines vom anderen abhängt. Die Drainage unseres Körpers hängt zu einem beträchtlichen Teil von der täglichen Bewegungsmenge unseres Körpers ab.

Der Arzt Jackson geht in seinem Buch "Nie mehr krank sein" sogar so weit, zu behaupten, daß nach seinen gemachten Erfahrungen viel Bewegung noch wichtiger ist als gesunde Ernährung. Damit will Jackson sinngemäß sagen: Man kann sich auch mit der gesündesten Nahrung nicht gesund erhalten, wenn man sich nicht bewegt. Er hat sich selbstverständlich gesund ernährt, Vollgetreidebreis etc., Mäßigkeit im Essen geübt. (10000 Jahre alter Spruch in sumerischer Keilschrift: Der Mensch ißt ein Viertel für sich, drei Viertel für den Arzt).

Aber am meisten imponiert in seinem Buch der Wille zur Bewegung und die Resultate daraus. Jackson stellte sich den Wecker früh, begann mit energischen Bewegungen und Gymnastik bereits im Bett, duschte sich dann kalt und rieb den feuchten Körper vor dem offenen Fenster trocken, indem er sich heftig bewegte und gleichzeitig mit seinen Händen seinen Körper massierte. Da sein Haus in Kanada lag und das Schlafzimmer ungeheizt war, kann man sich im Winter die Temperaturen vorstellen. Dann ging er jeden Tag zu seiner 8 km entfernt gelegenen Praxis und abends zurück, oft lief er die Strecke. Seine seelische Gesundheit samt geistiger und körperlicher Leistungsfähigkeit blieben bis ins hohe Alter außerordentlich. Gestorben ist er leider an einem Unfall. Vielleicht ist Jacksons Behauptung richtig, daß der

Zündstoff für alle Drüsen im Körper ein Hormon ist, welches sich im Muskel bildet. Dieses "Superhormon" bildet sich aber nur dann im Muskel, wenn dieser ausreichend bewegt wird. Wenn wir von dieser Schlüsselfunktion der Muskulatur ausgehen, kommen wir zu völlig neuartigen Betrachtungsweisen des gesamten Gesund-Verhaltens.

Ein weiterer Arzt, van Aaken, kam offenbar zu den gleichen Schlüssen und dürfte meines Erachtens als der Vater der Trimm-Trabbewegung gelten. Von van Aaken stammt das Buch: Programmiert für 100 Lebensjahre. Er vertritt in seinem sehr lesenswerten Buch das fundierte Argument, daß es nicht so sehr ankommt auf die Art der Nahrung, sondern darauf, daß sowenig gegessen wird, daß der bei der Nahrungsverwertung im Körper anfallende Wasserstoff möglichst vollständig durch Atmungssauerstoff zu Wasser verbrannt wird. Und diesen Überschuß an Atmungssauerstoff erhält der Körper durch sportliche Dauerleistungen, die so geartet sein müssen, daß nach der Leistung mehr Sauerstoff im Körper frei verfügbar ist als vor Antritt des Trainings, bei dem es sich ja meistens um Langstreckenlauf handelt, oder Trimm-Trab. Normaler flotter Dauerlauf erfordert vom Läufer so viel Sauerstoff, daß dessen Körper nach dem Lauf sauerstoffverarmt ist und sich müde fühlt. Anders beim Gesundheitslauf, der so mühelos und mit gelegentlichen Verschnaufpausen vor sich gehen soll, daß die Teilnehmer sogar miteinander sprechen können. Bei dieser Laufart liegt besonderes Gewicht auf der Atmung, die so intensiv eingerichtet sein muß, daß die Läufer im Muskelgewebe stets einen Sauerstoffüberschuß haben, was sich nach Beendigung des Trainings in einer Beseitigung von Müdigkeitserscheinungen zeigt. Der Läufer ist nach dem Lauf frisch.

In der Verbrennung von Wasserstoff durch Sauerstoff zu Wasser sieht van Aaken den Grundmechanismus zur Verhinderung von Krebs. Ich halte das für erwiesen durch seinen Gruppenversuch am Menschen. Van Aaken ließ sich nach der Rückkehr vom Krieg im Rheinland nieder und begann schon bald eine große Gruppe von Läufern um sich zu scharen, jung und alt, die täglich nach seiner Methode der Sauerstoffvermehrung im Gewebe viele Kilometer liefen. Von diesen ca. 600 Läufern war nach vier Jahrzehnten noch keiner an Krebs erkrankt, wo nach der statistischen Häufigkeit über hundert hätten erkrankt sein können. Auch andere Zivilisationsschäden wie Herzinfarkt, Zuckerkrankheit und Gefäßerkrankungen sind so gut wie nicht bekannt geworden, Volksseuche Rheuma selten. Van Aaken sollte allerdings nicht so auf die "Ernährungsfanatiker" herabsehen, wenn seine Methode besser funktioniert. Wer sucht denn nach Gesundheit? Kranke natürlich. Und diese fangen gewöhnlich mit einer Diätumstellung an und machen dann mit anderen Gesundheitsmaßnahmen weiter, bis sie gesund sind. Nehmen wir an, es gelänge, alle Menschen von Kindheit an zu einem täglichen Trimm-Trab von 10 km zu erziehen bei ausgewogener, aber knapp gehaltener Mischkost. Die Menschen würden gesund bleiben. Aber wie soll es gehen, wenn in Großstädten abends Hunderttausende oder Millionen ihre Laufschuhe anziehen? Ich meine, man sollte den verdienstvollen Arbeiten alter und neuer Ernährungsschulen ihre Daseinsberechtigung zugestehen und darauf aufbauen. Viele Kranke haben weltweit damit Heilung oder Besserung erfahren. So viele Kinder werden durch falsche Kost krank. Mit ihnen Sport zu treiben, ist oft nicht möglich. Aber sie mit viel Rohkost zu ernähren ist eben schon leicht möglich.

Charlottes Waisenhaus

Eine gute Bekannte von mir, Krankenschwester Charlotte, hatte nach dem Krieg ein Heim von Kriegswaisenkindern übernommen. Diese Kinder litten fast alle an Furunkulosen und vielen anderen Hauterkrankungen, Infektionen mit Fieber und Darmerkrankungen, Läuse hatten alle. Die Ärzte, soweit vorhanden, gingen ein und aus, aber der Zustand im Heim änderte sich überhaupt nicht. Angeregt durch Waerland beschloß sie, einen Großversuch zu machen. Sie setzte das ganze Heim auf Rohkost, was zur damaligen Zeit sehr schwierig war. Man bekam ja nicht alles so einfach wie heute. Fast schlagartig traten bedeutende Veränderungen ein. Infektionen, Furunkulosen und Hautkrankheiten, Bauchschmerzen und Läuse verschwanden von alleine und kamen nie wieder. Auch ohne Sport. Später verabreichte Schwester Charlotte den Kindern auch schonend gekochtes Gemüse, Kartoffeln und Getreide, aber ein beträchtlicher Anteil der täglichen Nahrung blieb Rohkost. Die Kinder blieben gesund.

Der Mensch darf einfach nicht dem Glauben verfallen, er könne mit der Welt und seinem Körper schalten und walten, wie er wolle, ohne Folgen zu erleiden. Das sog. Menschsein unserer Spezies, wollen wir es hier einmal rein körperlich verstehen, stellt den letzten Moment dar einer Millionen Jahre dauernden Entwicklung. Und während dieser unendlich langen Zeit haben sich der Zelle unseres Körpers gewisse Umweltfaktoren eingeprägt, die nicht mehr auszulöschen sind, schon gar nicht von ein paar Jahrtausenden "Menschsein". So kommt unsere Zelle nicht los von der Rohkost. Über Jahrmillionen hat sie nichts anderes bekommen, und weil es Rohkost war, wurde sie in die Lage versetzt, sich höher zu organisieren und dieses unglaublich komplizierte Gebilde Mensch von 60 Billionen Zellen zu erschaffen, das sog. Ebenbild Gottes. Selbstverständlich bin ich mir der Partnerschaft Gottes dabei bewußt, aber die Partnerschaft Gottes hat ja heute nicht aufgehört, obwohl wir krasse Abbau-, also Degenerationserscheinungen dort erleben, wo Menschen vom Weg der Natur abweichen, Zivilisationskost essen, Zivilisationsburgen bewohnen, Zivilisationsluft und -wasser einnehmen. Es scheint, als habe der Mensch seine höchstmögliche Entwicklungsstufe erreicht, sei an einem Wendepunkt und müsse nun den Weg in den Untergang antreten.

Die Anzeichen sind so, aber nicht Gottes Wille. Denn die Höherentwicklung des Menschen in die Kindschaft Gottes hinein hat erst begonnen und kann sich, wenn wir Menschen die uns gegebenen Möglichkeiten ergreifen, über viele Jahrmillionen zum Segen des Menschen und der Gesamtschöpfung fortentwickeln. Voraussetzung dazu ist, daß wir so weitermachen, wie Gott uns von den Anfängen der Schöpfung bis zu diesem Jetzt geführt hat.

Hierzu nochmal die Stimme Waerlands:

Die "glücklichen" Affen von Chikago

Anfang dieses Jahrhunderts hatte man im Zoologischen Garten von Chikago ein ultramodernes Affenhaus errichtet mit gleichmäßigen Temperaturen entsprechend den Durchschnittstemperaturen in den Tropen, totaler Hygiene und Keimfreiheit, großen, vor Zugluft schützenden Fenstern, ausgesuchter Nahrung nach wissenschaftlichen Richtlinien von Früchten und Nüssen, aber auch Mischkost. Alle Besucher der ersten zwanzig Affen, die man aus den Tropen hatte kommen lassen, sprachen von den "glücklichen" Affen, die es so schön haben würden. Doch ein halbes Jahr später mußte der Direktor des Zoos bekennen, daß die Affen "stürben wie die Fliegen".

Als auch das Schicksal der letzten fünf tuberkulosekranken Affen besiegelt schien, bat der Tierarzt der Anstalt, Dr. Evans, den Direktor darum, mit den restlichen Affen einen Versuch machen zu dürfen. Er wurde ihm genehmigt, da man sowieso ein neues Aufgebot von Affen aus den Tropen bestellen mußte. Dr. Evans setzte die letzten Affen, die fast ihr ganzes Haarkleid verloren hatten, in ein Freigehege, in dem lediglich ein Holzschuppen errichtet war, der mit der geschlossenen Seite gegen Wind und Regen schützte. Ihre Nahrung wurde einfache Affenkost.

Eine merkwürdige Veränderung trat ein, denn die fünf Affen, die vorher ständig zusammengekauert an der Heizung gesessen hatten, sprangen nun munter umher und benützten den Schuppen nur nachts zum Schlafen. Der Herbst kam, und die Haare begannen wieder zu wachsen. Im Winter hatten sie wieder ein prächtiges Pelzkleid, die Tuberkulose war verschwunden, und selbst bei Temperaturen von minus 20°C tummelten sie sich munter im Freien und kauten an ihren Bananen, Äpfeln und Nüssen.

Als die neuen Affen aus den Tropen angereist kamen in das ultramoderne Affenhaus, das wieder piekfein hergerichtet und keimfrei gemacht worden war, konnte man ihr Schicksal vorhersehen. Nach einem dreiviertel Jahr waren sie alle tot, während die Freiluftaffen munter wie eh und je bei jeder Witterung im Freien lebten.

Waerland zitiert Alexis Carrel, der die Worte sprach: "Eine im Winter und Sommer ständig gleichmäßige Temperatur um den menschlichen Körper bedeutet, daß das sinnreiche System von zusammenwirkenden Muskeln, Drüsen und Nerven in seiner Haut und anderen Organen, die ihn gegen den Einfluß von Temperaturschwankungen schützen sollen, unwirksam wird und verfällt."

Das kann man an jedem Haustier beobachten. Solange es sich drinnen aufhält, bleibt es und die Körperfunktionen wie Nieren etc. träge. Kaum dürfen Hund oder Katze hinaus, fährt Leben in sie hinein, sie werden aktiv, rennen, schnüffeln, die Hunde müssen plötzlich an jeder Ecke urinieren usw.

Wir haben inzwischen gehört, daß Jackson und van Aaken, die genannten "Bewegungsphilosophen" unter den Gesundheitsforschern, der Bewegung an der frischen Luft mehr Bedeutung zusprechen als der extremen Gesund- oder sogar Rohkost. Hier stoßen wir wieder auf ein Beispiel, daß Bewegung an der frischen Luft wichtiger sein kann als Rohkost alleine. Die Affen bekamen zweifellos auch in den beheizten Räumen viel Rohkost, Früchte, Gemüse, Nüsse, Erdnüsse. Aber das alleine garantierte ihnen nicht die Gesundheit. Wahrscheinlich wären sie viel länger am Leben geblieben, wenn man sie im Freien hätte leben lassen bei vegetarischer Kochkost mit Kartoffeln, Gemüse und Bohnen oder Maisbrei. Dieses Beispiel mag uns zeigen, daß auch die gesündeste Ernährungsweise alleine oft nicht ausreichen wird, einen Menschen gesund zu machen oder gesund zu erhalten. Waerland ist zu Unrecht in Vergessenheit geraten, aber ich garantiere ihm die Wiederauferstehung. Die Gesundheitsforschung nach ihm hat die Aufmerksamkeit auf sich gelenkt, sogar die ganz strenge Disziplin der Rohkostbewegung unserer Tage gewinnt ständig und zu meiner Freude an Boden. Jeder Pionier und Forscher hat dem großen Puzzle der Gesundheitsbewegung einige fehlende Steinchen eingesetzt und soll unvergessen bleiben. Aber Waerland hat es auf breiter Ebene gewagt, der schulmedizinischen – und überzogenen Zivilisationsphilosophie den Zankapfel zuzuwerfen. Das anschließende Gerangelc um Für und Wider hat er für sich entschieden, für die Naturbewegung. Die Geschichte wird über die letzten Widerständler hinweggehen, als wären sie nicht gewesen.

Aus der Sicht des Heilers hat Waerland sehr überlegt geurteilt. Auch das schätze ich sehr an ihm. Er hat nämlich Kochkost nicht in Bausch und Bogen abgelehnt, obwohl er von der Überlegenheit der Rohkost wußte. In diesem Punkte handelte er wie ein Weiser, der die vorhandenen Möglichkeiten gegeneinander abwägt und den gangbaren Weg sucht. Rohköstler gab es auch schon vor Waerland und wird es immer geben. Aber Waerland erkannte, daß der zweite Schritt nicht vor dem ersten gemacht werden kann, und dieser erste Schritt war, die Weltöffentlichkeit aufhorchen zu lassen und ihr ein Ernährungs- und Lebenssystem anzubieten, mit dem sie arbeiten kann, das sie nicht abschreckt.

Aus meiner Sicht als Behandler sollte der Kranke nicht lacto-vegetabil leben, wie es Waerland vorschlug. Der Kranke ist meistens milchallergisch und sollte Milchprodukte samt Butter meiden. Alle anderen Ernährungsrichtlinien richten sich nach den einzelnen Umständen, so daß der Ernährungsplan für jeden Kranken irgendwie anders aussieht. Für den Gesunden gelten Waerlands Thesen mit einigen individuellen Einschränkungen, z. B. der, daß Milch und Milchprodukte nicht erhitzt sein dürfen und zudem nicht im Übermaß genossen werden dürfen.

Der Gesunde hingegen kann seine schönsten Lebensjahre vor sich haben, wenn er nach den Waerland-Ernährungsrichtlinien lebt. Sollte er überdies in der Lage sein, seinen Rohkostanteil der täglichen Nahrung auf 80% oder darüber zu steigern (oder ganz rohköstlich zu leben), dazu überwiegend von Gemüse, Salaten und Nüssen zu leben, so könnte am Genuß einer wunderbaren körperlichen und geistigen Frische kaum etwas fehlen. Und das umso mehr, je mehr es dem einzelnen möglich ist, viel Bewegung an frischer Luft zu haben.

6. Kapitel

Was ist gesund?

Diese Frage müßte jedes Volk der Erde durch Großversuche an der Bevölkerung klären. Diese Großversuche müßten sich über mindestens eine Generation erstrecken. Denn in Summa weiß man nur zwei Dinge sicher: Die Kost bis zum Menschsein war Rohkost, und – der Mensch kann eigentlich von allem leben. (Zumindest einige Generationen). Über die Kostformen unserer Urahnen im Tierreich, die wir im Reiche der Affen vermuten können, ist vieles im Dunkeln, schon deshalb, weil gewaltige klimatische Veränderungen auf der Erde die Vegetation total verändert haben. Ich erinnere nur daran, daß wir in unseren heutigen Wäldern kleine Farnwedel vorfinden, die zur Karbonzeit riesige Bäume waren und unsere Kohle bildeten. Andererseits gab es die heutigen Nadelhölzer zur damaligen Zeit höchstens in den Anfängen ihrer Entwicklung. Der Mensch mit seiner unglaublichen Anpassungsfähigkeit an Umwelt und Nahrung hat alle Stadien der Erdentwicklung überstanden, bei der eine Unzahl von Tier- und Pflanzenarten zugrunde gingen. Dieses Kunststück gelang dem Menschen nur, weil er sich anpassen und umstellen konnte.

Waerland erwähnt die Libelle. Sie war vor 200 Millionen Jahren genau die gleiche Libelle wie heute. Ein Lebewesen, das sich nicht verändert. Aber auch ein Lebewesen, das seine Lebensgewohnheiten nicht verändern kann. Die Libellen müßten aussterben, wenn sie nicht ihre spezifische Nahrung bekämen. Nachdem der Mensch von allem leben kann, müssen wir annehmen, daß er von allem irgendwann gelebt hat. Wäre das nicht der Fall, so wäre das eine oder andere Nahrungsmittel Gift. Wasser ist nur deswegen für uns ungiftig, weil wir uns an das Wasser angepaßt haben. Fleischgenuß ist deswegen für uns ungiftig, weil alle Ahnen, die es nicht vertrugen, nach dem Prinzip der Auslese frühzeitig daran gestorben sind. Knollenblätterpilz ist dem Schwein ungiftig, weil es ihn immer fraß, und er ist dem Menschen giftig, weil er in der Kost unserer Vorfahren zu selten vorkam. Nahrungsgiftigkeit ist eine Frage der Anpassung, nur: die Anpassungszeit an Kochkost oder Mischkost oder Zivilisationskost ist zu kurz. Daher die Probleme der Gegenwart.

Das Allergieproblem der Nahrung

Es hängt grundsätzlich mit dem natürlichen Ausleseverfahren des Gesunden in der Natur zusammen. Verliert ein Organismus die Widerstandskraft gegen eine Nahrungs- oder Umweltsubstanz, so bezeichnen wir das als Allergie.

Der Organismus wird krank durch Kontakt mit dem Allergen. Theoretisch kann es auch eine Allergie gegen Luft oder Wasser geben, und in milder Form kennen wir diese auch, wenn wir von gesundem oder ungesundem Wasser, von gesunder oder ungesunder (schlechter) Luft sprechen.

Waerland erkannte schon früh in diesem Jahrhundert, daß es sich bei den sog. Zivilisationsschäden, und die Allergie ist einer, um einen geschwächten Kalk- und Magnesiumhaushalt handelt. Das sieht die Schulmedizin heute auch, zieht aber die falschen Schlüsse. Ich sage das in aufrichtiger Verbitterung, weil das gesamte Gesundheitsproblem längst gelöst ist. Aber der Kenntnisstand der biologischen Medizin wird an den Hochschulen nicht übernommen, und daher müssen viele Menschen krank sein (außerdem Zahnschäden haben). Andererseits muß die Frage ja auch erlaubt sein, ob ein Berufsstand so dumm sein kann, sich sein Einkommensniveau drastisch zu kürzen. Die biologische Richtung der Medizin hat schon früh Vorschläge gemacht, eine Vorsorgemedizin aufzubauen, alle freiwerdenden Ärzte damit zu beschäftigen, die Bevölkerung zu beraten in gesunder Lebensführung. Weil die Ärzteschaft das nicht wollte, wurde ihnen diese schöne Arbeitsmöglichkeit von Laien weggenommen.

Wir Vertreter einer biologischen Medizin neigen dazu, Lebensmittel in gesunde und ungesunde einzuteilen. Für den Allergiker stellt sich das Problem völlig anders dar, und fast immer hat ein Mensch, wenn er erst einmal krank geworden ist, mit dem Problem der Nahrungsmittelallergie zu tun. Es ist keine neue Erscheinung, aber neu in der Aufmerksamkeit der Medizin.

Viele Krankheiten lassen sich allein durch Weglassen der Allergienahrung heilen. Der bereits erwähnte Dr. Mackarness hat in seinem Buch – Allergie gegen Nahrungsmittel und Chemikalien – seine Methode der Allergenfindung beschrieben.

Nach einem allgemeinen Überblick stellt sich dabei folgendes heraus: Rohkost ist fast immer allergenfrei oder nur sehr schwach allergisierend. Bei geringen Veränderungen der Nahrung z. B. durch Erhitzen macht sich das Allergieproblem schon deutlich bemerkbar. Je umfangreicher der menschliche Eingriff auf das Nahrungsgut stattfindet, umso auffallender die Allergiefolgen, wie z. B. bei Weißmehl, Zucker, Salz, Milch und deren Produkte. Auch alle irgendwie mit chemischen Produkten behandelten Nahrungsmittel werden dadurch allergisierend. Und der chemische Eingriff auf die Lebensmittel ist oft beinahe schon kriminell. Ein Blick in die beim Bundesgesundheitsamt liegende Liste der chemischen Produkte, die im Handel erhältlich sind und die direkt, oder indirekt über Luft und Boden in unsere Lebensmittel gelangen, ist deprimierend. In den USA sind ca. 2000 direkte Zusätze zu den Nahrungsmitteln erlaubt.

Eine andere allgemeine Betrachtungsweise des Allergieproblems geht vom Standpunkt der Gewöhnung aus. So können wir annehmen, daß Gemüse und Fleisch zu den ältesten Nahrungsmitteln des Menschengeschlechtes gehören, weil sie so gut wie nie Allergiereaktionen erzeugen. Auch Fisch, Reis und Mais, mit Einschränkungen auch Hülsenfrüchte zeigen ganz selten Allergencharakter. Zu den jüngeren Nahrungsmitteln in der Menschheitsentwicklung gehören die Getreidearten Hafer, Gerste, Roggen und allen voran Weizen, vor allem die Neuzüchtungen von hochwertigem Arizonaweizen und Sprießkornhafer. Hochgezüchtete Früchte wie Tomaten und Erdbeeren können auch in dieser Sparte auftauchen. Und einen unscheinbaren Störenfried dürfen wir nicht aus den Augen verlieren, die Milch, auf die wir noch gesondert zu sprechen kommen.

Die jüngste Entwicklung in der Ernährungspraxis des Menschen scheint geradewegs ins Chaos zu führen, weil der Mensch den Geschmackssinn entdeckt hat. Auch stehen durch die Entwicklung der Zivilisation immer alle Nahrungsmittel bereit, so daß der Konsument die Möglichkeit erhält, seine Eßirrtümer zur mehrfachen Potenz zu steigern. Während eines Tages wird, in meist denaturierter Form, alles gegessen, was gut ist und was die Natur hervorbringt. Das muß schief gehen. Zwar hat der Mensch im Laufe seiner langen Entwicklung auch alle diese Dinge einmal gegessen, aber nicht an einem Tag. Da bestand schon mal eine Mahlzeit aus Fleisch, eine andere aus Früchten, eine weitere aus Gemüsen. Aber generell war es so wie im Tierreich bei Bären, Affen oder Wildschweinen: Es wird eine Lebensmittelkategorie bevorzugt, und wenn diese ausfällt, wird auch anderes gegessen. Auf diese Weise kann das hochentwickelte Säugetier gesund bleiben.

Eine ärztliche Forschergruppe mußte feststellen, daß bei Fleischgenuß völlig andere Darmbakterien benötigt werden als bei Pflanzennahrung, und Milch benötigt wieder einen anderen Werdegang im Darm. Stellen wir uns auf eine "einseitige" Nahrung ein, z. B. Früchte, so bilden sich im Darm ganz spezielle Darmbakterien, sog. Symbionten aus, die bei der Verarbeitung der Nahrung mithelfen und sogar spezielle fehlende Vitamine aufbauen und dem Körper zuführen. Sie wollen ja einen gesunden Wirtsorganismus haben, weil sie von ihm leben. Ißt der Mensch alles mögliche Nahrungsgut von morgens bis abends durcheinander, so können sich die Bakterien nicht spezialisieren, sie bekommen *ihre* Spezialnahrung nicht mehr, werden selbst krank und zwar in einem Maß, daß sie im Wirtsorganismus sogar Krebs erzeugen können. Von dieser Forschergruppe stammt übrigens auch die Empfehlung, in solchem Falle der Darmbakterienentartung viel Weizenkleie zu essen, da diese die Darmbakterien einigermaßen beschwichtigt.

Hahnemanns Allergieerkenntnis

Hahnemann betrachtete das Ernährungsproblem aus der Perspektive der Allergie.

Es war ihm klar, daß eine Heilmethode wie seine Homöopathie, die mit feinsten Impulsen arbeitet, nicht gegen große Giftströme beim Patienten aus der Nahrung ankommen kann. Daher ging Hahnemann davon aus, daß es besser sei, die Ursachen einer Krankheit auszuschalten, als sie homöopathisch zu behandeln.

Er machte sich an die mühevolle Arbeit, in Selbstversuchen zu prüfen, welche Nahrungsmittel Gift sind und welche nicht. Er nannte die giftigen Nahrungsmittel stark oder schwach arzneilich, die ungiftigen unarzneilich. Bei seinen Versuchen zeigte sich, daß in rohem Zustande praktisch alle Lebensmittel mehr oder weniger arzneilich sind. Durch Erhitzung, also kochen, verloren die Lebensmittel ganz oder teilweise ihre Arzneilichkeit. Während einer Homöopathie-Kur durften seine Patienten, um das Symptomenbild möglichst rein hervorzubringen, nur unarzneiliche Nahrung zu sich nehmen. In diese Rubrik fiel aber fast nichts. Kartoffeln, Möhren, Rindfleisch, Geflügel. Ich nehme an, daß den Patienten gesagt wurde, sie sollen von gekochtem Gemüse und Kartoffeln leben und sich ab und zu ein Stückchen Fleisch dazu gönnen.

Durch Hahnemann bestätigt sich einmal mehr, daß Fleisch und Gemüse die am wenigsten giftigen Lebensmittel für den menschlichen Körper sind, was uns zum Nachdenken anregen muß. Denn wenn Fleisch und Gemüse unarzneilich sind und Rohkost mehr oder weniger arzneilich und trotzdem aufbauend, so kann sich der Mechanismus der Erhaltung des Lebens nur auf eine Homöopathizität zubewegen. Daher sicher auch der große Streit: Was ist gesund. Gesund, also unarzneilich und ungiftig sind gekochtes Gemüse und Fleisch. Aber ungiftig, unarzneilich war auch der Chikagoer Affenstall mit Heizung und Klimaanlage. Trotzdem erweist sich beides, Kochkost und temperierte Wohnung auf die Dauer für das Säugelebewesen als schädlich.

Sehen wir uns die Natur an. Rohkost ist etwas arzneilich, frische Luft zweifellos auch, kalte schon erst recht, wie uns die rinnenden Nasen belehren. Und doch scheinen wir in der homöopathischen Wechselwirkung der Naturkräfte aufeinander die gesund erhaltenden Vorgänge suchen zu müssen. Beispiel: Rohe Zwiebel erzeugt Schnupfen und tränende Augen. Kalter Ostwind ist ebenso arzneilich und erzeugt Schnupfen und tränende Augen. Fressen die Affen im Freiluftzoo eine rohe Zwiebel, sind sie vor Erkältung gefeit, da die rohe Zwiebel homöopathisch gegen den kalten Ostwind wirkt. Fressen sie eine unarzneiliche, weil gekochte Zwiebel, werden sie sich erkälten.

Anderes Beispiel, um die Ausbalancierung der Kräfte in der Natur zu veranschaulichen. Ein Wildschwein in der naßkalten, herbstlichen und winterlichen Natur würde sicherlich eine "Wetterarzneimittelprüfung" durchmachen in Form von Rheuma und Kreislaufstörungen. Die rohe Kastanie erzeugt als Arzneimittelprüfung ebenfalls Rheuma und Kreislaufstörungen (als gekochte nicht). Frißt nun ein Wildschwein rohe Kastanien, so wird es sich unserem bekannten Homöopathiegesetz zufolge gesund erhalten unter den gleichen Lebensbedingungen von naßkaltem Wetter.

Beim neugeborenen Kind und seinem Schutz durch die rohe Muttermilch stoßen wir wieder auf die gleichen Vorgänge.

Es besteht also in der Natur eine Wechselwirkung zwischen allen ihren Teilen oder Elementen. Wir sahen, daß die Affen bei Rohkost in den Klimaställen starben. Der, nach Hahnemann, arzneiliche, also krankmachende Reiz des Klimas fehlte, um die "krankmachenden", also arzneilichen Kräfte der rohen Nahrung zu neutralisieren.

Auf diesem Gebiete wird die Forschung noch in Jahrhunderten Entdeckungen machen, die Faktoren sind unzählig als Miteinander oder Gegeneinander in der Natur. Jeder Mensch wird aus diesen Gründen seine persönliche Ernährungs- und Verhaltensweise suchen müssen, und das von Situation zu Situation neu. Denn es ist einleuchtend, daß ein Stubenhocker, der auf Grund seines Mangels an Wetter-, Klima- und Hautreizen sich von relativ unarzneilicher Kost ernähren muß, ganz anderen Bedingungen ausgesetzt ist, wenn er im Urlaub am FKK-Strand lebt, vielleicht im Süden sehr der Sonne ausgesetzt ist und begierig sauren Wein trinkt und bestens verträgt, ganz im Gegensatz zu zuhause.

Hier zeigt sich schon, daß sich die Frage: was ist gesund –, absolut nicht summarisch beantworten läßt, sondern immer nur vom individuellen (persönlichen) Standpunkt aus. Die Frage müßte sinnvoller lauten: Was ist für mich gesund, oder für Franz Müller. Dennoch müssen wir uns die Frage, was ist gesund, immer wieder stellen, um als Mitglied der Menschenrasse einen Näherungswert zu finden, der uns aus der gegenwärtigen Gesundheitsmisere befreit. Bleiben wir also noch einen Moment bei der Betrachtung arzneilicher und unarzneilicher Kost.

Wenn nur gekochtes Gemüse und Fleisch unarzneilich sind, dann, so stellt Hahnemann fest, sind im allgemeinen gekochte Nahrungsmittel weniger arzneilich als rohe. Nun haben wir aber schon gesehen, daß der Säugetierkörper sehr oft gerade die Arzneilichkeit der Nahrungsmittel benötigt, um sich gesund zu erhalten. Nehmen wir uns nochmal die Milch vor. Sie ist im rohen Zustande sicherlich arzneilicher als im erhitzten. Für ein Affen- oder Kälbchenbaby, das der rauhen Natur ausgesetzt ist, kann sie daher nur in diesem rohen Zustand gesund und lebenserhaltend sein. Da das Menschenbaby sehr stark von Außenreizen wie naßkaltem Wetter etc. abgeschirmt wird, könnte man annehmen, daß man die Milch in ihrer Arzneilichkeit durch Erhitzen etwas abschwächen kann. Das ist zwar bis zu einem gewissen Grad auch praktisch richtig, führt aber durch die Veränderung der Milchfermente und Eiweißstrukturen zu teils unreparierbaren Schäden im Säugetierorganismus. Man muß daher, um die Milch beim Menschen arzneilich abzuschwächen, diese verdünnen, aber roh lassen.

Besehen wir uns in diesem Zusammenhang Getreide.

Die Getreideprüfung

Getreide ist nicht ordentlich geprüft, und seine Symptomatik habe ich noch nirgends entdeckt. Hahnemann sprach von einer gewissen Arzneilichkeit, ohne auf die einzelnen Symptome einzugehen. So sind wir auf die Vergiftungsbilder am Kranken vorläufig angewiesen, und das ist der Allergiker. Sein Krankheitsbild im Kindesalter heißt Zöliakie. Auffallend dabei die schweren entzündlichen und degenerativen Erkrankungen in den Darmschleimhäuten mit teils mächtig aufgetriebenem Bauch. Aber auch die Haut wird oft befallen von Akne oder großflächigen Entzündungen des gesamten Körpers mit starkem Juckreiz. Die schweren kindlichen Dermatiden, Hautentzündungen, die oft therapieresistent sind, können häufig durch Meiden von Getreide geheilt werden. Diese Kinder sind oft gepeinigt, kratzen sich alles auf, können Tag und Nacht nicht schlafen und treiben die Eltern zur Verzweiflung. Die psychische Symptomatik von Getreide muß noch erarbeitet werden, auffallend der trostlose und matte Blick von solchen geschädigten Kindern. Wenn nun diese Getreidekost, vor allem roh, von gewissen Leuten als *die* Gesundheitskost empfunden wird, so kann es nur damit zusammenhängen, daß dieser Personenkreis von vornherein einen geschwächten Darm mit Entzündungsneigung hatte, der durch die Homöopathizität des Getreidenahrungsmittels gebessert wurde. Dabei scheint wichtig zu sein, daß das Getreide fest gekaut wird, denn langes Kauen wirkt ähnlich auf das arzneiliche Nahrungsgut ein wie langes Verreiben einer Arznei nach den Herstellungsregeln in der Homöopathie. Die gröbste Arzneiwirkung wird in eine feinere übergeführt. Allen Völkern war bekannt, daß langes Kauen einen gewissen Giftigkeitsanteil der Nahrung wegnimmt.

Milcheiweiß-Überempfindlichkeit

Sehr oft tritt eine Minderung unserer Gesundheit auf durch Verzehr von **Milcheiweiß** der verschiedensten Formen wie Milch, Buttermilch, Sahne, Joghurt, Butter, Käse, Quark und Lebensmittel, in denen Milcheiweiß verarbeitet wird, z. B. Schokolade, manche Wurstwaren, Kuchen, Gebäck usw. Ein ärztliches Forschungs-Institut bei Frankfurt will festgestellt haben, daß sogar 90% der Erwachsenen Unverträglichkeits-Reaktionen im Sinne einer Allergie auf die Einnahme von Milchprodukten zeigen.

Andere Forscher sind der Meinung, es müsse damit zusammenhängen, daß der Säugling von Natur aus auf Rohmilch eingestellt ist und nach der Fütterung von erhitzten Milchprodukten zeitlebens überempfindlich auf diese wird, selbst dann, wenn es sich im späteren Leben um Rohmilch-Produkte handelt, die gegessen werden.

Um dies zu untersuchen, hat man Kälber, die bei Rohmilch-Fütterung gesund bleiben, mit Molkerei-Milch gefüttert, die ja gewöhnlich erhitzt wird. Diese Kälber starben in der Regel nach 3 Monaten. Ein anderes Problem der Milchverwertung im Darm macht den Erwachsenen zu schaffen; er hat nicht mehr wie der Säugling jene Fermente, die das Milch-Eiweiß-Molekül aufbrechen, spalten und so zerkleinern (Lab-Ferment, Laktase), daß Milch dem Organismus zuträglich wird.

Noch ein Problem stellt sich unserem Organismus durch die Erhitzung des Milcheiweißes. Wie jedes biologische Eiweiß (Fleisch, Fisch, Ei) macht dieses bei einer Überhitzung über 41°C eine Art Gerinnungsprozeß durch, bei welchem die natürlchen Fermente im Eiweiß zerstört werden, die Zerlegbarkeit des Eiweiß-Moleküls erschwert wird und viele Mineralien (z. B. Kalk) in ihrer Bindung an das Milcheiweiß-Molekül so geschädigt werden, daß der Körper mit diesen Mineralien fast nichts mehr anfangen kann. Andere Stimmen behaupten sogar, daß der Milchkalk nach der Erhitzung ins saure Milieu abkippt und dann mehr schadet als nützt.

Tierisches Eiweiß von Milch, Fleisch, Fisch und Eiern nimmt generell die Erhitzung über 41°C wesentlich mehr übel als vergleichsweise Pflanzenerzeugnisse.

Manche Eiweißarten können durch die Erhitzung geradezu giftig werden. So stirbt der Mensch, wenn er 2/3 seiner Haut verbrannt hat an Selbstvergiftung durch sein eigenes erhitztes Hauteiweiß und nicht etwa an Sauerstoffmangel. Eskimos bleiben bei Rohfleischernährung gesund. Gab man im Mittelalter Gefangenen über Monate nur gekochtes Fleisch, so starben sie. Ein rohes Ei gegessen kann zu 95% vom Organismus verwertet werden, ein gekochtes nur noch zu 5%.

Diese wenigen Beispiele von Denaturierung des Nahrungseiweißes mögen genügen, um die Fragwürdigkeit der Milch-Erhitzung zu belegen.

Während nun aber erhitztes Fleisch, Ei und gekochter Fisch in den Eingeweiden des Menschen über den Pfortaderkreislauf und die Leber weitgehend entgiftet werden, hat Milch einen viel direkteren Zugang in unser Gewebe. Sie wird, unter Umgehung von Pfortaderkreislauf und Leber direkt dem Lymphsystem des Darmes zugeführt und gelangt über den Milchbrustgang direkt in den großen Kreislauf und somit an die Zelle. Wahrscheinlich hängt es damit zusammen, daß vor allem die sog. Lymphatiker unter den Erwachsenen mit ihrem ohnehin geschwächten lymphatischen Abwehrsystem die besonders bevorzugte Personengruppe der Milcheiweiß-Allergiker darstellen.

So darf uns nicht wundern, wenn Milcheiweiß in der biologischen Literatur immer mehr ins Gerede kommt und zunehmend vor Milchprodukten gewarnt wird (besonders erhitzte M.). So schreiben unter anderen die Makrobiotiker (Michio Kushi – Natürliche Heilung mit Makrobiotik, und Sommer – Das Urgesetz der Ernährung –): Bevor nicht der letzte Tropfen Milcheiweiß gemieden wird, kann der Mensch nicht gesund werden. Sicherlich ist das in dieser allgemeinen Formel eine Überspitzung, aber immerhin.

Schon mehrmals haben Personengruppen längere Zeit von Milch oder Sahne gelebt, um zu erkunden, wie "gesund" Milch auf den Erwachsenen-Organismus wirkt. Wenn der Erwachsene über Monate nur von erhitzter Milch lebt, bilden sich vor allem folgende Krankheitserscheinungen (nachzulesen, Kents Arzneimittelbilder "Lac defloratum"): Katarrhe an allen Schleimhäuten wie Nase, Rachen, Bronchien, Magen–Darm, Niere–Blase, enorme Müdigkeit bis zum Umfallen, schwerste Depressionen, Herz-, Leber- und Muskelverfettung. Die Aufzählung der Vergiftungserscheinungen geht über vier Seiten. Uns genügt zu wissen, daß bei einer festgestellten Milchunverträglichkeit die Giftwirkung auf den Organismus so stark sein kann, daß auch die geschickteste Heilkunst mit Spritzen und Tabletten dagegen machtlos ist.

Eine eigenartige Nachricht las ich in den Heften des "Arbeitskreis Überaktives Kind e. V." Adresse: D 2743 Anderlingen, Hinter den Höfen 82, – die sich mit der Phosphat-Vergiftung von Jugendlichen befassen. Man hat in Amerika Untersuchungen an Jugendlichen aus kriminellem Milieu gemacht. Diese Jugendlichen waren zum Teil auch kriminell und aggressiv, zum anderen Teil friedlich. Man wollte nun erfahren, ob dieser Unterschied genetisch begründet ist (Erbanlage) oder etwas mit der Umwelt zu tun hat. Als einziger Unterschied zwischen beiden Kindergruppen stellte sich heraus, daß die kriminellen Kinder Milcheiweiß-Konsumenten waren und die friedlichen nicht. Meine persönlichen Untersuchungen in Bauern-Familien ergaben, daß diese Familien stets krankheitsanfällig waren, wenn sie ihre eigenen Milchprodukte genossen, und gesund, wenn sie Milchprodukte mieden.

Wenn Sie als Milchallergiker wirklich gesund werden wollen, müssen sie die nächsten Monate, wenigstens, so lange die homöopathische Heilbehandlung währt, jegliches Milchprodukt meiden. Halten Sie sich in ihrer Ernährung überwiegend an Kartoffeln, Gemüse, Salate, Reis und Mais. Sie können auch Fleisch, Fisch und Eier, Hülsenfrüchte und Samenarten (Nüsse, Sesam, Sonnenblumenkörner), Brot und Müsli essen. Letzteres können sie statt mit Milch entweder mit Gemüse-Frischsäften anmachen (viel Karotten nehmen), mit Sojamilch oder Wasser. Hingegen empfehlen wir, Obst und Obstsäfte wegen deren Säuregehalt eher einzuschränken. Die Umweltübersäuerung (saure Luft – saurer Regen – saure Gewässer – saure Wälder) läßt es angeraten sein, dem Körper nicht noch weitere Säuren zuzumuten (Obst), da diese

Säuren sehr stark den Kalkhaushalt schädigen, indem sie zu ihrer Neutralisierung unseren Körperkalk benötigen und damit angreifen.

Diamond hat in Kapitel 10 seines Buches "Fit für 's Leben" einige bemerkenswerte Aussagen über die Milch gemacht. Danach werden in den USA mehr Milchprodukte verbraucht als im Rest der Welt zusammengenommen. Der Amerikaner habe den höchsten Pro-Kopf-Verbrauch an Milch- bzw. Euterprodukten. Trotzdem warte er mit der schlechtesten Gesundheit auf. Ob da ein Zusammenhang besteht? Diamond erwähnt die Arbeiten von Hannah Allen, Alec Burton, Viktoras Kulvinskas, F. M. Pottenger, H. M. Shelton, N. W. Walker, deren Aussagen Milchprodukte in Zusammenhang bringen mit Herzerkrankungen, Krebs, Arthritis, Migräne, Allergien, Ohrinfektionen, Erkältungen, Heuschnupfen, Asthma, Erkrankungen der Atemwege. Milchprodukte seien eben das politischste Nahrungsmittel, in Amerika wie in Europa hoch subventioniert und ihr "Gesundheitsgehalt" wirtschaftlich motiviert.

Diamond weist darauf hin, daß erwachsene Säugetiere keine Milch trinken, schon gar nicht von anderen Säugetierrassen. Ein Zebra trinke nicht an einer Giraffe, und ein Mensch nicht am Euter einer Kuh. Kuhmilch sei anders zusammengesetzt als Menschenmilch. Sie enthalte dreihundert mal mehr Kasein als menschliche Milch. Kasein bilde quarkartige Klumpen im menschlichen Magen, mit der unsere Verdauungsorgane, anders als beim Rind, nichts anfangen kann. Im Gegenteil, das Kasein verkleistert die Darmwände und erzeuge Darmträgheit und erschwere die Aufnahme anderer Nahrungsmittel. Nach Dr. Norman Walker verursache Kasein Schilddrüsenprobleme.

Des weiteren weist Diamond auf die schleimbildende Seite der Euterprodukte, vor allem in der Bronchien, hin. Ich habe da viele Erfahrungen sammeln können. Asthmatiker und Bronchitiker wissen häufig davon zu berichten. Mancher dieser geplagten sagte, daß ihn Milch verschleime. Oft wird Milch zusammen mit Bier genannt: "Wenn ich Milch oder Bier trinke, bin ich am nächsten Tag verschleimt, – bzw. ist mein Asthma noch viel schlimmer." An meinen eigenen Kindern, an den Enkelkindern die gleichen Beobachtungen: Irgendein Euterprodukt wird gegessen, und am nächsten Tag Ohrenschmerzen, Halsschmerzen, eitrige Nasensekrete, Aggressionen. Bei unserem Enkel genügt ein Teelöffelchen Butter, und prompt hat er am nächsten Tag eitrige Nasenentzündung oder Mittelohrschmerzen.

Diamond berichtet über Dr. William Ellis, der Milchprodukte in Zusammenhang bringt mit Fettsucht und chronischer Müdigkeit, weil durch Anwesenheit von Milchprodukten andere Nahrungsmittel nicht mehr so gut aufgenommen werden können. Milchprodukte seien konzentrierte Nahrungsmittel und Milch müßte, wenn überhaupt, als alleiniges Nahrungsmittel gegessen werden und nicht in Kombination mit anderen Nahrungsmitteln als Käsebrötchen, Müsli usw.

Weiter berichtet Diamond, daß der vielgepriesene Kalk in der Milch an Kasein gebunden ist und gar nicht aufgenommen werden könne. Dazu komme, daß der Kalk der erhitzten Milch noch schlechter aufgenommen werden könne als von roher. Man solle als Kalklieferanten lieber rohe Sesamsamen, rohe Nüsse, Seetang, Blattgrün, getrocknete Früchte wie Feigen, Datteln und Pflaumen essen. Und im übrigen brauche der Körper gar nicht so viel Kalk, wenn man aufhören würde, Milchprodukte zu sich zu nehmen, die, außer Butter, im Körper stark säurebildend sind und den Kalk zu ihrer Neutralisierung benötigen.

Ich kann aus meinen eigenen Beobachtungen soviel beitragen, was den Kalkhaushalt betrifft, daß ich meine ewigen Wadenkrämpfe immer dann verlor, wenn ich mit Euterprodukten aufhörte und sie wieder bekam, vor allem im Bett und auch diese schmerzhafte Spannung in den Waden und Fußsohlen als eine Art Vorstufe zu den wirklichen Krämpfen, wenn ich wieder mit dem Verzehr von Euterprodukten begann. Auch die Krampfanfälle bei bestimmten Epilepsieformen und Euterprodukte scheinen in einem Zusammenhang zu stehen, nachdem sich Epilepsiekranke unserer Praxis immer als Euterproduktüberempfindliche herausstellten.

Sommer (Das Urgesetz der natürlichen Ernährung) spricht sogar vom Vergehen gegen das Gesetz der Erhaltung des Lebens, wenn Kinder über das Säuglingsalter hinaus (und Erwachsene) artfremde Milch zu sich nehmen. Milchschorf im Säuglingsalter und später Masern, Windpocken, Scharlach, Diphtherie, echte Blattern und verwandte Krankheiten mit Hautausscheidung seien die Folge. Selbst Furunkulose sei eine Milchvergiftungsfolge. Sommer berichtet in besagtem Buch, daß sich der große Nahrungsmittelchemiker Ragnar Berg bereits bewußt war, daß Milch einer der schlimmsten Kalkräuber für den Erwachsenenorganismus sei. Dabei mache auch Ziegen- und Schafsmilch keine Ausnahme.

Die Kleinkinder- und Säuglingsdermatitis (Hautentzündung) dürfte in den allermeisten Fällen eine Folge industrieller Kindernahrung sein, besonders dann, wenn es bereits in der zweiten oder dritten Generation geschieht. Wir haben in unserer Praxis alle diese geplagten Kleinen heilen können, wenn sie keine Euterprodukte mehr bekamen. Dazu verabreichten wir einige homöopathische Medikamente, um den Heilungsvorgang zu beschleunigen, vor allem, um die eingelagerten, erhitzten Milchbestandteile aus dem kindlichen Organismus auszuleiten. Wenn es schon nicht anders geht, als Kindern Kuhmilch zu geben, dann darf sie wenigstens nicht erhitzt werden.

Francis F. Pottenger jun. hat seinerzeit viel Aufsehen erregt mit seinen Katzenversuchen. In einer Anzahl von Freilandstallungen hielt er 109 Katzen und fütterte sie über einen Zeitraum von fünf Jahren mit Eiweißkost verschiedenster Art. Jene Katzen, die immer rohes Eiweiß bekamen, auch rohe Milch, blieben gesund und erreichten ein hohes Alter. Doch die Katzen, die erhitzte Eiweißnahrung erhielten, zeigten von Generation zu Generation schlimmere Krankheits- und Degenerationserscheinungen: Entzündungen, Zahnausfall,

Schwund der Knochengewebe, Haarausfall, Magen- und Gelenkentzündungen, Leberstörungen, Degeneration des Gehirns und der Wirbelsäule usw. Katzen, die eine Schädigung durch erhitzte Kost erhalten hatten, wurden nie mehr gesund, auch wenn sie dann rohes Eiweiß erhielten. Die erste Nachkommengeneration solcher falsch ernährter Katzen war noch schwächlicher und kränker, die zweite Nachkommengeneration schließlich so degeneriert, daß sie sich nicht weiter fortpflanzen konnte. Dr. Pottenger verwendete zur Fütterung verschiedene erhitzte Milcharten wie pasteurisierte Milch, gekochte Milch, Buttermilch etc., erhitzte Eier und erhitztes Fleisch. Diese Versuche wurden unter Aufsicht wiederholt und führten zu den gleichen Ergebnissen. Nach Beendigung dieser Ernährungsversuche wurden die Stallungen beseitigt. Während sich auf den Flächen, wo die Katzen mit der Rohnahrung lebten, schnell Pflanzen ansiedelten, wollten auf jenen Flächen, wo die Katzen mit erhitzter Kost gefüttert wurden, jahrelang nicht mal die widerstandsfähigsten Unkräuter wachsen.

Pottengers mit erhitztem Milcheiweiß gefütterte Katzen wurden nicht dadurch wieder gesund, daß sie später rohe Milch bekamen. Das ist das eigentlich Tragische bei den ungewollten Ernährungsversuchen mit unseren menschlichen Säuglingen und Kindern. Diese verlieren durch die Fütterung mit erhitzter Milch so viel an gesunder Substanz, daß sie ihr weiteres Leben davon geprägt sind. Die Gesundheitsstatistiken der Zivilisationsländer sprechen eine deutliche Sprache. Vielleicht ist in diesen frühkindlichen Schädigungen der Grund zu suchen, warum diese Personengruppe dann im Erwachsenenalter gegen Euterprodukte allergisch reagiert.

Was gibt es über Euterprodukte nicht alles zu erzählen. Heute behandelte ich eine Frau mit Geruchsverlust. Sie hatte vor 1 Jahr eine Grippe und verlor durch den Schnupfen ihren Geruchssinn. Ihre im Test festgestellte Milchallergie läßt mich ahnen, daß auch hier Euterprodukte Pate standen. Jedes Kind weiß eigentlich, daß Hunde ihren Geruchssinn verlieren, wenn sie zu viel Käse bekommen. Ich dachte immer, Käse würde so stark riechen, daß es daher komme. Aber viel wahrscheinlicher tritt bei Hunden die gleiche Entzündung der Nasenschleimhaut ein wie beim Menschen, wenn er als Milchallergiker Euterprodukte zu sich nimmt. Gewöhnlich schlagen sich diese zuerst auf die Ohren als Mittelohrentzündung, dann auf die Nasenschleimhäute.

Nach ihr kam eine andere Frau, die es seit zwei Wochen endlich schaffte, keine Euterprodukte mehr einzukaufen. Folglich bekam auch ihr vierzehnjähriger Sohn, vor dem sie wegen seiner Jähzorns- und Gewaltausbrüche regelrecht in Angst gelebt hatte, keine mehr. Noch viel begeisterter als von ihrer eigenen Besserung berichtete sie über ihren Sohn, der seit der Meidung von Euterprodukten absolut friedlich sei. Sowas kannte sie an ihm gar nicht und hielt sein Verhalten immer für eine Charakterstörung.

Auch ich selbst muß mich oft wundern, wie gelassen ich reagiere, wenn ich mir wehgetan habe. Stieß ich mir früher zu meiner 'Euterzeit' den Kopf, so wollte ich auf den Verursacher losschlagen usw. Mein Jähzorn war kaum zu bändigen. Heute ist alles anders, ich nehme Verletzungen hin, ohne hemmungslos aggressiv zu werden, ja ohne sie besonders zu beachten.

Meine Frau hat eine aktive und lebensbejahende Natur, neigte jedoch häufig ohne Grund zu Depressionen. Daher riet ich ihr ab von Euterprodukten. Aber in ihrer unbekümmerten Art nahm sie mich nicht ernst, bis sie mich ab und zu um eine homöopatische Behandlung gegen ihre Depressionen bat. Ich konnte ihr natürlich immer für einige Tage helfen, aber wenn sie wieder Euterprodukte aß, kamen die Depressionen allmählich zurück. Zuletzt konnte sie wegen der Depressionen das Bett nicht mehr verlassen. Erst dann gehorchte sie mir und mied ihre so geliebten Euterprodukte samt Butter. Und bereits nach einem Tag war der Spuk vorbei, sie war wie früher. Doch nach drei Tagen wieder die Zustände, nächtliches schweißgebadetes Erwachen mit schrecklichen Angstgefühlen, morgens eine Schlappheit und Niedergeschlagenheit, die sie nicht aufstehen ließ. "Du hast wieder was erwischt", sagte ich. "Nein ganz bestimmt nicht!" "Doch, Du mußt irgend ein Euterprodukt erwischt haben, sonst gäbe es das nicht. Was hast Du gegessen?" "Margarine, aber der Verkäufer hat bei den Inhaltsstoffen nachgelesen und gesagt, es sei kein Milcheiweiß drin". Ich kontrollierte es sofort und es war eben doch Milcheiweiß drin. Nach diesem Muster hatte meine Frau noch öfters Rückfälle, meist hatte sie ihre Brille beim Einkaufen nicht dabei und konnte die Inhaltsstoffe nicht selbst lesen und fiel wieder herein, sogar in einem Reformhaus. Auch mit einer Schokolade ging es ihr so, sie enthielt zwar kein Milcheiweiß, aber Butterfett. Da auch manche Wurstsorten Milcheiweiß enthalten, ist äußerste Vorsicht geboten bei jenem Personenkreis, der derart überempfindlich auf Euterprodukte reagiert. Vorsicht auch mit Brötchen! Meine Frau bekam auf Brötchenessen einen Rückfall. Der Bäcker bestätigte, daß jene Brötchensorte, die meine Frau gekauft hatte, Milchbrötchen seien und etwas Milch enthielten. Ich könnte ein Buch mit Fallbeispielen füllen.

Diese weitverbreitete Volksseuche der Müdigkeit. Häufig liegt die Ursache bei den Euterprodukten. Milch enthält eine Aminosäure namens Tryptophan, welches ein Schlafmittel ist und als solches auch künstlich hergestellt wird. Dieses Tryptophan ist klugerweise für die Babies so eingerichtet, daß diese durch eine Art Arzneimittelprüfung des Tryptophans müde werden und viel schlafen. Geben wir jedoch dieses Tryptophan Erwachsenen, so werden sie durch Dauereinnahme von Euterprodukten auch müde. Hierbei handelt es sich um eine allopathisch wirkende Seite der Milcherzeugnisse. Milch wirkt teils homöopathisch, teils allopathisch, und ihre unglaublich raffinierten Wirkstoffzusammensetzungen wären eine eingehende Studie wert. Homöopathisch wirkt Milch dann, wenn es darum geht, beim Säugling Gewebe und Muskulatur zu festigen, Katarrhe zu verhindern, Depressionen zu beseitigen. Der Säugling ist deprimiert, außerhalb des Mutterleibes weiterleben zu müssen, und die Depressionen der Muttermilch heilen ihn und machen ihn motiviert, zu leben. Auch die Mutter profitiert von der einschießenden Milch. Sie ist nach der Entbindung erschöpft, blutarm und passiv. Die einschießende Milch hat als Prüfungssymptome Erschöpfung (Tryptophan), Blutarmut und eine Passivität, die leicht in Aggressivität umschlägt. Wenn wir die Symptome vergleichen, wird die junge und erschöpfte Mutter durch ihre eigene Milch im Sinne einer Homöopathiewirkung frischer werden und ihren Blutverlust schnell aufholen. Durch eine Allopathiewirkung jedoch sehr aggressiv werden um die Nachkommen besser schützen zu können. Diesen Vorgang kann man bei Muttertieren besser beobachten als beim sozial geprägten Menschen. Auch wird die Milch verhindern, daß die junge Mutter abnimmt. Milch enthält einen Wirkstoff, der energisch dafür sorgt, daß weder der Säugling noch die Mutter noch sonst ein Milchverzehrer leicht abnimmt. In Gegenwart von Euterprodukten wird Gewichtsverminderung immer ein Problem sein.

Ein anderer raffinierter Wirkstoff in der Milch wirkt als eine Art Mesenchymblockierer. Verschiedene allopathische Heilmittel, voran Cortison, wirken ähnlich. Sie zwingen den Organismus dazu, seine Innere Abwehr gegen Krankheitserreger oder Krankheitsverursacher (Schlacken im Gewebe) einzustellen. Milch und Cortison lähmen also den Kampf des Organismus gegen schädliche Eindringlinge. Ausdruck eines solchen Kampfes sind gewöhnlich Entzündungen. Daß ein Säugling, der ja noch keine speziellen Heilstoffe gegen Krankheitserreger entwickelt hat, gesund bleibt und bei Muttermilch kaum erkrankt, hängt hiermit zusammen. Als ein Wermutstropfen hängt es aber auch damit zusammen, daß jene Personen, die Euterprodukten lebewohl sagen, in der ersten Zeit vermehrt mit Entzündungen zu tun bekommen können. Die Mesenchymblockade lockert sich, der Körper kann sich vermehrt gegen eingedrungene Störenfriede wehren und erzeugt sogenannte Heilentzündungen als beschleunigte Reinigungsbemühung. Mit diesen Funktionen der Milch wird es zumindest teilweise zusammenhängen, daß Milch als Universal-Entgiftungsmittel gilt. Wenn man bei einem Kind nicht weiß, welches Gift es geschluckt hat, gibt man als Erste-Hilfe-Reaktion Milch zu trinken.

Bei verschiedenen Autoren habe ich gelesen, daß Milch als Mitschuldiger bei Krebs in Frage komme. Ich möchte hier nichts in die Welt setzen, was nicht wirklich bewiesen ist. Aber die mesenchymblockierende Eigenschaft der Euterprodukte tritt uns in der täglichen Praxis unentwegt entgegen. Sobald ein Patient Euterprodukte strikt meidet, wird seine Krankheitsausstrahlung schlechter, und alle Herde und Störfelder seines Körpers treten verstärkt auf. Das dauert solange, bis der Organismus des Patienten, der sich ohne Belastung durch Euterprodukte nunmehr gegen Schadstoffe wehren kann, diese Schadstoffe, Schlacken und Krankheitserreger hinausgeworfen hat. Sind die Schadstoffe samt eingelagerten Milchstoffen aus dem Körper entfernt, beruhigt sich die Szene und man kann durch passende Mittel der Homöopathie den Patienten heilen.

Die Beobachtung, daß der Körper seine Krebsgeschwulst schützt wie eine Leibesfrucht und nicht angreift und vernichtet, wie man es normalerweise erwarten würde, ließ mich vermuten, daß es mit den Euterprodukten zusammenhängen könnte. Denn diese blockieren als Abwehrhemmer die normale Selbsthilfe des Organismus. Ich sehe da eine große Gefahr für den Krebskranken. Nachdem, wie wir immer feststellen mußten, keine Therapie in der Lage ist, diese Milchallergie zu heilen oder grundlegend zu beeinflussen, glaube ich, daß wir beginnen müssen, Krebskranken jegliches Euterprodukt zu verwehren.

Ich weiß, daß Krebs viele Auslöser hat, Freiherr von Pohl hat Wasseradern nachweisen können, Dr. Hamer die Hamerschen Herde, andere die tägliche Nahrung, die bei Vögeln beispielsweise zu Krebs führt, wenn sie Kochkost erhalten usw. Ich will also nicht behaupten, daß Euterprodukte die Ursache der Ursachen sei, aber in meiner Praxis handhaben wir es so, daß Krebskranke als erstes keine Euterprodukte mehr essen dürfen.

Mein Lehrer, Heilpraktiker Heinrich Pumpe, ein hervorragender Pflanzenkenner, behandelte Krebs sehr erfolgreich mit einer Mischung aus Buttermilch und frisch gepreßtem Brennesselsaft. Die Patienten mußten täglich einen Liter Buttermilch trinken, dem etwa eine Tasse Brennesselfrischsaft zugesetzt wurde. Die Krebsgeschwülste verschwanden zwar nicht, wurden aber auch nicht größer. Das scheint meine Ansicht zu widerlegen. Vielleicht wirkte die Buttermilchsäure gegen die Milchsäure des Krebses homöopathisch. Ich selbst würde nicht wagen, so vorzugehen.

In Dr. Henry Bielers Buch "Richtige Ernährung, deine beste Medizin" lese ich ab und zu gerne. Er schätzt die rohe Milch und hat sie zu Heilungszwecken immer in seiner Praxis eingesetzt. Aber die erhitzten Milchprodukte verwirft er restlos. Aus eigener Erfahrung, wegen Pottengers Katzenversuchen und wegen einem Versuch, den John Thomas aus Edinburgh mit Zwillingskälbern immer wieder gemacht hat. Er ließ ein Kälbchen an der Kuh säugen, das andere bekam pasteurisierte Milch. Während das erste gesund blieb, starb das zweite immer innerhalb von sechzig Tagen.

Die individuelle Schädlichkeit von Euterprodukten läßt sich nicht generell über einen Allergietest ermitteln. Euterprodukte wirken teils allopathisch, teils homöopathisch. Soweit sie homöopathisch wirken und auf eine ähnliche Schwingung beim Patienten stoßen, kann man Testreaktionen im Sinne einer Allergiereaktion erwarten. Nicht so bei jenen Vergiftungswirkungen der Milch auf den Menschen, die allopathisch wirken. Rein allopathisch wirkende Vergiftungen lassen sich nicht über einen Allergietest ermitteln. Auch das ist ein Punkt, warum manche Milchprüfungen am Menschen bei den Allergietests nicht in Erscheinung treten.

Wir kennen nun Hinweise von verschiedenen Seiten, daß Milchschädigungen am Menschen und Tier nicht durch Weglassen der Milch verschwinden. Milch nistet sich ins Gewebe derart ein, daß Kinder normalerweise noch jahrelang nach dem Abstillen unanfällig gegen Infektionen bleiben auch ohne funktionierenden eigenen Abwehrmechanismus. Um beim Erwachsenen die durch Milcheinwirkung verursachten Schäden rasch zu beheben, soweit dies überhaupt möglich ist, setzen wir potenzierte Milch ein, Lac defloratum in höherer Potenz. Das können wir aber erst einsetzen, wenn uns der Patient verspricht, Euterprodukte in Zukunft streng zu meiden.

Und was müssen wir diesen oft alles erzählen, um sie soweit zu bekommen, daß sie Euterprodukte in jeglicher Form meiden. Als ich noch ziemlich am Anfang dieser Beobachtungen stand, erzählte ich unserem Sohn davon, der in München studierte und eine Anzahl von studentischen Wohngemeinschaften in seinem Häuserblock kannte. Darauf untersuchte er die Ernährungsgewohnheiten dieser Personengruppen und berichtete, daß tatsächlich die Euterproduktkonsumenten als jene auffielen, die bei jeder Demonstration, Protestkundgebung, Krawallmacherei und teilweise auch Drogenabhängigkeit voranstanden. Wir müssen die Forderung erheben, daß diese Zusammenhänge auf wissenschaftlicher Basis bundesweit untersucht werden. Dabei muß gewährleistet sein, daß diese Untersuchungen von Personen durchgeführt werden, die weder mit der Milchwirtschaft noch mit der Schulmedizin im engeren Sinne noch mit der pharmazeutischen Industrie verkuppelt sind. Sonst geht es wie mit den Untersuchungen über Amalgam als Zahnfüllstoff. Über die Giftwirkung dieses Materials gibt es inzwischen weit über hundert Bücher, aber die orthodoxe Richtung der Medizin hält nach wie vor an ihrem Standpunkt fest, daß der wissenschaftliche Nachweis von Amalgamschäden fehle und folglich Amalgam weiterhin verwendet werden dürfe. Eine der ersten Maßnahmen, die Euterproduktschädlichkeit zu prüfen, bestände in einer Arzneimittelprüfung der Milch am Gesunden nach der Art, wie sie Hahnemann begründete. Die nächste Maßnahme ist die Prüfung der verschiedenen Milchsorten an Tieren. Beides ist zwar in unterschiedlichen Formen auf privater Ebene durchgeführt worden, aber weil das den Staat nichts gekostet hat, kann es auch wohl nichts gewesen sein. Diese Versuche müssen also mit so hohem Geldaufwand auf staatlicher Ebene wiederholt werden, daß es den Steuerzahler schmerzt. Erst dann wird gewährleistet sein, daß die Öffentlichkeit Einblick nimmt. Und was die Kosten betrifft, wird sich zeigen, daß der Staatssäckel in der Folge eher entlastet wird, wenn sich zeigen sollte, daß weniger Geld für Krankheiten ausgegeben werden muß. (In gleicher Weise müssen natürlich sämtliche anderen Lebensmittel durchgeprüft werden.)

Im übrigen wird sich bei einem solchen Untersuchungsprojekt lediglich das wiederholen, was wir schon wissen. Eine Gruppe von Amerikanern hat eine

Milchprüfung an sich selbst, also am gesunden Menschen durchgeführt. Diese Leute lebten freiwillig ein Jahr lang von Milch, ähnlich wie ein Säugling. Die Prüfungssymptome sind in Kent's Arzneimittelbilder, Haug Verlag wiedergegeben. Da die englische Ausgabe vollständiger ist, empfehle ich, diese zu lesen.

Ich picke aus den viereinhalb Buchseiten von Vergiftungserscheinungen einige Symptome heraus: Frostig und blutlos (die alten Ärzte wußten noch, daß Milch blutarm mache, d. Verf.), empfindlich bei Regenwetter, neuralgische und rheumatische Schmerzen am ganzen Körper, besonders Kopf. Knochenschmerzhaftigkeit bei Berühren, Ermüdung mit Schwächegefühlen, der Kranke kann keine Anstrengung ertragen, ruhelos, kann nur bei viel Schlaf wach bleiben. Sehr müde nach kurzem Spaziergang, sieht aus und benimmt sich, als ob er längere Zeit gelitten hätte. Diarrhoe (Durchfall), Schwindel, Erbrechen, Migräne, Aufstoßen. Fettige Degeneration der Muskeln, des Herzens und der Leber (bedeutet, daß sich gesunde Zellen in tote Fettzellen umwandeln, d. Verf.). Heftige Schmerzen in vielen Körperteilen wie Rückenmark, Augen, supraorbitalen Nerven, Stirn und Kopf, Magen und Unterleib.

Gedächtnisschwund ist eines der furchtbaren Symptome von Lac defloratum (entrahmte Milch, was nicht bedeuten soll, daß Rahm und Butter weniger schlimm wirken, denn bei Prüflingen mit Rahm kamen ähnliche Vergiftungswirkungen hervor. Ob hier ein Zusammenhang zu der heute so häufigen Alzheimerkrankheit zu finden ist? d. Verf.) Lustlosigkeit und Abneigung gegen geistige Arbeit. Die Prüflinge waren gegen Ende der Milchprüfung so depressiv, daß sie teilweise nur noch danach suchten, wie sie sich das Leben nehmen könnten. Und so schwach, daß sie sich kaum mehr zu erheben vermochten. Eine Prüferin fiel auf der Straße in eine Pfütze und konnte nicht ohne Hilfe wieder aufstehen. Menschenscheu, wollen keine Menschen sehen und sprechen, schwach und leicht beeinflußbar. (Auch diese letzten Symptome sollten sich Psychologen gründlich im Zusammenhang mit Euterprodukten vornehmen, d. Verf.)

Weiter: Ohnmacht und Übelkeit morgens beim Aufstehen, Neigung, beim Stehen oder Gehen nach rechts zu fallen. Dazu viele Kopfschmerzerscheinungen. Totenblässe, verwüstetes, fahl aussehendes Gesicht mit dunklen Ringen unter den Augen, auch oft gelbliche Gesichtsfarbe mit Ekzemen. Knirschen mit den Zähnen während des Schlafes. Übelriechender Atem. Leib voll von Gasen. Viel Erbrechen, auch Schwangerschaftserbrechen. Chronische Verstopfung, Mastdarm wie gelähmt. Ungewollter Urinabgang. Senkungsgefühle im Unterleib. Menses hören auf, wenn Hände oder Füße in kaltes Wasser getaucht werden. Wegbleiben der Milch beim Stillen, vor allem dann, wenn die Brüste schrumpfen. Tuberkulöse Herde in den Lungenspitzen. Druck in der Herzgegend mit Atemnot und ein Gefühl, als ob er sterben müsse. Brennender Schmerz in Kreuz und Sacrum. Fußgelenke geschwollen, Füße kalt wie Eis. Venen blau und treten stark hervor.

Wollen wir es mit diesem kleinen Auszug der Vergiftungssymptomatik genug sein lassen. Es genügte darzulegen, daß wir es mit der Milch und ihren Folgeprodukten mit einem ernstzunehmenden Gift auf den Erwachsenenorganismus zu tun haben. Und daß es an der Zeit ist, bei der Betrachtung der "Volksgesundheit" der zivilisatorischen Länder (das sind jene mit besonders gut funktionierender Milchwirtschaft), ernsthafte Schritte zu unternehmen, um mit der Hahnemannschen Prüfungsmethodik zu ermitteln, womit der allgemeine Gesundheitsverfall der Zivilisationsmenschheit zusammenhängen mag.

Ich bin durch lange Studien dieser Zusammenhänge zu der Überzeugung gelangt, daß die Hälfte der Psychologen brotlos würden und die Hälfte jener Polizisten entlassen werden könnten, die mit Verbrechensbekämpfung zu tun haben, wenn die Bevölkerung mit Ausnahme der Säuglinge Euterprodukte meiden würde. Das ist zwar kein Trost für diese Berufsgruppen und auch nicht für die Milchwirtschaft, aber so wie bisher geht es auch nicht weiter.

Meine Beobachtungen weisen auch darauf hin, daß Euterprodukte (auch konzentrierten Kohlehydraten wie Weißmehl und Zucker kann diese Eigenschaft anhaften) so eine Art Starterfunktion anhaftet für Suchtkrankheiten. Euterprodukte können den Gemütszustand von Milchallergikern derart belasten, daß diese keinen anderen Ausweg sehen, das Leben zu ertragen, als zu Suchtmitteln zu greifen, sei es Alkohol oder Drogen. Ich wiederhole mich hier gerne: Es gibt keine Therapie, keinen Psychologen, keinen Homöopathen, keinen Allopathen und kein Wundermittel, das gegen die Milchvergiftung grundlegend ankäme. Und ferner: Man erwarte sich keine Wunder, wenn man begonnen hat, Euterprodukte zu meiden. Sie sind tief eingesessen, und manchmal muß man Monate warten, bis man sich besser fühlt. Beschleunigt wird der Heilungsprozeß des Milchallergikers, wenn er 1× wöchentlich Lac defloratum in höherer Potenz riecht. (Flasche öffnen und am Tropfer einmal fest riechen.)

Alle, die auf die Euterprodukte als Krankheitsverursacher gestoßen sind, fühlen sich wie die Rufer in der Wüste. Man glaubt uns nicht, jeder sagt, Milch habe er immer genommen und sie habe ihm nie geschadet. Als mein eigener Bruder bereits schwer krebskrank war, kam er mit dem gleichen Argument, ... Milch habe ihm nie geschadet. Das Volksbewußtsein ist für diese Problematik nicht reif. Allen Entdeckern geht es ähnlich. Oft denke ich an Ignaz Philipp Semmelweis, geb. am 1. 7. 1818, Arzt und Geburtshelfer in einer Budapester Klinik. Im Gegensatz zu Hausgeburten starb dort ein hoher Prozentsatz der jungen Mütter am Kindbettfieber. Semmelweis fand die Ursache: Die Ärzte pflegten vom Sezierraum (Leichenuntersuchungen) ohne desinfizierte (keimfrei gemachte) Hände in die Entbindungsräume zu gehen, um an den Frauen zu untersuchen. Dabei wurden die Erreger von den Leichen auf die Frauen und Mütter übertragen. Die Sache war so einfach und einleuchtend, und Semmelweis glaubte, wenn er das seinen Kollegen sagen würde, wären sie doch sicher sofort bereit, wenigstens einen Versuch zu machen. Es ging ja nur darum, sich die Hände gründlich zu waschen und zu desinfizieren. Aber: Es gab keinen wissenschaftlichen Beweis für die neue Theorie. Und Semmelweis wurde nicht ernst genommen, im Gegenteil, er verlor sein Ansehen. Er kämpfte wie alle, denen der Mensch wichtiger ist als eine wissenschaftliche Absicherung, Paracelsus, Hahnemann und und ...

Er sah die jungen Mütter sterben durch die Fahrlässigkeit und Überheblichkeit seiner Kollegen und konnte nichts dagegen unternehmen. Darüber wurde dieser sensible Charakter Semmelweis wahnsinnig. Man sah ihn auf den Straßen umherirren und junge Frauen anreden, sie sollen sich ja nicht untersuchen lassen von Ärzten, die sich nicht ganz gründlich die Hände gewaschen hätten. Am 13. 8. 1865 starb er in der Irrenanstalt in Döbling bei Wien an einer Wundinfektion. Inzwischen waren seit seiner Entdeckung viele Jahre vergangen und ungezählte Frauen am Kindbettfieber gestorben. Die Nachwelt ehrt ihn mit dem Namen "Retter der Mütter".

Die Verheerungen der Euterprodukte auf manchen Menschen sind bei genauer Beobachtung ebenso leicht zu entdecken wie die Übertragung von Infektionen auf die Mütter. Aber es fehlt der wissenschaftliche Beweis, und somit braucht man sich als Wissenschaftler nicht weiter darum zu kümmern. Vielleicht kümmert sich das Volk darum, und entledigt sich der Euterprodukte. Ich kann nur im Verein mit vielen anderen vor einem höchst zweifelhaften Nahrungsmittel warnen und hoffe, daß all jenen, die aufklärend mitgewirkt haben, möglichst bald für ihre Arbeit gedankt wird durch viele Geheilte. Manchmal nenne ich uns Mahner "Semmelweis des Euters" und meine es viel weniger lustig, als es klingt.

Viele "Semmelweis" gab und gibt es, Erneuerer, Mahner, Künder, die wegen ihrer Unbequemlichkeit von der herrschenden medizinischen Richtung, auch Schulmedizin oder Machtmedizin genannt, übergangen oder gar bekämpft werden. Eines dieser Genies ist gegenwärtig Dr. med. Ryke Geerd Hamer, der es wagt, der Schulmedizin vorzuwerfen, daß fast alles an ihr falsch sei. Nach seinen Angaben wurde ihm wegen dieser Behauptung die Zulassung als Arzt aberkannt und fünf Mordanschläge auf ihn verübt. So, wie gegen Hamer seitens der Machtmedizin vorgegangen worden ist, erhebt sich der Verdacht, daß Hamer recht haben könnte und daß die Machtmedizin etwas zu verbergen habe. Wie könnte man ihn nennen? "Semmelweis der eisernen Regel des Krebses?"

Nun, Hamer spart nicht mit Schelte gegen seine Standesorganisation, wagt zu sagen, daß es nie eine Zeit gab von solcher medizinischen Dummheit wie heute und daß jeder Medizinmann in Schwarzafrika von Medizin mehr verstehe als die Herren Professoren der Schulmedizin. Aber Hamer startet diese Angriffe aus Liebe zu seinen Patienten, zum leidenden Lebewesen überhaupt, und das läßt aufhorchen. Denn dieser Zug war allen medizinischen Reformern gleich, auch wenn sie oft nicht zu Lebenszeiten Anerkennung fanden, siehe Hahnemann.

Dr. Hamer entdeckte die eiserne Regel des Krebses, die darin besteht, daß durch einen s c h n e l l eintretenden, schockartigen Konflikt im Gehirn der betroffenen Person (oder Tier) ein Spannungsherd entsteht, der in der dazugehörigen Körperregion Krebs entstehen läßt. Und dieser Krebs besteht solange, solange der Konflikt besteht. Wird der Konflikt gelöst, heilt der Krebs über verschiedene Übergangsstadien aus. Diese Übergänge können Herzinfarkt, Leukämie u. a. sein.

Hamer stellte fest, daß jede Konfliktart eine andere Gehirnstelle befällt und sich dementsprechend Krebse an verschiedenen Körperregionen bilden. Ein Mutter-Kind-Konflikt führt zu Brustkrebs, ein Selbstwerteinbruch-Konflikt (Angestellter wird nicht befördert oder entlassen z. B.) kann zu Knochenkrebs führen. Nach dieser eisernen Regel des Krebses kann man dann auch nach der Art des Krebses auf die auslösenden Konflikte schließen.

Diese Spannungsherde im Gehirn werden Hamersche Herde genannt (HH), während ein DHS (Dirk-Hamersches-Syndrom) dann entsteht, wenn ein Mensch oder Säugetier unvorbereitet einen Schock erleidet, einen HH im Gehirn bekommt und die organischen Folgeleiden zu ertragen hat wie Krebs und ähnliches.

Die Hamersche Lehre entstand, ähnlich wie bei Hahnemann, durch genaue Beobachtungen am Kranken, und sie wurde erhärtet durch die ihr folgenden Heilungen. Das führt Hamer zu Behauptungen wie etwa der, daß die Mediziner bis jetzt oft die Heilungsphase einer Krankheit (beispielsweise Leukämie) für die eigentliche Krankheit hielten und die Patienten mit ungeeigneten Methoden behandelten, statt sie psychologisch zu betreuen und im wesentlichen in Ruhe zu lassen.

Hamers Entdeckungen stimmen im übrigen mit den Erkenntnissen und der Philosophie der Naturheilkunde in vielen Punkten so genau überein, daß ich nicht an ihrer Richtigkeit zweifle. Allerdings bedeutet die Kühnheit seiner revolutionären Einsichten für jeden Mediziner eine immense Herausforderung. Denn ich glaube, daß wiederum nur die Künstler unter den Medizinern und Heilern in der Lage sind, mit dem Hamerschen Vermächtnis segensreich umzugehen. Stellt er doch so kühne Thesen auf, daß viele sog. Krankheiten, beispielsweise Leukämie oder Tuberkulose, in Wirklichkeit Heilphasen bereits überstandener Konflikte sind. Als Homöopathiker kann man ihm nur zustimmen, weil sich ein Organismus zu seiner Heilung eine ähnlichschwingende "Krankheit" sucht. Ich wiederhole Gesagtes ausführlicher: Der kranke Organismus sucht sich in einem Heilungsbestreben, in seiner Sucht nach dem Heilmittel, einen Körper (Droge, Bakterium, Pilz etc.), der ä h n l i c h schwingt wie seine bestehende Krankheit. Der kranke Organismus sucht sich demzufolge zur Lösung seines Problems Tuberkelbazillen. Andrerseits werden Erreger stets angezogen und herbeigelockt werden von Wirtsorganismen, die eine ähnliche Schwingung aufweisen als sie die Erreger selbst haben. In unserem Falle werden die Tuberkelbazillen in ihrer Sucht (nach der eigenen Schwingungsdämpfung) dorthin wandern, wo ein ihrer Schwingung ähnlicher Säugetierorganismus ist.

Wenn dem so ist, müßte der Tuberkulöse eigentlich durch den Bakterienbefall gesund werden. Daß das in diesem und ähnlichen Fällen häufig nicht geschieht, hängt damit zusammen, daß die Tuberkelbakterien sich zu schnell vermehren, also zu massiv auftreten. Hahnemann hat bei seinen ersten Gehversuchen denselben Fehler gemacht. Er stellte bei seinen ersten Patienten, die er homöopathisch behandelte, die ähnlichschwingende Substanz fest und verabreichte sie unverdünnt. Das wirkte so stark, daß diese Patienten in Lebensgefahr gerieten. Erst dadurch hat Hahnemann begonnen, seine Heilsubstanzen zu verdünnen, später zu potenzieren.

Erreger, gleichgültig welcher Art, die ganz unähnlich schwingen wie ein tierischer Organismus, werden diesen nur belästigen, wenn sie in ganz massiver Form auftreten. Sie können dann den tierischen Organismus im Sinne einer allopathischen Arznei oder einer Arzneimittelprüfung ähnlichschwingend machen wie sie selbst schwingen. Hierzu können Kontakt- und Schmierinfektionen gerechnet werden.

Dann gibt es noch den Sonderfall, daß gewisse Individuen nie krank werden, sich nicht infizieren etc. Oft hängt es damit zusammen, daß diese Personen derart wenig Eigenschwingung haben und dabei verharren, so daß sie nicht als Suchtmittel für Bakterien etc. geeignet sind. Klingt sonderbar. Warten wir einige Jahrzehnte medizinischer Forschung ab. (Hamer: Vermächtnis einer neuen Medizin).

Als weiteren zeitgenössischen "Semmelweis der sanften Geburt" kennen wir Frederick Leboyer mit seinem Buch "Geburt ohne Gewalt". Kopfschüttelnd fragt man sich, wie es möglich ist, daß die ganzen Reformer der Medizin seit Jahrhunderten dann nicht akzeptiert werden, wenn ihre Reformen biologischer Art sind, billig sind, schonend sind, aufopfernd für die leidende Kreatur sind, wobei der leidende Mensch in den Mittelpunkt des Interesses gerückt wird und nicht die fadenscheinige Wissenschaftlichkeit eines oft völlig intoleranten medizinischen Lehrgebäudes.

Die Kämpfe der biologischen Medizin gegen die herrschende Staatsmedizin sind noch lange nicht entschieden oder gar beendet, und es gehört enormer Mut dazu, den Kampf weiterzuführen. Wenn wir es heilkundlich-philosophisch betrachten, so hat sich die biologische Heilkunde eingelassen in einen Kampf gegen einen urfemininen Machtkomplex, der nicht nur die herrschende Staatsmedizin umfaßt, sondern darüber hinaus die wirtschaftlichen und politischen Machtstrukturen der Gegenwart. Und gegen eine feminine Macht anzukommen ist bekanntlich schwerer als gegen eine maskuline. Das bedarf der Erklärung.

Ich muß voranstellen, daß der Begriff "urfeminin" nichts zu tun hat mit Weib, Weiblichkeit oder Frau und Fraulichkeit. Eher schon mit dem, was man unter "Männlichkeit" derzeit versteht. Ein einfaches Bild wird es Ihnen erklären: Urfeminin ist, wenn jemand an der Zahnpastatube vorne drückt, weil die Zahnpasta ja auch vorne rauskommt. Das ist urfeminine Logik. Urfeminines Verhalten ist auch, die momentanen Vorteile auszunützen und nicht nach den Folgen zu fragen, etwa wie es Eva tat, als sie den Apfel nahm und sich von der Schlange beschwatzen ließ. Das sind Bilder, Gleichnisse. Urfeminin bezeichnet das kurzsichtige Handeln und Vorteile erringen, ohne an die Folgen zu denken, das vordergründige Denken ohne Wahrnehmung eines Hintergrundes, das gegenständliche Denken und Handeln etwa beim Geschäftemachen weit über das nötige hinaus, das Streben nach Macht, Luxus, Überproduktion, Unterdrückung anderer zur Existenzsicherung.

Diese urfemininen Eigenschaften finden wir in der heutigen Staatsmedizin in vollkommener Weise vertreten: Kopfschmerzen werden mit Betäubungsmitteln behandelt, Verstopfung mit Abführmitteln, Krebs mit Chemotherapie, (wobei immer noch davon ausgegangen wird, daß dort die Krankheit ist, wo die Krebsgeschwulst sitzt, überhaupt, daß die Geschwulst die Krankheit ist), gegen Unruhe, Angst und Depressionen werden Beruhigungsmittel verpaßt, gegen Durchblutungsstörungen Beipässe oder Amputationen. Nur einige Beispiele, die allopathischem Denken entspringen und damit urfeminin einzuordnen sind. Kein Wunder also, daß der Emanzipationsdrang mancher Frauen in diese sogenannte Männerwelt als vollkommen ihrer Logik entsprechend empfunden wird, denn sie dringen letzten Endes lediglich in eine urfeminine Welt ein, die Feministinnen zweifellos anziehen muß. Das bedeutet Kampf auf allen Ebenen, denn eine urfeminine Gesellschaftsstruktur ist nicht fähig, sich Fehler einzugestehen und rechtzeitig umzuschwenken. Das gilt für nahezu alle Belange jedes Staates der Gegenwart.

Urmaskulines Verhalten zeigt anderspolige Strukturen, überlegt, bevor es handelt, erforscht die Hintergründe; drückt an der Zahnpastatube hinten, um sich die Quetscherei vorne zu ersparen, weil nichts mehr herauskommt und hinten in der Tube alles voll ist; nützt nicht jeden Vorteil für sich, sondern denkt auch an die anderen; denkt, bevor geredet wird usw. Bewegungen zur Erhaltung des Lebens, Naturschutz, Jesus, Naturheilkunde und Homöopathie sind urmaskulin. Auch das Pflanzenreich zählt weitgehend zum urmaskulinen Pol, während das Tierreich überwiegend urfeminin polt.

Der germanische Raum war urmaskulin, der Mittelmeerraum urfeminin. Zumindest in den alten Strukturen. Dort machte man es sich einfach, indem man das Urfeminine in einen Sack steckte mit dem Weiblichen und dies zum Anlaß nahm, den Frauen das Leben schwer zu machen. Damit es keinen Ärger gab, wurden Frauen zu den griechischen Schauspielen gleich gar nicht hineingelassen. Paradoxerweise waren jene Körperschaften, die es den

Frauen schwer machten und sie teils als böse oder nichtmenschlich ansahen, selbst am dicksten urfeminin. Das gilt vor allem für die jüdische und die christliche, aber auch die islamische Religion, während die germanische und die heidnische Mittelmeerreligion resp. deren Kulte wiederum urmaskulinen Charakter trugen.

Ja, auch das ist ein heilkundliches Thema, ein ganz großes. Solange wir im urfemininen Strom weiterschwimmen, sieht es mit der Umwelt und uns selbst nicht rosig aus.

Ich versuche, dieses Thema in einem Schauspiel zu verarbeiten, in dem das Urfeminine nicht wie üblich von einer Frau dargestellt wird, sondern von einem Unternehmer und Geschäftsmann, während das Urmaskuline von einer protestantischen Priesterin gespielt wird. Genau das spiegelt die Gesellschaftsstrukturen heute.

Fleischkost

Ich selbst bin im großen ganzen Vegetarier und rate natürlich nicht dazu, nun hemmungslos Fleisch zu essen, weil es unarzneilich ist. Fleisch kann im Darm, diesem Brutkasten für alle Bakterien, durch Fäulnisvorgänge erhebliche Giftmengen freisetzen an Leichengiften, die einem geschwächten Organismus sehr zu schaffen machen können. Aber mal ein Stückchen Fleisch kann durchaus günstig für den Körper sein. Wer kann es beurteilen, ob nicht eben diese Leichengifte im Darm ab und zu nötig sind, um wieder andere Gifte zu neutralisieren oder für sonstige uns unbekannte Vorgänge. Wir wissen, daß Polareskimos von rohem Fleisch völlig gesund bleiben.

Ich sagte deshalb auch zu Beginn dieses Kapitels: Jedes Volk muß die ihm eigene gesündeste Nahrung herausfinden, und das ist möglich durch Ernährungsversuche an freiwilligen Versuchspersonen. Geschulte Prüfer würden nach Monaten oder spätestens Jahren genau sagen können, ob eine Kostform gesund oder nicht gesund ist. Wenn beispielsweise Zahnschäden entstehen, so ist eine Kost falsch. Entstehen Katarrhe oder Bauchweh oder Entzündungen, so ist sie ebenfalls falsch. Wenn die Versuchspersonen müde werden, ist die Versuchskost wieder falsch. Es ist doch keine Sache, wenn man auf den Mond fliegen kann, auch mal herauszufinden, was wirklich gesund ist und im Körper keine Schäden erzeugt!

Amerikanische Sträflinge prüften zur Strafminderung für das Militär. Sie bekamen neben Wasser ein halbes Jahr nur Pellkartoffeln. Danach stellten die Ärzte fest, daß alle Versuchspersonen gesund geworden waren, was sehr auffiel, weil alle Sträflinge vor Versuchsbeginn mehr oder weniger krank waren. Das wäre schon mal ein Anfang. Der Versuch mit Möhren oder gelben Rüben ginge sicherlich ähnlich aus, weil sie auch unarzneilich sind. Lutz beschreibt in seinem Buch: Leben ohne Brot – einen Prüfer, der sich ein Jahr lang zur Kontrolle in ein Krankenhauszimmer einsperren ließ und unter gesicherten Kontrollbedingungen dies Jahr lang nur Fleisch aß. Leider ist nicht genannt, welches und in welcher Form, aber der Mann blieb vollständig gesund.

Von "einseitiger" Kost zu leben scheint überhaupt gesünder zu sein als zu mischen. Die meisten Völker leben auch heute noch "einseitig" und stehen sich damit zumindest nicht schlechter als die Zivilisationsnationen mit ihrem haarsträubenden Krankheitsbudget. Aber das alles bedarf genauer Untersuchung.

Ich hörte von Menschen, die ihr Lebtag nichts anderes aßen als Pellkartoffeln und Sauerkraut, und, um die Kost nicht zu eintönig werden zu lassen, ab und zu Pellkartoffeln mit Buttermilch. Diese Menschen hatten Kraft wie Stiere und Gesundheit bis ins hohe Alter. In den meisten russischen Dörfern gibt es seit Jahrzehnten über die langen Winter nichts außer Kartoffeln, Sauerkraut und Trockenbrot. Hie und da einen Leckerbissen, der nicht ins Gewicht fällt. Die Menschen sind arbeitsfähig und relativ selten krank.

Mein eigener Ernährungsversuch

Mein erster Ernährungsversuch in der eigenen Familie schlug gründlich fehl. Ich selbst war schon einige Jahre Waerlandist und daher Vegetarier, als ich meine Frau kennenlernte, die bisher von "Normalkost" gelebt hatte und viel blühender aussah als ich. Ich überzeugte sie von Waerland. Nach 2 Jahren kam sie ins Krankenhaus zur ersten Entbindung. Die Ärzte wunderten sich über ihre starke Anämie. Unser 1. Sohn war von Anfang an krank, vor allem Magen–Darm. So lebten meine Frau und ich noch strenger Lactovegetarisch, weil wir dachten, etwas falsch gemacht zu haben. Aber die nachfolgenden drei Kinder waren noch kränker und schwächlicher als das erste. Entzündungen, Erkältungen rissen bei uns überhaupt nicht ab, die Nasen liefen ständig, alle waren schlapp. Etwas machten wir falsch, das war uns schon klar, aber was? Sicherlich, so schlossen wir, bekommen die Kinder zu wenig Rohkost. Wir gaben den Kindern das Beste: täglich Obst mit gekeimtem Getreide, Milch frisch vom Bauern, aus der wir Dickmilch, Joghurt und Quark selbst herstellten, eigenes Gemüse oder biologisches wurde gegessen, wenig Brot, wenig Salz, kein Zucker, keine Weißmehlprodukte. Ich zog alle Register moderner vegetarischer Ernährungskunst. Zuletzt stand auf unserem Eßtisch, weil die Verfallserscheinungen bei den Kindern nicht nachließen, ein riesiges Tablett gefüllt mit biochemischen Salzen, Kalken, Aufbaustoffen, Eisentabletten, Algentabletten und vieles mehr, was ich den Kindern zu jeder Mahlzeit verabreichte. Ohne Erfolg. Ohne grünen Eiter, der ihnen ständig aus den Nasen lief, kannte ich meine Kinder schon gar nicht mehr, ohne weiße Zunge wegen der Magen-Darmstörungen auch nicht. Sie leisteten in der Schule fast nichts, konnten sich nicht konzentrieren und nichts merken, waren übernervös mit unmotivierten Zuckungen des Kopfes und Körpers, weinten viel. Irgend etwas machte ich falsch, aber was. Das ging mir Tag und Nacht durch den Kopf. Wenn wir jemand erzählten, daß wir vegetarisch lebten, sahen wir förmlich in den Augen dieser Leute ein Aufleuchten der Erkenntnis ... Peinlich, peinlich, und ich hatte so viele Menschen von gesunder vegetarischer Lebensweise überzeugt, als ich noch keine Kinder hatte. Eines Tages, unser Ältester mochte inzwischen zwölf Jahre sein, konnte ich die Tragödie nicht länger ertragen. Ich muß zum besseren Verständnis des nun Folgenden erwähnen, daß unsere Kinder immer von Fleisch und Wurst erzählten oder phantasierten, aber natürlich nicht bekamen. Eines meiner Kinder war so gierig auf Fleisch, daß es immer wieder unter folgenden Zwangsvorstellungen litt und mich fragte: Pappi, wenn da oben im Wald ein toter Mensch liegt, kann man den dann essen? – Kinder kennen ja keinen Sittenkodex. Menschenfresserei aus Eiweißmangel kannte ich von Berichten aus Borneo oder Neuguinea, aber in der eigenen Familie? Ich hatte mir wegen meines Verdachts gegen die Milch viele Bauernfamilien daraufhin angesehen, ob die Kinder Milch bekamen oder nicht. Und da zeigte sich mit ganz wenigen Ausnahmen immer das gleiche Bild: In Bauernfamilien, wo Milch getrunken wird, sind die Kinder nicht gesund. Nun mögen viele Bauernkinder instinktiv keine Milch, sie erhalten die übliche Mischkost mit Weißmehl, Zucker, Kartoffeln mit weggeschütteter Kochbrühe, Fleisch, Gemüse natürlich alles totgekocht, sagen wir es kurz: Die Zivilisationskost ... und gedeihen gut.

Was machten wir falsch? Meine Frau und ich waren gesunde Naturen, wir hatten ein Haus nach biologischen Richtlinien gebaut auf gesundem Grund, die Kinder lagen auf keinen Wasseradern oder Störfeldern. Ich war am Verzweifeln, als ich eines Tages in die Metzgerei ging, ein gewaltiges Stück rohe Rinderleber kaufte, den Kindern auf den Tisch knallte und sie fragte: "Wollt ihr sowas essen?" Nun geschah etwas völlig Unerwartetes: Alle vier Kinder schrien, hüpften, tanzten und johlten vor Freude um mich herum "ja, ja, ja ...". Ich nahm ein Messer, schnitt ein Stück nach dem anderen von der rohen Leber ab und ließ es in den kindlichen Mäulern verschwinden. Diese kauten mit sichtlichem Wohlbehagen, bis das letzte Stückchen Leber weg war. Wir verfuhren auf diese Weise 1–2× wöchentlich und bemerkten bald eine deutliche Besserung des Familiengesundheitszustandes. Die Kinder hörten auf, grundlos mit den Köpfen zu zucken, die Nasensekrete wurden heller und verschwanden, die Schwächlichkeit der Kinder besserte sich. Leider war damals mein Verdacht gegen die Milch noch nicht so erhärtet, daß ich sie in der Familienkost gestrichen hätte. So nahmen wir weiterhin, wenn auch weniger, Milcheiweiß zu uns und die Kinder erholten sich nicht ganz zufriedenstellend. Aber ich war schon so dankbar für diesen Teilerfolg. Erst nach weiteren Jahren erkannte ich die Zusammenhänge eindeutig, wir verzehrten kein Milcheiweiß mehr (auch kaum mal ein Stückchen Käse), und seither bewegen wir uns auf einem ganz durchschnittlichen Gesundheitsniveau.

Schäden durch Arzneimittelprüfungen können sich sehr tief eingraben und sind dann oft schwer reparierbar. Hier lag eine Arzneiprüfung durch Milch vor, die sich bei den Kindern so einfraß, daß die Folgeschäden möglicherweise Jahrzehnte zu spüren sind. Constantin Hering hat Lachesis (Schlangengift) geprüft in einem heldenhaften Selbstversuch. Die dabei zutage geförderten Symptome gruben sich in seinem Körper so ein, daß er sie teilweise bis an sein Lebensende nicht mehr verlor.

Wie soll man es nur richtig machen?! Ich habe mich mit Zahnarzt Schnitzer unterhalten, bekannt durch die Schnitzer-Kost. Er ging ursprünglich davon aus, daß eine Kost zumindest nicht grundsätzlich falsch sein kann, wenn die Zähne in Ordnung bleiben. Aber er kam nach vergleichenden Gebißstudien zu dem Ergebnis, daß der Mensch ganz sicher nur in Notzeiten Fleisch aß und im übrigen Vegetarier ist. Als vor 600000 Jahren hier im Norden die Eiszeiten einbrachen, blieb den nördlichen Bewohnern ja gar nichts anderes übrig, als zu jagen. Aber wegen dieser kurzen Zeit hat sich unser Gebiß nicht geändert. So ernährte er seine Kinder mit viel frischer Vollgetreidekost und versicherte mir, daß sie weder Zahnschäden noch sonstige Krankheiten bekamen. Das Vollgetreide konnte also bei meinen Kindern nicht der Störenfried sein, und da alle anderen Nahrungsmittel praktisch unarzneilich waren, blieb nur die Milch als Krankheitenverursacher. Hierin sehe ich den eigentlichen Schwachpunkt im Waerlandsystem. Waerland hat in vielen Fällen empfohlen, Milcheiweiß einzuschränken, aber er hat es leider zugelassen. Vielleicht liegt einer der Gründe, warum Waerland in Vergessenheit zu geraten scheint darin, daß er übersehen hat oder es nicht für entscheidend wichtig hielt, daß Menschenaffen (die sonst als seine Ernährungsvorbilder galten), keine Euterprodukte im Erwachsenenalter zu sich nehmen, und schon gar keine Molkereiprodukte.

Arbeitsleistung und Kostformen

Die Frage nach der gesunden Ernährung könnte auch unter dem Gesichtspunkt gesehen werden, was der Einzelne arbeitet. Ich selbst bin zum Vegetarismus verurteilt, seitdem sich gezeigt hat, daß ich nicht klar denken kann, wenn ich am Vorabend Fleisch, Fisch, Ei oder Milchprodukte gegessen habe. Dabei gibt es Unterschiede. Innereien machen mich besonders müde, auch wenn sie roh gegessen worden sind. Waerland hat die selben Erfahrungen bei sich gemacht. Aber die Eskimos in arktischen Regionen, wo jedes Lebewesen als Jäger von Fisch oder Fleisch lebt, bleiben bei dieser Kost absolut gesund, wie die Pinguine oder Eisbären.

Ich las von einem königlichen Kurierläufer, der zu Zeiten, als es noch keine Bahn gab, besonders geheime Dokumente beförderte. Dieser Mann lief von Moskau nach Paris, von London nach Rom oder sonstwohin, und er war schneller als Postkutschen und Reiter. Er lebte von nichts anderem als von roher Leber, die er abends aß. Das war seine einzige Mahlzeit in 24 Stunden. Ich glaube, der Mann hat von Ernährung was verstanden. – Wenn ich mir überlege, wovon Bauern und Holzfäller im vorigen Jahrhundert gelebt und enorm schwer gearbeitet haben, auch alt geworden sind, dann muß ich annehmen, daß der Körper nur dann besonders sensibel auf die Ernährung reagiert, wenn er zu sehr geschont wird. Dieser Personenkreis aß im Alpenraum überwiegend Mehlspeisen und Schweinefett. Ich sah selbst noch zu, wie eine Bauernfamilie um eine Pfanne ausgelassenen Schweineschmalzes herumsaß und Stückchen um Stückchen Rohrnudel so lange eintauchte, bis diese getränkt waren und dann aßen. Keine Vitamine, keine Mineralstoffe, keine Vitalstoffe, viel Arbeit.

Säugetier und Salzkonsum

Von wesentlichem Einfluß auf unser Essen und unsere Gesundheit ist der Salzkonsum. Auf diesem Gebiet gehen die Meinungen geradezu extrem auseinander. Die meisten Konsumenten lassen es sich schon gefallen, gutgemeinte Ernährungsratschläge entgegenzunehmen, aber beim Salz hört der Spaß auf. Dabei ist es reine Gewohnheitssache, kein Salz zu essen. Aber Salz ist ein Allergen, und deshalb wird es so verteidigt. Wir kennen ja die Allergiereaktionen. Eine davon ist, daß man sich erst mal wohler fühlt. Das geht dem Alkoholiker, dem Raucher etc. gleich. Sie brauchen alle nur geringe Quanten ihres Allergens zu bekommen, schon geht es ihnen besser. Auffallend beim Alkoholiker – Alkohol-Allergiker, wie schnell das Zittern nach wenigen Schlückchen Bier verschwindet. Diese wenigen Schlucke genügen, um den Alkoholiker zu beruhigen, aber auch um ihn betrunken zu machen. Er reagiert auf kleine Mengen, aber die muß er haben. Ebenso beim Salzkonsumenten. Egal von welcher Seite die Kampagne gegen das Salz kommt, der Salzverbrauch steigt und steigt. Waerland hat zu seiner Zeit schon die reinsten Feldzüge gegen das Salz angetreten. Ohne Erfolg. Auch von ärztlicher Seite fehlte es nicht an Warnungen. Neuerdings wurde erkannt, daß nicht nur bei so bekannten Indikationen wie Nierenstörungen und Bluthochdruck Salz zu meiden ist, sondern daß Salzabstinenz (Meidung) bei Zuckerkranken die Insulindosis deutlich verringert.

Leider haben die Salzesser Unterstützung bekommen durch die Sportmedizin, die bislang den Sportlern nach Hochleistungen Salzessen als Ausgleich für den entstandenen Salzverlust vom Schwitzen anrät. Hätten diese Sportler kein Salz gegessen, so hätten sie nicht so geschwitzt und nur wenig Salz verloren. Salz wird ja immer in unserem Körper erzeugt, sogar in Massen. Das gesamte Salz der Meere unserer Erde wurde von lebendigen Organismen erzeugt, auch das Wasser übrigens. Welche Mutter gibt ihrem Säugling Salz, bestimmt keine, weil an diesem Punkt der menschliche Instinkt noch in Ordnung ist. Und trotzdem sehen wir, daß der Säugling ohne Salz im ersten Lebensjahr die größten Entwicklungsschritte macht, das meiste Gewicht zunimmt und am meisten Umweltimpulse verarbeitet. Oder kann er es nur, weil er kein Salz bekommt? Auch die Säugetiere, die wir als Haustiere gut beobachten können, essen doch nie Salz. Woher denn? Vielleicht bekommen sie mal einen Brocken Salz von einem Salzanbeter, aber das hat doch nichts mit ihrem gewöhnlichen Leben zu tun. Unser Körper bildet sich sein Salz selbst, er empfindet zusätzliches Salz von außen als kurzen Anreiz mit Aktivierung des Nervensystems und bezahlt diese kurzen Steigerungen seines Lebensgefühls mit einer Abhängigkeit und späterem Salzkater, der in die unterschiedlichsten Krankheiten führen kann, wovon wir noch hören werden.

Für Waerland war Salz nichts als ein Konservierungsmittel. Und in der Tat blockiert Salz die natürlichen Lebensprozesse. Einmal als Konservierungsmittel. Was in Salz eingelegt wurde, hält sich. Die innere Atmung erlischt. Daß in unserem Körper bei Erlöschen der inneren Atmung Krebs entsteht, sei am Rande erwähnt, denn das ist eine Nebenfunktion aller Konservierungsmittel. Da Kochen auch ein Konservierungsvorgang ist, sollten wir diese Nahrungsveränderung auch aus dieser Sicht betrachten.

Ich bekam einmal ein Hirschfell geschenkt von einem frisch erlegten Hirsch. Ich kannte mich nicht aus, die Sommertage waren gerade extrem heiß und Wochenende dazu, so daß ich erst am Montag mit meinem Fell in die Gerberei ging. Die Gerberin schlug bei dem Gestank die Hände über dem Kopf zusammen. "Das Fell ist kaputt, beim Gerben werden die Haare ausfallen. Ich kann nur noch Leder draus machen. Hätten Sie es doch sofort in Salz gelegt!" Ich wußte Bescheid. Salz blockiert alle Lebensprozesse. In konzentrierter Salzlösung kann nichts leben. Salz ist der Tod. Brot und Salz, ein altes Symbol für Leben und Tod. Jesus sagte zu seinen Jüngern: Ihr seid das Salz der Erde. Ja, sie waren es, aber sie waren das geistige Salz der Erde, das homöopathische. Wir werden noch hören, wie unser homöopathisch aufbereitetes Salz gleich den Jüngern Jesu zum Segen der Erde werden kann.

Zu Beginn dieser Salzbetrachtungen will ich noch eine interessante Begebenheit einflechten, die möglicherweise einen Hinweis darauf gibt, daß die gesamte Menschheit am Salz erkrankt ist, oder anders gesagt, daß in der gesamten Menschheit die ursprünglich fließenden Lebensvorgänge durch Salz mehr oder minder gehemmt sind. (Lot: Weil sie dem göttlichen Gebote, den Brand zu fliehen, nicht gehorchte, erstarrte sie zur Salzsäule. Sinnbild der Menschheit: Wir w o l l e n das Feuer des Untergangs sehen, erleben, und erstarren dabei zu Salzsäulen.)

Bei dieser Begebenheit handelt es sich um einen Forschungsreisenden, der, (möglicherweise auf Hawaii oder Fernost, ich hatte versäumt, mir die näheren Angaben sofort zu notieren) einem abgelegenen Dorf einen Besuch abstatten wollte. Als er über die Felder schritt, bewunderte er den Fleiß und die Behendigkeit der Arbeiter. Sie waren so in ihre Tätigkeit vertieft, daß sie ihn nicht wahrzunehmen schienen und auch nicht grüßten. Um mit ihnen ins Gespräch zu kommen, zog er einige Kekse aus der Tasche und verteilte sie an die Arbeiter. Kaum hatten diese die Kekse gegessen, weiteten sich ihre Augen, sie sahen ihn erschrocken an, prüften das Gelände und rannten schreiend ins Dorf. Der Forscher konnte sich beim besten Willen nicht vorstellen, etwas unrechtes getan zu haben, ging ebenfalls ins Dorf und berichtete. Die Dorfbewohner reagierten ganz entsetzt und erklärten folgendes: Sie versetzen die Landarbeiter in eine Art Trance, in welcher diese die mehrfache Arbeitsleistung erbrächten. Aber die Arbeiter könnten nur solange in diesem Zustande gehalten werden, als sie absolut kein Salz bekämen. Die Spur von Salz in den Keksen habe genügt, die Arbeiter untauglich zu machen.

Immer wenn ich diese Geschichte bedenke, frage ich mich, ob die Hebräer in den 40 Jahren Wüstenaufenthalt Salz bekommen haben. Der Herr hatte ihnen befohlen, nur Manna zu essen. Wenn sie es taten, lebten sie salzlos, und vielleicht war das mit ein Grund ihrer späteren Stärke, befestigte Städte und ein ganzes, wenn auch kleines Land, zu erobern.

Viele Völker unserer Erde leben salzlos, weil Salz nicht zu ihnen gelangt oder zu teuer ist. Ich las jetzt von einem Russen, der nach der Oktoberrevolution 1917 nach Sibirien ging und seither kein Körnchen Salz bekommen hat und vollkommen gesund war.

In jungen Jahren arbeitete ich ein halbes Jahr in einem Betrieb unter hohen Temperaturen, und die Arbeit war so hart, daß wir alle schwitzten wie in der Sauna. Zum Ausgleich wurde getrunken und salzige Gerichte, Wurst etc. gegessen, wieder schwitzen, wieder salziges essen, bis wir völlig erschöpft waren und immer dachten, diese Schlappheit käme von der Arbeit und der Hitze. Irgendwann muß ich wohl einen Zusammenhang zwischen Salz und Schwitzerei geahnt haben, denn ich entschloß mich, absolut kein Salz mehr zu essen. Das ist gar nicht so einfach, weil ich an fast allen Speisen Salz fand. So lebte ich von Früchten und Reis, den ich nur in Wasser kochte. Schon nach wenigen Tagen hörte die Schwitzerei auf, und ich verlor kein Salz mehr. Ich schwitzte natürlich schon noch, denn meine Körpertemperatur lag ständig in Fieberhöhe, aber trotz des heißen Gefühls im Körper verlor ich nur so wenig Schweiß, daß die Kleidung trocken blieb und ich von Stund an nicht mehr schlapp war. Auch brauchte ich nicht mehr zu trinken wie eine Kuh.

Im DAK-Magazin 3/86 ist eine Ausnahme genannt, die es nötig machen könnte, etwas Salz zu essen. Es heißt in dem Beitrag "Kochsalz, das weiße Gold" (in dem Kochsalz an anderer Stelle aber auch als das "teuflische Gemisch" aus Natrium und Chlor genannt wird: "Zur Deckung des täglichen Natriumbedarfs genügen zwei bis drei Gramm Natriumchlorid pro Tag. Das ist sehr wenig, wenn man bedenkt, daß schon "natriumarme" Diät, bei der jede Beigabe von Kochsalz verboten ist, mehrere Gramm "verstecktes" Salz enthält. Allenfalls bei extremem Schweißverlust, der bei Grubenarbeitern und bei Heizern bis zu zehn Liter pro Tag betragen kann, beobachtet man gelegentlich einen Natriummangelzustand. Er äußert sich in Muskelkrämpfen und kann mit salzhaltigen Getränken behoben werden."

Ich beobachtete am eigenen Körper auch einmal einen Natriummangelzustand. Damals arbeitete ich als junger Praktikant in einer Papierfabrik. Die körperliche Arbeit war eigentlich meistens leicht, aber die Hitze an den mit hochgespanntem Dampf erhitzten riesigen Papier-Trocknungszylindern enorm, die Luftfeuchtigkeit sehr hoch, und wenn im Sommer die Sonne auf die dünnen Fabrikdächer schien, war die Dampfsauna vollkommen. Und in einem heißen Sommer fiel mir ein, eine Fastenkur zu machen. Ich aß eine Woche nichts und trank viel Leitungswasser aus einem Wasserhahn der Fabrik, nicht ahnend, daß dieses Wasser fast völlig mineralienfrei war. Am 5. Tag hatte ich die schönste Hämolyse, ich urinierte völlig roten Urin, was durch etwas salziges Getränk sofort behoben war. Bei dem Vorgang der Hämolyse (Blutkörperchenauflösung) platzen die roten Blutkörperchen, weil sie mehr Salz enthalten als die umgebende Blutflüssigkeit. Dadurch stürzt das Wasser in die roten Blutzellen, weil Wasser immer dahin geht, wo Salz ist, bis diese platzen. Durch die Ausscheidung der geplatzten Blutkörperchen über den Urin wird dieser rot.

Ich wollte dieses Erlebnis anführen, daß in ähnlichen Fällen erkannt wird, was vorgeht und wie dem abzuhelfen ist. Aber eine Hämolyse kommt wirklich nur unter extremsten Voraussetzungen zustande und ist eigentlich nicht gefährlich, wenn sie sofort durch Salzgenuß gestoppt wird. Ebenso bedeutsam erschien mir auch die Reinigung meiner geistigen Funktionen durch Meidung von Salz und Milcheiweiß. Mein Denken wurde leicht und klar, und ich konnte mich an Dinge erinnern, die mir längst entfallen schienen. Selbst Schulstoff, von dem ich wußte, daß ich ihn nie ordentlich gelernt hatte, stand mir wieder greifbar vor den inneren Augen. Wenn meine Kollegen sahen, was ich aß, meinten sie übereinstimmend, daß man davon nicht leben und schon gar nicht arbeiten könne. Dabei war ich der fleißigste (und der fröhlichste).

Unser gewöhnliches Kochsalz ist eine Verbindung von Natrium und Chlor, NaCl. Es entsteht in jedem Organismus, ob Pflanze oder Tier, wobei die im Stoffwechsel überschüssigen Säuren und Alkalien zusammengekoppelt werden. Bei dieser Vereinigung von Säuren und Alkalien entsteht aber nicht nur unser Natriumchlorid, sondern auch andere Salze und Verbindungen, die über die Ausscheidungsorgane den Körper verlassen sollen. Ausgeschieden werden gerade so viel Salze, als der Körper entbehren kann, denn Natrium und Chlor müssen vor der Ausscheidung wichtige Funktionen im Organismus erfüllen.

Kalium, der Genosse und Gegenspieler des Natriums, befindet sich vermehrt in der Zelle, Natrium in den Flüssigkeiten um die Zelle. Arbeitet die Zelle, etwa eine Muskelzelle, so wandert durch ihre Zellhaut Kalium nach außen, dafür kommt Natrium in die Zelle hinein. Das geht so lange, bis die Zelle durch zu viel aufgenommenes Natrium erschöpft ist und ihre Arbeit einstellt. In der nun folgenden Erholungsphase wandert das verlorengegangene Kalium in die Zelle zurück und Natrium muß die Zelle verlassen.

An diesem kleinen Beispiel aus der Zellphysiologie läßt sich schon sehen, daß zu viel Natrium müde macht. Denn dieses müde machende Natrium in der Zelle kann diese nicht wieder richtig verlassen, wenn der Mensch durch falsche Eßsitten seinen Stoffwechsel mit Natrium überlädt, das heißt zu viel Kochsalz verzehrt. (Nach Untersuchungen des täglichen Kochsalzverbrauchs kam man zu dem Ergebnis, daß durchschnittlich pro Kopf und Tag 15–30 g Salz gegessen werden, während der Mensch eigentlich nur 3 g täglich essen dürfte, und diese 3 g sind bereits in der Nahrung enthalten, ohne daß wir extra salzen.) Wenn in den die Zellen umgebenden Nährflüssigkeiten zu viel Natrium ist, so kann das in die Zelle eingedrungene Natrium nicht mehr richtig heraus, die Osmose-Diffusion funktioniert auch für Nährstoffe, Sauerstoff und Kalium nicht mehr richtig, die Zelle vertrocknet sozusagen wie ein Räucherschinken. Und ist die Salzkrankheit resp. die ungewollte Arzneimittelprüfung mit Salz durch zu viel Salzkonsum erst einmal richtig fortgeschritten, so finden wir als Ergebnis Menschen, deren Körper und Haut eher dem einer ägyptischen Mumie gleichen als einem gut durchsafteten Kleinkind, das noch nie Salz zu essen bekam. Aber auch das Gegenteil tritt oft ein: Das Salz bleibt hauptsächlich in den Körperflüssigkeiten und erzeugt den dicken, wasserreichen Menschentyp.

Salz kann übrigens auf Kleinkinder spontan fiebererzeugend wirken. Der Körper empfindet es als Gift und will es in einem Fieberschub sofort wieder loswerden.

Ich glaube aber, daß die eigentliche Giftwirkung des Salzes im Chloranteil zu suchen ist. Chlor ist zwar für die gesunde und normale Nervenfunktion unerläßlich, von ihm hängt die Reizleitung in den Nervenbahnen ab. Aber zu viel Chlor kann wiederum eben dieses Wunderwerk der Nervenreizleitung blockieren.

An dieser Stelle kommen wir nicht daran vorbei, die chlorierten Kohlenwasserstoffe zu erwähnen, teils nur bekannt als Lindan, Seweso-Gift, Dioxin. Koppelt man an das Grundgerüst eines sonst völlig harmlosen Kohlenwasserstoffes, der uns als Nahrung dienen könnte, Chloratome, so kann dieser Kohlenwasserstoff giftig werden. Die Chemie hat das Kunststück fertiggebracht, Kohlenwasserstoffe mit Chlor so zu verbinden, daß Ultragifte entstanden, die in ihrer Giftigkeit wohl alles dagewesene überbieten und leider kaum abbaubar sind. Das Buch: – Dioxin, die chemische Zeitbombe – nennt Fakten, die einen das Gruseln lehren. Und die eigentlich giftbildende Substanz am Isomer (Grundgerüst) ist das Chlor, je nachdem an welcher Stelle es gekoppelt ist. In genanntem Buch steht: "Die chlorierten Kohlenwasserstoffe werden zu all den Produkten aufgearbeitet, die uns im Alltag unverzichtbar erscheinen: Kunststoffe, Reinigungsmittel, Insektizide, Holzschutzmittel. Sie sind Bestandteil von Farben, Lacken, Klebstoffen und Zusatz zum Benzin – die Produktpalette ist endlos." – Der bekannteste Vertreter dieser Seweso-Gifte ist das 2,3,7,8-Tetrachlordibenzo-p-dioxin (TCDD). Es soll bis zu 60000mal giftiger als Zyankali sein. Natürlich wird dieses Gift meines Wissens nicht in größeren Mengen willentlich hergestellt, aber bei der Herstellung einer Reihe anderer chlorierter Kohlenwasserstoffe läßt sich dieses Gift als Begleitprodukt in kleinsten Mengen nicht vermeiden. Auch bei der Müllverbrennung soll es entstehen.

Als vor ca. hundert Jahren bei der Herstellung chlorierter Kohlenwasserstoffe die ersten Akneerkrankungen bei den Chemiearbeitern auftraten, ahnte man noch nicht, wie schlimm die Entwicklung weitergehen würde. (Auch bei gewöhnlichem Kochsalzgenuß kann die sog. Chlorakne entstehen.) Heute, hoffentlich am Ende dieser teils unheilvollen Entwicklung, sind nicht nur eine Reihe von Toten zu beklagen, sondern schwere Leberschäden, Impotenzen und sogar Mißbildungen bei Neugeborenen.

Das Buch: – Zum Töten von Fliegen und Menschen – befaßt sich ebenfalls mit der Giftigkeit dieser chlorierten Kohlenwasserstoffe und bringt ausführliche Berichte über die damit durchgeführten Wälderentlaubungen im Vietnamkrieg und die schlimmen Folgen an Mensch und Tier. Auch Rachel Carsons Buch: Der stumme Frühling – sei hier erwähnt.

Ich werde oft gefragt, ob man dann wenigstens Meersalz essen könne: Der Salzallergiker muß jedes Salz meiden, aber für einen gesunden Organismus wird vorsichtiger Umgang mit Meersalz, wenn es unerhitzt ist, nicht schädlich sein. R i c h t i g ist es nicht, dem Körper mehr Salz zuzuführen, als unser Schöpfer in den Lebensmitteln hat wachsen lassen. Eigentlich müßte man gerade in der heutigen Zeit jedes eigene Salzen von Speisen vermeiden, denn fast in a l l e n gekauften Lebensmitteln, die von Menschenhand zubereitet sind, ist Salz. In Konserven oft viel Natrium zum Konservieren, in Margarine, im Brot, im Käse, ja selbst in mancher Tasse Kaffee oder im Speiseeis ist Salz. Zugesetztes Salz, um den Geschmack zu verbessern. Ein Bäkker klagte mir: Wenn ich einmal im Brot das Salz vergessen habe, bringen mir die Leute das Brot zurück! Wenn dann zusätzlich jemand schon geschädigt ist durch die chlorierten Kohlenwasserstoffe, die in Farben, vor allem in Holzschutzmitteln und vielen anderen Substanzen enthalten sind und auch in der Atemluft, so erübrigt sich zu sagen, wie vorsichtig wir mit Kochsalz umgehen müssen. Nach dieser Predigt gegen das Salz sehen wir uns eine Salzvergiftung an. Ich glaube, daß wir Menschen allesamt salzgeschädigt sind, allerdings ganz unterschiedlichen Grades. Sonst hätte Paracelsus nicht sagen können: "Ich könnte mit Salz jede Krankheit heilen. (Er dachte an Salz in homöopathischer Form.) Ein Mensch bekommt immer dann Salz-Vergiftungserscheinungen, wenn zuviel Salz in seinem Körper ist. Das kann einmal dadurch zustandekommen, daß zuviel Salz gegessen wird. Oder dadurch, daß der Körper zu wenig ausscheidet. Auch eine noch nicht geklärte Süchtigkeit der Zelle nach Salz kommt vor.

Zwischen Zellinnerem und Zellumgebung muß bezüglich der Salzkonzentration Gleichgewicht herrschen. Wasser wandert immer dorthin, wo Salz ist. Oft kann man schon am Übergewicht eines Menschen erkennen, daß er im Gewebe zu viel Salz und folglich zu viel Wasser hat. In der Arzneimittellehre wird der Salzkranke als ein Mensch von schmalen Schultern und sehr breitem Becken und zu dicken Beinen beschrieben. Aber man findet auch die hageren Typen mit runzliger Haut und eingetrockneten Muskeln. Diese Typisierung richtet sich nach dem Grad und der Konstitution der Salzvergifteten. Ich lernte Salzkranke kennen, die wegen ihrer Dyspepsie (Magen-Darmstörung) kaum noch aßen, (stark salzten) und wenig tranken. Diese Personen magern ab, die Haut wird schrumpelig.

Natrium muriaticum, so heißt Kochsalz in der Homöopathie, gehört zu den antipsorischen Arzneien, zu den ganz tief wirkenden Konstitutionsmitteln; das ist eine Arzneiengruppe, welche die Erbmasse eines Menschen beeinflußt und tief und lange wirkt. Natr. mur. kann sich da mit Sulfur, Silicea messen. Das bedeutet aber, daß sich die Salzvergiftungserscheinungen enorm tief eingraben, und, wenn die Voraussetzungen günstig liegen, erst nach Jahren der Behandlung wieder aus dem Körper entfernt werden können. Günstige Voraussetzungen zur Heilung eines Salzkranken sind dann gegeben, wenn dieser kein Salz mehr ißt. Das ist diesen Salzallergikern schwer beizubringen, denn gerade Salz ist es, was sie am meisten lieben. Vielleicht liebt jedes Säugetier Salz in Erinnerung an sein ehemaliges Leben im Meer, aber der typische Salzkranke liebt Salz besonders. Und gibt es nicht zu. Auch das finden wir beim Allergiker, besonders beim Alkoholiker. Wie soll ein Mensch auch wirklich vollkommen salzlos leben, wenn in einigen Ländern sogar die Butter gesalzen ist. Restaurantgehen fällt sowieso flach. Geteiltes Leid ist halbes Leid. Um meinen Salzpatienten mit gutem Beispiel voranzugehen, aß ich auch kein Salz mehr. Wir buken unser Brot selbst, salzten nichts, gingen nicht aus. Und doch wurde ich immer wieder überlistet. Irgendwann stellte ich fest, daß in der Margarine Salz ist, oder in gewissen Teigwaren, oder in einem Gewürz, das mir salzfrei zu sein schien. Große Probleme haben Frauen, die Salz meiden wollen und eine Familie versorgen sollen. So kommt es, daß diese Salzpatienten durch das nicht Meidenkönnen von Kochsalz gewisse Symptome auch nach Jahren nicht verlieren.

Salz halte ich für das Suchtmittel Nr. 1 und glaube, daß sich an die Salzsucht andere Süchtigkeiten anhängen. Oder so gesagt: Ein Volk ohne Milch- und Salzkonsum hätte möglicherweise keine Süchte. Meine Mutter erzählte mir folgendes: Als ich etwa ein Jahr alt geworden war, gab sie mir von der gesalzenen Erwachsenenkost zu essen. Aus war's. Ich aß keine Breis mehr, nur noch Wurst, Fleisch, gesalzenes Gemüse. Sie ging mit mir zum Arzt und klagte ihm ihr Problem. Ach, meinte er, wenn Ihr Kind so gerne Salz mag, dann geben Sie es ihm halt. Schaden kann es ja nicht. – Ich bekam mein Salz. Meine Arzneimittelprüfung begann und erstreckte sich über Jahrzehnte, bis ich so viele Salzsymptome gesammelt hatte, daß es mir als Homöopathiker auffallen mußte. Und diese jahrzehntelange Arzneimittelprüfung ist schwerlich wieder aus dem Körper auszulöschen. So geht es aber den meisten Menschen. In der Therapie verlangt es viel Geduld und Intelligenz vom Patienten und Behandler, eine Heilung zu erzielen.

Diese vielen ungewollten Arzneimittelprüfungen eines Zivilisationsmenschen machen die homöopathische Therapie so schwierig und sogar oft erfolglos. Gehen wir von einem ganz einfachen Fall aus, der uns oft begegnet. Ein Kind wird geboren mit ererbten Störungen im Kalk-Phosphor-Haushalt. Könnte es aufwachsen wie ein Tierbaby, so kämen früher oder später Symptome hervor, vielleicht nur eine besondere Form von nächtlicher Ängstlichkeit, Erkältungsneigung und Lymphstörungen, die den Behandler zu Calc. phos. in höherer Potenz (Kalk-Phosphor) greifen ließen, und vielleicht wäre damit dieser Mensch zeitlebens gesund. Anders in unserer Zivilisation. Wir wollen einmal den günstigen Fall voraussetzen, daß sich die Mutter während der Schwangerschaft gesund ernährt hat (viel Rohkost gegessen hat) und weder Medikamente noch Infektionen oder Impfungen ausgesetzt war, auch keine psychischen Traumen erlitt. Ein gesundes Baby kommt zur Welt, wird aber, weil ein völlig veraltetes Gesetz es so will, als erstes mit Silbernitrat gegen Tripper behandelt, den es gar nicht hat. Aber die Arzneimittelprüfung macht es in den Folgemonaten oder Jahren durch, wie ich feststellen mußte. Früher oder später wird das Kind geimpft gegen etwas, das es ebenfalls nicht hat. Auch hier zeigen sich häufig Prüfungssymptome noch viele Jahre später. (Zum Beispiel in meinem Körper leisteten sich die ursprünglich virulent abgeschwächten Pockenimpfviren den "Spaß", nach Jahrzehnten aktiv zu werden und mir eine Hirnhaut- und Rückenmarkentzündung zu servieren, die mich beinahe umbrachte.)

Die dritte Arzneimittelprüfung erfährt der kindliche Organismus, wenn die Mutter zu wenig Milch hat und Rindermilch und Fertigbabynahrung verabreicht wird. Einige Milchsymptome habe ich besprochen, die Symptome von Babyfertigkost wären noch zu prüfen. Nicht jedes Baby verträgt diese Nahrung, davon abgesehen, daß der Säugetierorganismus auf Kochkost genauso reagiert, als habe er eine Infektion erhalten. Muß sich aber der Abwehrmechanismus eines Kindes mehrmals täglich mit einer Infektion (sprich Kochmahlzeit, denn der Körper kann zwischen Infektion und Kochkost in seinem Abwehrverhalten nicht unterscheiden) befassen, so wird der gesamte Abwehrmechanismus bei einer wirklichen Infektion nicht leistungsfähig genug sein mit der Folge, daß harmlose Infektionen gefährlich werden. Diese führen uns zu Punkt vier, den Medikamenten, die mit ihren Nebenwirkungen oft viele Jahre das ursprüngliche Symptomenbild verzerren. Vielleicht sind die ersten Röntgenaufnahmen fällig mit ihren möglichen jahrzehntelangen Nachwirkungen. Unser Baby ist nun schon größer und bekommt salzhaltige Kost als Punkt fünf auf unserer Liste, es läßt sich später Schweinefleisch und Wurst schmecken als Punkt sechs von möglichen Spätfolgen (Schweinefleisch ist im Gegensatz zum Normalfleisch wirklich sehr arzneilich). An siebter Stelle könnten Chemikalien stehen, die einem im Aufbau befindlichen Körper sehr schaden können. (Um nur einen Fall zu nennen: Im zitierten Buch – Zum Töten von Fliegen und Menschen – steht auf Seite 99: Ein anderes Präparat geriet in die Schlagzeilen, weil es 1972 in Frankreich zum Tode von 36 Kleinkindern führte und acht unheilbare Pflegefälle sowie 150 auf Dauer mehr oder minder geschädigte Kinder hinterließ. Es war der Babypuder "Talc Morhange". Dieser Puder enthielt 6,35% Hexachlorophen, die bei der Produktion versehentlich der Mischung aus Puder und Lavendelparfüm zugegeben worden waren ... Eine Diskussion über die Giftigkeit von Hexachlorophen, dem Ausgangspunkt vieler kosmetisch-pharmazeutischer Präparate ...).

Ich will hier abbrechen, denn es zeigt sich längst, daß die Verschleierung der Grundsymptome dieses Falles vollständig ist. Wir stoßen bei der Repertorisation nach den Regeln der klassischen Homöopathie auf Salz-, Milch-, Schweinefleisch-, Röntgen-, Medikamenten- und und und -Symptome und kennen uns nicht aus.

Ich berichte so ausführlich, weil mir am Herzen liegt, im Falle der Salzsymptomatik darzulegen, daß häufig ein vordergründiges Krankheitsbild aufgepfropft ist und nicht die Grundproblematik einer Krankheit darstellt. Sicherlich wird sich der Kranke wohler fühlen, wenn seine Salzkrankheit beseitigt ist, seine Milchsymptome schwächer werden durch Weglassen dieser Dinge aus der Kost. Aber wirklich gesund wird unser Fall erst dann, wenn Calcium phosphoricum gefunden und hochpotenziert gegeben wird.

Während ich dies schreibe, höre ich von meinen Kritikern sagen: "Alles Unsinn! Seit wann schaden Impfungen, Silbernitrat, Milch, Salz usw. Das soll er erst einmal beweisen!"

Ich glaube, es gar nicht beweisen zu müssen. Die Volksgesundheit beweist es. Die Volksseuchen Rheuma, Krebs, Zuckerkrankheit, Herz- und Gefäßerkrankungen wachsen an, der Bundeskrankheitsetat geht ins Gigantische, die psychischen Störungen im Volk steigen besorgniserregend. Soll das noch eine fortschrittliche medizinische Versorgung der Bevölkerung sein?

Das Arzneimittelbild von Salz (NaCl)

Bei der Besprechung der Salzsymptome können wir uns die körperlich-organischen Erkrankungen sparen, denn sie zeigen das, was beinahe in jedem Arzneimittelbild zu finden ist, gleich, welche Arzneimittelprüfung wir nehmen. Sicher, Salz hat sein spezielles Rheuma, seine speziellen Kopfschmerzen und seine Eigentümlichkeiten bei Magen-Darm-Störungen oder Ödemen, und ein gut geschulter Homöopathiker mag auch an den körperlichen Symptomen das richtige Mittelbild erkennen. Wirklich interessant sind bei Natr. mur. die nervlich-seelisch-geistigen Symptome.

Salz, vor allem der Chloranteil, beschleunigt in kleinsten Dosen die Lebensvorgänge und das Wachstum und hemmt sie in größeren Konzentrationen, wie wir vom Konservieren mit Salz oder vom Chlor in Schwimmbädern her wissen. Um Mißverständnissen vorzubeugen: Jene kleinsten Mengen Salz, die unser Organismus als unterstützend empfindet, sind in die natürlich gewachsenen Lebensmittel vom Schöpfer hineingelegt. Sobald wir selbst zusätzlich salzen, entsteht jenes Zuviel, das die Lebensvorgänge blockiert, und die lebhaftesten Lebensvorgänge liegen im Blut, dem nahezu ersten Angriffsziel des Salzes. Die Salz- und Wassermenge der Blutflüssigkeit nimmt zu und die Blutkörperchen verlieren einen Teil ihrer Zellflüssigkeit, gleichzeitig damit tritt eine Hemmung des Zellstoffwechsels ein, der nach und nach zur Anämie führt, zur Chlorose. Ich wundere mich über die Bezeichnung Chlorose und frage mich, ob der Erfinder dieses Namens wußte, daß der Zustand mit dem Chlor des Salzes zusammenhängt (oder mit dem Bleichen von Wäsche?) Weiß ist für einige Völker die Farbe des Todes. Die Kranken sehen bleich aus.

Wenn das Blut nicht mehr richtig arbeiten kann, entstehen Störungen im Nährmittel- und Sauerstofftransport und ferner Hemmungen der Drainage im Lymphbereich; der Zellstaat kann sich nicht mehr ordentlich reinigen, was sehr schwer wiegt, denn der Körper verschlackt. (Die Humoralpathologie befaßt sich in ihrem Denken um Ursachen und Therapie nur mit diesen Verschlackungen).

Und ausgerechnet unser Blut, dieses hochgradig psychische Organ, muß die erste Wucht des Salzansturmes nach einer Mahlzeit verkraften. Das Blut aktiviert sich, um durch ein Fieber das Salz auszuscheiden oder holt sich Bakterien oder Viren zu Hilfe, um über das, was der Mensch Infektionen nennt, sein Salzgift wieder loszuwerden. Unglücklicherweise ist es gerade diese Lebensaktivierung, die der Mensch liebt und ihr verfällt wie anderen Suchtmitteln, die aufputschen und berauschen.

Mancher starke Organismus hält diese Aufputschphase ein Leben lang durch ohne nennenswerte Störungen, und in diesem Zustand ist fast niemand davon zu überzeugen, Salz zu meiden. Die Leute fühlen sich stark, setzen sich durch, wirken bisweilen aggressiv, verlieben sich in alles und wahllos in Partner, die oft verheiratet sind, tauchen überall auf, wo was los ist. Das Aussehen ist blühend, die Laune oft so zur Heiterkeit geneigt, daß sie in Lachkrämpfe verfallen selbst in ernsten oder tragischen Situationen, etwa in der Kirche, bei Begräbnissen oder wenn sich jemand verletzt hat. Das Nervensystem wird überreizt, eine Überfunktion der Schilddrüse scheint mitzuhelfen, daß die Nerven so angespannt sind: Übermäßiges Lachen schlägt um in endloses Weinen (auch in Kirchen, Konzerten, traurigen Filmen oder Büchern), Ärger über Kleinigkeiten und nachtragender Haß über Jahrzehnte, übelnehmerisch: leichtes Erschrecken vor Geräuschen, – Türe fällt zu z. B.; plötzliches eingebildetes Auftauchen von Personen, oder Tieren wie Mäusen oder Spinnen. Manche Patienten klagen: "Mir fährt alles so hinein, daß ich ganz ängstlich werde, unter Menschen zu gehen. Ich erschrecke schon, wenn mich einer ansieht und kann mich eigentlich gegen nichts und niemanden wehren." Diese Menschen deuten meistens auf ihren Bauch und meinen, daß ihnen da alles 'hineinfahre'. Selbst im Moment des Einschlafens finden sie keine Ruhe, die Beine fahren aus, daß sie wieder aufwachen, die Arme zucken, und die Schlafphase ist von lebhaften Träumen gestört. Diese Unruhe in Armen und Beinen setzt sich häufig am Tag fort, bei Jugendlichen oft nur ein leichtes Zittern der Finger, Hände oder Beinmuskeln, bei fortgeschrittenem Alter sich steigernd bis zu parkinsonartigen Folgen.

Dieses 'Hineinfahren' zeigt sich noch an anderer Stelle, wenn auch für den Kranken nicht so deutlich als innerlicher Schock. Dann nämlich, (und hier befinden wir uns bereits in der Katerstimmung dieses Suchtmittels Natrium chloratum), wenn in bestimmten Situationen andere Personen anwesend sind. Mancher Patient bekommt kein Wort mehr heraus, wenn er angesehen wird, obwohl er sonst fließend sprechen kann. (Viele Stottersymptome sehe ich hier begründet). Ein anderer kann nicht weiterschreiben, wenn ihm zugesehen wird. Ein weiterer kann nicht urinieren, wenn jemand daneben steht.

Das nötige dicke Fell fehlt diesem Personenkreis, sie registrieren viel mehr als augenscheinlich vorhanden ist an zwischenmenschlichen Schwingungen und seelischen Prozessen. Eine Natr. mur. Kranke erzählte mir: "Ich höre die ganze Nacht die Leute in der Etage unter mir reden und kann daher nicht schlafen." "Dann stopfen Sie sich doch Wachs in die Ohren!" "Hab ich ja gemacht, dann höre ich es noch lauter!"

Natürlich hat nicht nur Natr. mur. dieses Symptom, aber es hat es auch, und die Leidenden werden nach und nach so gestört durch den Mitmenschen, daß sie sich in die Einsamkeit zurückziehen wollen. Sogar eine völlige Gleichgültigkeit gegen Familienangehörige findet man, manchmal sogar Bösartigkeit zu den liebsten in der Familie. Dieses Symptom kann aber mit der oft schon früh einsetzenden Arterienverkalkung zu tun haben, obwohl die krasse Vergeßlichkeit von Verkalkten auch bei jungen Natr. mur. Patienten vorkommt, die ganz sicher nicht verkalkt sind.

Insgesamt können wir von einem Zustandsbild ausgehen, das einen Menschen zeigt, der zu früh gealtert ist. Kent, von dem ich einige Angaben entnommen habe, schreibt: Kinder sehen runzlig aus wie Greise. – Die Kranken altern zu früh, können sich nicht mehr richtig freuen, werden depressive Einzelgänger, die oft so aussehen, als wollten sie getröstet werden. Sobald sich aber jemand nähert, um Anteil zu nehmen oder zu trösten, wird unser Natr. mur. Patient unwirsch oder zieht sich zurück. Er will keine Menschen in seiner Nähe haben. Aber ich habe auch selten einen gefunden, der es in der Einsamkeit ausgehalten hätte. Unruhige Leute, nervenschwach, leicht erregbar und so festklebend an Ärgerlichkeiten, daß sie stundenlang wütend auf und abgehen können oder eine ganze Nacht vor Ärger nicht schlafen können. Arbeitsscheu und Angst vor der Arbeit, ein Symptom, das wir immer häufiger bei jungen Menschen finden. Manche Salzkranke sind ungewöhnlich nachtragend, sie kommen von einer Kränkung nicht mehr los und müssen Wochen, Monate, ein Leben lang immer wieder die Gemeinheit von einst wiederkäuen, ohne diese Ärgerlichkeiten loszuwerden. Kränkungen vergessen sie nie.

Ich glaube, einen Zivilisationsmenschen beschrieben zu haben, wie er gar nicht so selten vorkommt, und einige der psychischen Symptome findet jeder an sich selbst. Aber Salz ist ein so gewaltiges Suchtmittel, daß ich nicht die Hoffnung hege, die Menschheit werde einmal davon lassen. Vielleicht läßt sich hin und wieder ein schwer Nierenkranker überzeugen, Salz zu meiden. Aber wirklich totalen Salzentzug macht niemand mit. Selbst Leute, die es wissen, können Salz nicht lassen. Manche Frauen weinten in der Praxis, wenn ich ihnen Salz verbot. Eine saß die Nächte im kalten Wasser in der Badewanne, weil sie vor allgemeinem Juckreiz halb wahnsinnig wurde. Sie ließ nach Monaten zureden Salz weg, nachdem durch Natr. mur. in Hochpotenz die Juckerei einigermaßen beruhigt war. Mit dem Salzentzug verschwand das Jucken ganz. Eines Tages kam sie wieder, wegen neuerlichen Juckens. "Sie haben wieder Salz gegessen!" "Ja, ich hatte so Lust auf eine Wurstplatte, und während des Essens fing das Jucken schon an."

Ein anderer Fall von Lähmung. Ich sagte ja, daß Chlor in kleinen Mengen die Reizleitung im Nerv ermöglicht, in großen verhindert. Dieser Mann war dioxinvergiftet und hatte die klinischen Beweise in der Hand. Auch wußte er, daß es das Chlor ist, welches die Dioxine so giftig macht, wovon er viel im Blut hatte. Ich beschwor ihn, seinem Körper nicht noch mehr Chlor in Form von Kochsalz zuzuführen. Zwei Tage hielt er es aus, dann meinte er: "Sterben muß ich ja doch bald, dann soll mir das Essen wenigstens noch schmekken." Was soll man da sagen? Entzugsanstalten für Alkoholiker gibt es, aber solche für Natriummuriatikor noch nicht.

Wir haben nun schon einen Eindruck bekommen von diesem so harmlos erscheinenden Speisesalz. Eine vollständige Übersicht seiner Vergiftungswirkung findet sich in den guten Arzneimittellehren der Homöopathie, die exakteste in Hahnemanns – Chronische Krankheiten –. Allerdings findet man in diesen homöopathischen Arzneimittellehren jeweils nur den Vergiftungsbeginn. Das ist einleuchtend, die Prüfer waren stets Freiwillige, im Beruf stehende Idealisten, die nicht wie im Tierversuch prüften bis sie starben, sondern die Prüfungen abbrachen, wenn sie wußten, wohin ein Symptom tendiert. Für den Kenner hat es auch gar keinen Sinn, z. B. bei eintretender Akne die Prüfung solange fortzuführen, bis der ganze Körper übersät ist von unterschiedlich großen Beulen. Einen solch schlimmen Aknefall hatte ich einmal in der Praxis. Ein junger Mann, der brennend gern gesund geworden wäre. Aber er konnte das Salz nicht lassen und wurde nur gebessert. Man muß sich eine Pollenallergie vor Augen halten, um zu begreifen, in welch feinsten Dosierungen Salz zum Allergen wird. Die Blütenpollenallergiker kommen teilweise mit beinahe zugeschwollenen Augen und Nasen an, und wenn man sie fragt, ob sie schon einmal eine Polle gesehen, gerochen oder geschmeckt hätten, wie sie in der Luft umherfliegt, so verneinen sie selbstverständlich. Mit Salz ist es ebenso. Ein Salzallergiker kann erst gesund werden, wenn er das letzte Stäubchen Salz meidet. Das schafft von hundert Allergikern vielleicht einer. Ich bin der Meinung, daß mancher Fall von Durchblutungsstörung, Herzinfarkt, Diabetes, Rheuma und Krebs heilbar wäre, wenn der Kranke seine Küche umstellen würde und zudem jegliches Salz meiden könnte. (Von leichteren Erkrankungen ganz zu schweigen.) Aber die Kranken müssen sich im Klaren sein, daß sich eine über Jahrzehnte eingefressene Salzvergiftung nicht in Wochen oder Monaten heilen läßt. Das dauert oft Jahre. (Hier liegt die eigentliche Problematik biologischer Krebsbehandlung. Der Krebs läßt einem biologischen Behandler nicht so viel Zeit, als nötig wäre, so daß doch in vielen Fällen die Operation das Mittel der Wahl ist mit biologischer Nachbehandlung.)

Die Substitution

Die Frage: Was ist gesund? wird sicherlich noch lange die Gemüter bewegen, denn mancher Themenkreis dieser Frage ist noch nicht einmal bekannt, geschweige denn in der Erforschung. Während meiner Ausbildung hat mich immer wieder das schöne Wort 'Substitution' angezogen. Wenn ein Heiler nur ordentlich substituierte, so war er schon ein gewichtiger Mann. Der Substitution liegt ein Mangel im Körper zugrunde. Fehlt Kalk, so muß ein gewissenhafter Heiler Kalk substituieren, also zuführen, und schon ist alles in der Reihe. Denkt man. In Wirklichkeit ist ein Körper viel schwerer krank zu machen durch ein zu wenig als durch ein zu viel. Unsere gesamten Zivilisationskrankheiten entstehen durch ein zu viel an Stoffen im Körper. Die ersten Erkundungsgänge in dieser Richtung ist meines Wissens Prof. August Bier gegangen, der an einem Kranken mit Schwefelsymptomatik nach Verabreichung von homöopathischem Schwefel feststellte, daß dieser Mann im Laufe der nächsten Wochen und Monate Unmengen Schwefel ausschied. Auch von Wendt's Eiweißmast haben wir gelesen. Hingegen kann man an einem zu wenig im Körper fast nicht krank werden. Natürlich habe ich den Schulstoff von Beri Beri und Skorbut nicht vergessen. Aber in welchem Verhältnis steht denn eine gelegentliche Vitaminmangelkrankheit gegen das Millionenheer jener, die an einem Zuviel irgendwelcher Stoffe im Körper kranken.

Ich habe in diesem Zusammenhang die Fastenliteratur genau studiert, auch die Erkrankungen bei unterernährten Völkern. Ich habe selbst 45 Tage lang nur von Mineralwasser gelebt ohne Schaden, im Gegenteil, ich fühlte mich besser als vorher. Es zeigt sich immer wieder, daß der menschliche Organismus viel seltener an einem Mangel erkrankt als an Überfluß. Wahrscheinlich sind in den Jahrmillionen der Säugetierentwicklung die mageren und Fastenjahre viel häufiger vorgekommen als Überschußzeiten. Wenn ich z. B. an die Hungerjahre und Notzeiten des letzten Krieges denke, so zwingt sich die paradoxe Schlußfolgerung auf, daß Hunger 'gesund' ist. Diese ungeheuren Leistungen der Kriegs- und Nachkriegszeit wären in sattem Zustand nicht möglich gewesen. Krankheiten waren relativ selten, nicht zu vergleichen mit heute.

Wenn ich zu Beginn dieses Kapitels sagte, daß Bevölkerungsversuche zur Erforschung der gesunden Nahrung fehlen, so irrte ich insofern, als ungewollte Ernährungsgroßversuche durch die Kriege stattgefunden haben. Es zeigte sich, daß einfache Kost, (Kartoffeln und Gemüse gab es) und viel Bewegung die meisten Krankheiten besiegt. Durch solche Kost werden viele Überschüsse im Körper abgebaut. Was übrig bleibt sind Mangelerscheinungen, die den Körper nicht allzusehr berühren, es sei denn, sie dauern zu lange. Aber in dieser Hinsicht ist unser Körper sehr geduldig. Ich hoffe in diesem Zusammenhang einmal auf detaillierte Berichte für die Ernährung von KZ-Häftlingen zu stoßen, die zum Skelett abgemagert die Lagerjahre überstanden. Ich weiß, daß diese geschwächten Menschen (auch in den Kriegsgefangenenlagern) häufig an Seuchen sterben mußten, vor allem Darmerkrankungen wegen mangelhafter hygienischer Verhältnisse. Aber soviel ist auch klar, daß es sich beim Typus der Krankheiten oder Infektionen durch Unterernährung um etwas völlig anderes handelt als beim Typus der Zivilisationskrankheiten durch Überflußnahrung, bei dem immer Allergie-Zustände mit im Spiele sind.

Wenn wir diesen Betrachtungen noch einige Fakten aus dem Kapitel über die Homöopathie hinzufügen, gelangen wir zu der Aussage, daß Homöopathie die typische Therapie der Überschußerkrankungen ist und somit eine Kunstbehandlung der Zivilisationserscheinungen und der Zivilisationserkrankungen.

Substitution ist eine reine Therapie der Unterschußkrankheiten. Ganz einfach, nicht wahr? Nun, fangen wir an. Die klinischen Analysen belegen in einem Fall Eiweißmangel, im anderen Kaliummangel, im nächsten Eisenmangel, im nächsten Vitaminmangel, Magnesiummangel, Kalkmangel usw. Nun wissen wir aus der Homöopathie, daß, egal welchen Stoff wir dem menschlichen Organismus zuführen, dieser Stoff nur zwei grundsätzliche Möglichkeiten hat, zu wirken. Entweder er wirkt homöopathisch oder allopathisch, oder noch anders gesagt: Entweder der zugeführte Stoff schwingt gleich bzw. ähnlich mit einem Körper (homöopathisch) oder er schwingt ungleich (allopathisch). Solange wir therapieren und medikamentös arbeiten, ist der Fall klar. Jedoch wenn wir 'ernähren', substituieren? Die Substitution stellt immer eine Mischform aus Allopathie und Homöopathie dar, und aus dieser Sicht ist der gesamte Bereich der menschlichen Ernährung ein Teilgebiet der Substitution. Der homöopathische Anteil eines solchen Nähr- oder Substitutionsmittels sorgt jeweils für die Stärkung der Zelle. Der allopathische Teil des Nähr- oder Substitutionsmittels sorgt als Gegenspieler und Ausgleicher der Homöopathiewirkung für die Einbringung von Substanzen in die Zelle. Denn diese Einbringung von Substanzen in die Zelle wäre aus der Homöopathiewirkung von S t o f f e n nicht möglich. Wir erinnern uns an Hahnemanns Anfänge. Er therapierte zu Anfang, als er das Gesetz der Homöopathie gefunden hatte, mit stofflichen Substanzen. Erkannte er einen Calziumfall, so gab er ihm pures Calcium carbonicum und hätte auf diese Weise beinahe einige Patienten ums Leben gebracht. Diese Vorgänge veranlaßten Hahnemann, die Stoffe seiner Arzneien zu 'verdünnen', wie er es selber anfänglich nannte. Damit blieben diese verheerenden Reaktionen aus. Er hätte das Calcium aber auch, und damit sind wir bei der Substitution, einer allopathischen Gegenarznei beigeben können, der Homöopath spricht von einem Antidot, und Calcium wäre in dieser Form gut verträglich gewesen. Aus der Sicht der Zelle gesprochen: Mit substituiertem Kalk hätte sie bei ihrem Kalkmangel etwas anfangen können. Mit potenziertem natürlich auch, der ist wieder durch die Verdünnung abgeschwächt.

In einigen Gegenden der Welt, wo die Bevölkerung unter Eiweißmangel leidet, wird mit Milchpulver substituiert. Milch hat ein Kardinalsymptom: Schwäche. Diese Schwäche der Milch trifft auf die Schwäche der Hungernden und wirkt sich homöopathisch aus zur Stärkung. Würde nun die Milch als e i n z i g s t e s Symptom die Schwäche haben, so hätte das letzte Stündchen der Hungernden geschlagen, denn die Schwäche der Hungernden und die geballte Schwäche einer Nahrungs s u b s t a n z müßten zur Resonanzkatastrophe führen und töten. (Dann wäre es schon besser, ein Vitamin zuzuführen, in kleinen Dosen wie Vitamine ja gegeben werden, aber damit wären wir ja schon wieder auf dem Gebiete der Homöopathie).

Aber die Schöpfung hat es so weise eingerichtet, daß bei Substitutionen (Nahrungsmitteln) immer Homöopathie und Allopathie zusammenwirken, und das umso ausgeglichener, je naturbelassener ein Lebensmittel oder Substitut ist. Im Falle der Milch (wie bei allen Substituten) zeigen sich die allopathischen Auswirkungen teils als die sog. Nebenwirkungen, (wie wir sie auch bei Medikamenten haben), teils als reine Gegenwirkung gegen die in unserem Falle 'Schwäche der Milch'. Milch hat also im Symptomenbild Schwäche und Stärke. Wir wissen ja von allen Substanzen, daß sie die Gegenspieler in sich tragen, wobei immer einer schwächer ausgeprägt ist als der andere, was so sein muß, damit der Stärkere wirken kann ohne zu zerstören. So hat ein beliebiges Mittel in der Arzneimittelprüfung nicht nur Durchfall, sondern auch etwas Verstopfung, nicht nur Frieren, sondern auch Hitzen, nicht nur Depressionen, sondern auch Heiterkeiten. Immer sind die Gegenspieler vorhanden. Das ist schon bei den Einzelmitteln so eingerichtet, umso mehr bei Komplexen. Kaffee z. B. ist viel verträglicher, erzeugt kaum Zittern, Herzklopfen und Schlaflosigkeit, wenn man ein bißchen Kaffeesatz mittrinkt oder Mokka trinkt, weil in der Kaffeebohne der nur öllösliche Gegenspieler des wasserlöslichen Koffeins ist und bremst, – wir können nun sagen, homöopathisch wirkt. Beim Kaffee wirkt der Gegenspieler homöopathisch, während das Koffein allopathisch wirkt und brutal hochpeitscht. (Ihm zu Hilfe kommt allerdings wieder der Röststoff, der seine Homöopathizität in der Müdigkeit des Kaffeedurstigen findet. Kaffee also besser nicht filtern, weil das Filtrat zu koffeinhaltig wird, der öllösliche Gegenspieler fehlt. Kaffee einfach wie Tee aufbrühen und mit etwas Satz trinken.)

So sind alle Vorgänge im Bereich der Substitution ein unendlich vielfältiges Wechselspiel von Allopathie und Homöopathie, von Andersschwingen und Mitschwingen als Existenzgrundlage aller Lebewesen. Die wissenschaftlichen Arbeiten über dieses Gebiet werden vielleicht einmal Regale füllen. Im Bereich des Lebendigen wird eben mit allen Tricks und Möglichkeiten operiert, und zu vieles entzieht sich unserer Kenntnis.

Was geschieht, wenn bei Kaliummangel einem Patienten substanzielles Kalium verabreicht wird? Vorausgesetzt, der Körper hat sein Kalium nicht auf Grund einer Allergie gegen Kalium selbst abgebaut? passiert nicht viel. Wir haben es hier bei der Kaliumsubstitution mit einer allopathischen Funktion zu tun, die Kaliumdepots werden aufgefüllt. Aber gesund wird der Patient auch nicht auf Dauer, weil sich die Kaliumdepots wieder leeren und der alte Zustand eintritt. Wenn der Kaliummangel aber eintritt, weil zuviel Natrium im Körper ist, so können wir durch homöopathische Therapie mit potenziertem Natrium den Natriumspiegel dauerhaft senken, und der Körper kann sich sein Kalium alleine aufbauen und tut es natürlich sofort.

Meistens brauchen wir nicht medikamentös zu substituieren, sondern wir müssen suchen, wo das Zuviel liegt und dieses abbauen durch Homöopathie. Dann erholt sich das Defizit an anderer Stelle meist schnell von selbst. Wenn jemand ständig übersäuert ist durch falsche Ernährung oder die Gewohnheit, Essig, Zitrusfrüchte, Sauerkraut, saures Obst und saure Getränke zu sich zu nehmen, so kann es doch auf die Dauer nichts fruchten, den angeknacksten Kalkhaushalt zu substituieren, sondern die einzige vernünftige Lösung ist, den Säurestrom abzustellen. Ein Defizit im Körper hängt meist mit einem Zuviel an anderer Stelle zusammen. Das Zuviele muß erkannt und behandelt werden. (Mit den gewöhnlichen Ausnahmen). Hier liegen die allermeisten Krankheitsursachen. Sonst müßten jene Völker, die vegetarisch leben (ganz Indien) und in vielen Bereichen ihrer Körperökonomie Mangelerscheinungen aufweisen, vor allem Eisen, – so müßten doch diese Völker kränker sein als wir, wo bei uns solche Defizite selten sind. Das Gegenteil ist der Fall. – Beim ersten Kontakt mit dem Kranken werden wir die Suche beginnen, wo er seine pathogenen Überschüsse hat. (Eiweiß, Phosphor, Schwefel, Vitamine oder andere Säuren, Kalorien usw.).

Unter einer Übersubstitution leidet gegenwärtig die westliche Hemisphäre mit ihrem zu hohen Eiweißverbrauch. Der Verzehr an tierischem Eiweiß steigt stetig, und manche Mahlzeiten liegen in ihrem Eiweißanteil bis über 50%. Verschlimmernd wirken Faktoren wie Bewegungsarmut und Erhitzung dieser Eiweißbomben. Schon Kinder wollen oft nichts anderes essen als Pommes, Fleisch und Soße. Untersuchungen an amerikanischen Kriegsgefangenen im Vietnamkrieg zeigten, daß viele dieser jungen Soldaten bereits makroskopisch (mit freiem Auge) sichtbare Atheromatose (Vorstufe der Gefäßverkalkung) hatten. Also Gefäße wie bei alten Menschen. Die Gesundheitsbehörden müßten warnen. Sie wissen genau, daß 2 (zwei) Prozent rohes Eiweiß in der Nahrung ausreichend sind. Das hängt damit zusammen, daß in der Muttermilch etwa zwei Prozent Eiweiß enthalten sind und völlig ausreichen, um die Babies richtig und mangelfrei zu ernähren. Etwa zwei Prozent Eiweiß sind auch in Pflanzenkost enthalten, und was leistet der Rinderorganismus mit diesen zwei Prozent in der Milchproduktion und in der Aufrechterhaltung des eigenen Organismus.

Zwei Prozent Eiweiß genügen, um ein Säugetierbaby aufzuziehen. Dann müßten zur Erhaltung des Erwachsenen-Organismus eigentlich weniger genügen, denn wenn der Organismus einmal aufgebaut ist, braucht er ja nicht mehr das Aufbaueiweiß, sondern nur noch wenig zu seiner eigenen Erhaltung.

Die wissenschaftliche These behauptet, ich greife hier auf Wendt's Schriften zurück, daß Eiweiß nicht speicherbar ist und daher auch in beliebigen Mengen gegessen werden darf. Wendt wies aber nach, daß Eiweiß, vor allem in den Gefäßen, in erheblichen Mengen gespeichert wird und je nach Anreicherung im Körper zu den unterschiedlichsten Krankheitsbildern führen kann. Sein Schlagwort der Eiweißmast und Acidosestarre ist weit bekannt geworden, und auf dieses Grundübel führt er praktisch alle Zivilisationskrankheiten zurück wie: Zu hoher Blutdruck, Erwachsenendiabetes (Zucker), Gicht und Rheuma, zu hohe Harnsäurewerte im Blut, zu hohe Eiweißwerte im Blut, zu viel Cholesterin, Blutüberfüllung (geht in Richtung Entzündungen), Bluteindickung, Fettleibigkeit etc. Dazu kommen natürlich im Gefolge die seelischen Gesundheitsprobleme.

Wendt heilte viele seiner Patienten mit einer ganz einfachen Methode. Er ernährte sie eiweißarm mit Pflanzenkost, bis sich die Eiweißwerte normalisierten, und die Patienten verloren ihre Beschwerden. Der unfreiwillige Bevölkerungsgroßversuch im Kriegs- und Nachkriegsdeutschland zeigte gleiche Resultate. Und ein Blick nach Rußland belehrt uns desgleichen. Würden diese Leute einen guten Teil ihrer Pflanzenkost auch noch roh essen, so könnte man davon ausgehen, daß sie kaum jemals krank werden könnten.

Einer der großen Pioniere in der Ernährungsforschung ist zweifellos Walter Sommer. Seine Ernährungslehre basiert selbstverständlich auf Rohkost. In seinem Buch 'Das Urgesetz der natürlichen Ernährung' versucht er zu belegen, daß die angestammte und gesündeste Ernährung des Menschen nur zu bestehen habe aus zwei Bestandteilen: Gemüse und Nüsse, wobei zu den Gemüsen selbstverständlich die Salate gehören.

Er selbst wurde bei dieser Kost weit über 90 Jahre alt. Aber diese Kost hat offenbar darüberhinaus eine erhebliche Heilwirkung. Er beschreibt, daß sogar Epileptiker nach einem halben Jahr seiner Kost anfallsfrei werden. Das hat mich überzeugt, und das überzeugt jeden, der jemals versucht hat, Epileptiker zu heilen. Es ist eines der schwierigsten Kapitel in der Medizin, und wenn eine Kost so gewaltig wirkt bei Epilepsie, dann kann man ihr auch bei leichteren Krankheiten vertrauen. Und man sollte einen Versuch unternehmen, wenn man schwer krank ist.

Kaloriensubstitution

Bezüglich der Kalorien: Warum sind die Ostfriesen so schön schlank? Torf hat keine Kalorien! – Über diesen netten Witz kann ich mich fast nicht amüsieren, so tragisch ist sein Hintergrund. Das Kaloriendenken hat dazu geführt, daß die Lebensmittel denaturiert und konzentriert wurden. Die Schalenteile vom Getreide enthalten keine Kalorien, weg damit. Der Saft vom Rohzucker (Melasse) ist genauso wertlos, weg damit. Mit Gemüsen verfuhr man ebenso, dazu Saftkonzentrate, Kochkost, weil Gekochtes die Kalorien unserem Körper leichter zugänglich macht usf. – Heute beginnt man zu erkennen, daß das Gegenteil richtig ist. Eine gesunde Darmflora kann sich nur in Gegenwart reichlicher Ballaststoffe bilden, und diese Ballaststoffe enthalten fast keine Kalorien, sind also wertlos? Langsam beginnt man zu erkennen, daß es die Ballaststoffe sind, die unseren Körper gesund erhalten. Woher kommt es, daß beispielsweise ein Rind, das überwiegend Ballaststoffe verzehrt, (unverdauliche Zelluloseteile, Pflanzenfasern) das Geheimnis vollbringt, mehr Kalorien durch Verbrennung und Milch zu erzeugen als es im Futter zu fressen bekommt? Vielleicht helfen die Darmbakterien mit. Aber diese müssen gesund sein.

Man kann ja nicht sagen, daß die Erfinder der 'Kalorien' an der Misere Schuld sind. Wir Menschen haben uns benommen wie ein Kind, das sich nach allen Richtungen gut und schlecht benimmt, um seine Grenzen zu erforschen. Manche Grenzen sind uns nun bekannt, in der Politik, im Weltraumflug ebenso wie in der täglichen Küche. Werden wir nun klüger?

Das Kaloriendenken muß in mehrfacher Weise falsch sein. Erstens ist die Denaturierung und Konzentrierung falsch, denn es kommen die besprochenen Nachteile zum Tragen. Zweitens dürfen im Körper nie zuviele Kalorien angehäuft werden, und noch schädlicher ist das zu schnelle Eindringen von Kalorien in den Körper. Drittens bewirkt die kalorienreiche Küche, daß man immer zu viel ißt.

In der Tierhaltung ist man viel klüger. Wenn ein Roß zu viel Hafer bekommen hat, wird 'sein Blut dick', und man muß zu anderer Kost übergehen. Von einem überernährten Hund sagt jeder: 'Der ist nicht in Ordnung'. Wenn im Tierreich ein Lebewesen zu viele Kalorien erhält, wird es krank oder lebensuntauglich und kann sich höchstens noch unter dem Schutz des Menschen eine Zeitlang halten.

Einer amerikanischen Studie zufolge scheint ein Zusammenhang zu bestehen zwischen Kinderlähmung und Zuckerkonsum. Es fiel auf, daß Poliomyelitis häufig dann ausbrach, wenn nach sehr anstrengenden Tagen, (schwimmen, arbeiten) Eis oder Zuckerwaren gegessen wurden. Die Blutuntersuchungen ergaben, daß der Blutzuckerspiegel nach Anstrengungen niedrig ist; wenn dann Eis gegessen wird (oder Dextroenergen oder Ähnliches), steigt sofort der Blutzucker etwas an und sackt dann total ab mit der Folge der regelrechten Einladung von Viren. Hätte man nach solchen langanhaltenden Strapazen ein paar Äpfel gegessen, die ihren Zucker nur langsam ans Blut abgeben, so hätte sich der Blutzuckerspiegel ganz allmählich gehoben ohne schädliche Folgen.

Ich bin sicher, daß hier ein Zusammenhang von vielen aufgedeckt worden ist. Es braucht ja nicht gleich Kinderlähmung sein. Genügen ja schon die Erkältungen, die uns jahraus jahrein zu schaffen machen. Die Literatur über die schädlichen Folgen der Überkalorisierung wächst an und wird uns noch manche Überraschung bescheren.

Die Zelle fühlt sich eigentlich nur dann wohl, wenn sie zu kämpfen hat. Träges Sattsein tut ihr nicht gut, weil sie es auch über Jahrmillionen nicht gewöhnt war. Es geht ihr doch nicht anders als unserem Gesamtorganismus. Wir sehnen uns nach einem Leben in Saus und Braus, nach Ruhe und Erholung ohne Streß und Zwänge, aber wenn wir es nur ein bißchen zu lange so genießen, merken wir die nachteiligen Folgen, Unwohlsein, Depressionen und oft die Lust, das Leben von vorher wieder aufzunehmen. So ist die Natur.

Tee-Substitution

Wo sind Tees einzuordnen? Meistens bei den Substituten. Ich habe mir eine Zeitlang die Mühe gemacht, Tees so zusammenzustellen, daß sie ziemlich stark homöopathisch wirkten. Aber dann kann man nur noch wenig davon trinken. – Aber gerade Tees benützen wir ja, um den Körper durchzuschwemmen und zu entschlacken. Und dazu muß wiederum viel getrunken werden. Wirkt andrerseits der Tee zu allopathisch, so erhalten wir nach einiger Zeit unerwünschte Nebenwirkungen; bekannt sind Leberstörungen nach zu vielem Pfefferminzteetrinken. Am besten ist hier der Mittelweg, indem wir Teesorten mischen nach den bekannten Indikationen (jedes Pflanzenbuch gibt an, welcher Tee für welche Leiden ist), und eine solche Mischung nicht länger als 1–3 Monate trinken, dann eine andere Mischung wählen.

Will der Heiler einen homöopathisch (gleichschwingend) wirkenden Tee einsetzen, so muß dieser mit Pendel oder Wünschelrute nach der beschriebenen Methode ermittelt werden. Am besten, man setzt dann nur eine einzige Pflanzenart als Heilmittel ein. Paracelsus sagte schon: 'Ein guter Arzt setzt ein Mittel ein. Wer mehrere Pflanzen mischt, beweist damit seine Unsicherheit'. Wenn man allerdings nach der Radiästhesiemethode einige starke Teesorten ermittelt hat und diese mischt, wird sich ihre Wirkung verstärken. Auch das ist eine Tatsache. Nur, diese Tees können in substanzieller Form sehr stark werden und sind am kranken Menschen zu Anfang nur teelöffelweise einzusetzen. Stündlich ein Teelöffel des Absuds. Zeigen sich keine Verschlimmerungen, kann eßlöffelweise weitergegangen werden und je nach Fall auch tassenweise getrunken werden. Als Homöopathiker sähe man diese starken Drogen lieber potenziert, um ja keinen Schaden zu erzeugen.

Ich selbst bin nie ein Pflanzendoktor geworden. Die Heilwirkung der Pflanze läßt zu lange auf sich warten, ist nicht tiefgreifend genug. Meist geht der Kranke zum Heiler erst dann, wenn seine Krankheit schon fortgeschritten ist und nichts anderes mehr hilft. Und dann kommen Pflanzentherapien oft nicht mehr zum Zuge.

Es ist aber auch nicht so, daß ich von der Pflanzenbehandlung nichts hielte. Ich habe mit vielen Personen Kräuterwanderungen gemacht und ihnen die Pflanzen und deren Zubereitungen beschrieben. Aber mit Pflanzen schwere Fälle heilen? Das ganze Mittelalter bis fast in die Neuzeit war eine einzige Pflanzenheilkundephase, die überwiegend in den Händen der Ärzte lag. Und sie bekamen keine einzige Seuche in den Griff und versagten auch bei den meisten anderen Krankheiten. Nichts wurde geheilt, Pest, Pocken, Syphilis, Kindbettfieber, Tuberkulose, Typhus, Ruhr, Cholera, Scharlach, Keuchhusten, Diphtherie ... das einzige, was half, war manchmal das Gebet und eine starke Natur. Wir wissen ja, daß Hahnemanns Homöopathie als erste Heilmaßnahme in der Lage war, einen Heilungsvorgang berechenbar zu machen und systematisch zu Ende zu führen, ob es sich um Infektionen handelte oder um chronische Krankheiten.

Aber: Wenn die mittelalterlichen Mediziner und ich selbst wenig Therapieglück mit Pflanzen hatten, so lag es nicht an der Pflanze, sondern an ihrer Handhabung. Hahnemann hat mit potenzierten Pflanzen seine Zeitgenossen gelehrt, mit bis dahin unheilbaren Seuchen fertig zu werden. Paracelsus und auch Nostradamus haben Epidemien mit Pflanzen beherrscht. Auch ist bekannt, daß die giftigsten Substanzen nicht bei Spinnen und Schlangen zu finden sind, sondern bei den Pflanzen. Also müssen Pflanzen auch außerordentliche Heilkräfte beherbergen.

Gemäß meinen Beobachtungen liegt die Schwäche der Pflanzentherapie bei schweren akuten Erkrankungen darin, daß die Pflanzen nicht genau genug homöopathisch passen und dann zu substanziell eingesetzt werden. Die Heilung einer Krankheit geschieht im feinstofflich-energetischen Bereich, und da wir relativ wenige Pflanzen in der Hochpotenzhomöopathie verwenden, mag es nicht verwundern, daß manchem Homöopathiker der Zugang zum Pflanzenreich schwer fällt. Aber das wird sich ändern, wenn darangegangen wird, die Pflanzenwelt systematisch nach Hahnemanns Anweisungen zu erforschen.

Durch Tests mit der Wünschelrute läßt sich relativ leicht erkunden, welche Pflanzen zu welchem Krankheitsbild passen. Potenziert man diese Pflanzen, so kann man stärkere Heilreaktionen vermeiden und ausgezeichnete Heilungen erzielen, wie wir sie mit den wenigen geprüften Pflanzen in der Homöopathie beobachten.

Im Frühmittelalter gab es nach Berichten von Paracelsus viele Personen, die intuitiv erkannten, zu welcher Krankheit und Person welches Kräutlein paßt. Zweifellos gibt es auch heute noch einzelne 'Kräuterweiblein', die diese besondere Begabung besitzen. Die Pflanze ist eine Persönlichkeit ganz charakteristischer Lebenskraft, und sie muß mit ihrer Eigenschwingung ähnlich sein der Eingenschwingung der Krankheit des Patienten. Das zu erfassen ist hohe Kunst. Wer sie beherrscht, kann heilen. Aber die üblichen Zusammenstellungen von Tees, Tinkturen, Extrakten oder Absuden usw. können nicht das bringen, was in der Pflanze eigentlich drinstecken würde, weil damit viel zu ungenau gezielt und übereingestimmt wird mit der Krankheit. Wahrscheinlich wird die Pflanzentherapie noch einmal eine ganz große Auferstehung in neuem Gewand erfahren.

Was ich an der Pflanzentherapie besonders schätze, sind Tees, die getrunken werden, um den Körper zu durchschwemmen und damit zu reinigen. Denn die Drainage des Körpers hängt ab von reichlicher Flüssigkeitszufuhr, und dazu eignen sich die Tees wunderbar. Bei einer Leberschwäche nehme man einen Lebertee und bereite sich ein bis zwei Liter täglich, bei Nierenschwäche einen Nierentee, bei Harnsäure einen Harnsäuretee usw. Gute Kräuterexperten beraten gerne.

Eine andere Pflanzenanwendung (neben Arnikatinktur, Beinwellextrakt oder Belladonna etc.) sehe ich in den wunderbaren Frühjahrspflanzenkuren mit Wildkräutern. Löwenzahnsalate mit Geißfuß, Schafgarbe und Bärlauch, Brennesselspinate mit Geißfuß und die vielen anderen Möglichkeiten, Heilpflanzen zu Nahrungszwecken zu verwenden, sich das lebenswichtige Blattgrün zuzuführen und die vielen anderen geradezu verjüngenden Stoffe der gesunden Wildpflanze.

Breuß hat große Erfolge bei Krebs mit einer 40tägigen Pflanzensaftfastenkur. Wir dürfen also nicht durch das Versagen der mittelalterlichen Ärzte darauf schließen, daß die Pflanze generell keine besonderen Heilkräfte besitze. Aber diese Heilkräfte bedürfen auf vielen Therapiegebieten sozusagen noch der Hebung, besonders, wenn es sich um Seuchen und Epidemien handelt.

Die Erden

Zu Recht sind viele Bücher über Pflanzen geschrieben worden, zu Unrecht fehlen solche über die wundersamen Wirkungen der Erden. Ohne Gesteinsmehle kann ich mir eine Heilertätigkeit nicht recht vorstellen, und dennoch werden die Erden so vernachlässigt. Unser Organismus hat sich nicht nur die Mineralstoffe zu eigen gemacht und setzt sie vielfältig im Körperhaushalt ein, sondern er war über endlose Zeiten im unmittelbarsten Kontakt mit Mutter Erde, ging auf ihr, schlief auf ihr, nahm sie mit der ungewaschenen Nahrung ein. Er hat sich den Erden angepaßt und benötigt sie einem Trägheitsgesetz zufolge. Für dieses Trägheitsverhalten unseres Körpers gibt es viele Beispiele. Ein lustiges aus jüngster Zeit möchte ich anführen: Ein Arzt wollte wissen, was passiert, wenn man täglich sehr viel Flüssigkeit trinkt. Er fing an, Wasser zu trinken und steigerte jeden Tag die Menge, bis er täglich zehn Liter trank. Da er sich auch bei dieser Flut nicht anders fühlte als gesund, kam er zu dem Schluß, daß Wasser auch in großen Mengen genossen nicht schadet und brach den Versuch ab. Ja, wenn das Trägheitsverhalten des Körpers nicht wäre, hätte er den Versuch abgebrochen. Aber so leicht geht das nicht, mußte besagter Prüfer feststellen, denn er k o n n t e nicht aufhören zu trinken. Er mußte seine zehn Liter weitertrinken und sich ausschleichend jeden Tag etwas weniger einverleiben, bis er wieder bei normalen Mengen ankam. Erde, Lehm, Gesteinsmehle, Staub haben unseren Lebensweg auf Erden begleitet und mitgestaltet. Sie haben uns getragen und bewahrt, von ihrer Substanz geliehen und geheilt. Steine waren alten Kulturen immer heilig, weil diese um ihre geheimnisvollen Kräfte wußten. Ich sagte oft zu meinen Kindern: "Ein Heiler benötigt im Notfall kaum Hilfsmittel: Fasten oder einige Diätanweisungen, Wasser und Erde (wobei unter Wasser auch Eigenurin verstanden werden kann)." – Aber seit die moderne Zeit besteht, will man von Erde oder Lehm nichts mehr wissen. Selbst das unschuldigste Stäubchen

Erde, das sich irgendwo in unsere Wohnungen verirrt hat, wird mit Vehemenz verfolgt. Ich bin auch sehr für Sauberkeit, aber unser Kontaktverlust zur Erde muß sich rächen. Erde und Mensch gehören zusammen wie Wirt und Schmarotzer, wobei der Mensch die Schmarotzerrolle spielt.

Ich weiß von einem deutschen Heiler, der nur mit pulverisiertem Lehm, genannt Heilerde, arbeitet. Solche Leute können sehr einfach wirken, vielleicht fehlt ihnen wirklich der Verstand für andere heilerische Kunstfertigkeiten. Aber sind sie nicht weise, ein Phänomen der Natur erkannt zu haben und richtig anzuwenden? Kneipp hat die Kräfte des Wassers erspürt und richtig eingesetzt. War er nicht weiser aus der Sicht der Natur als manche komplizierte Eingriffe der Chemotherapie? Ein norwegischer Schäfer konnte nach dem Reaktorunfall von Tschernobyl sein Schaffleisch nicht mehr verkaufen, weil es zu stark radioaktiv verseucht war. Was macht er? Teilte seine Schafe in zwei Gruppen, die eine wurde weiter so gehalten wie bisher, die andere bekam im Trinkwasser aufgerührten pulverisierten Lehm. Zu aller Überraschung war das Fleisch der 'Heilerdetiere' nach einiger Zeit fast völlig frei von Radioaktivität, während die andere Gruppe weiterhin hohe Bequerelwerte aufwies. Sind so einfache Menschen nicht weise?

Wir nennen pulverisierten Lehm 'Heilerde'. Sie enthält zum größten Teil, wenn wir vom Markenfabrikat Luvos Heilerde ausgehen, Siliziumoxid zu fast zwei Dritteln, ihr folgt mit etwa 10% Anteilen Calciumoxid, und den Rest bestreiten Aluminiumoxid, Kohlendioxid, Eisenoxid, Magnesiumchlorid und Kaliumoxid. Im Grunde alles hochwichtige Mineralien für unseren Körper, aber er kann sie in dieser Form gar nicht aufnehmen. Das ist Sache der Pflanzen. Für den inneren Aufbau unseres Körpers benötigen wir Mineralien, die bereits einmal durch einen Pflanzenorganismus gegangen sind und von der Pflanze so vorbereitet wurden, daß sie unserem Körper verwertbar wurden.

Heilerde hat andere Funktionen als die der Substitution. Dennoch möchte ich sie als eine Art Lebensmittel bezeichnen, denn ich sehe in ihr den extremen Vertreter der kalorienarmen Ballaststoffe. Wie alle Erden übernimmt sie im Darm die Funktion der Beruhigung immer dann, wenn wir Substanzen gegessen haben, die zu arzneilich sind und uns nicht so ganz bekommen. Durch ihre vielen Mineralien sind die Erden in sich gut abgepuffert und nicht sehr arzneilich, besitzen jedoch für fast alle vorkommenden Fälle von Erkrankungen das nötige Gegenmineral, welches allopathisch bremst, und das benötigte homöopathisch wirkende Mineral, welches das Gift (dessen Vibration) im Körper des Patienten vernichtet und ausschwemmt.

Von der Wirkung der Heilerde gegen radioaktives Futter haben wir eben gehört, von der wunderbaren Wirkung gegen Darminfektionen hätten die vielen Opfer von Ruhr, Cholera, Typhus etc. wissen sollen. Erde beruhigt den Menschen, Erde beruhigt die Erreger. Ich habe noch jede Darminfektion mit Heilerde kurieren können. Man nimmt mehrmals täglich einen Eßlöffel Heilerde in den Mund und spült sie mit Wasser hinunter. Weg ist der Durchfall. Mit Kohlepulver gemischt geht es noch besser. Einfach Kaffeesatz, egal ob Bohnen- oder Getreidekaffee, nach dem Kaffeegenuß in die Pfanne geben und zu Kohle rösten und einnehmen. – Einmal kam ich von einer Party, ziemlich blau, übergessen und verraucht. Mir war sterbenselend. Ich griff schwankend zu meiner Heilerde, würgte einen Eßlöffel hinunter und war nach fünf Minuten, als wäre nichts gewesen. Das war nicht zu glauben.

Es gibt eine Reihe guter Erden. Luvos Heilerde enthält überwiegend Silikate und hat neben seiner Darmwirkung (der Tod sitzt im Darm) eine ausgesprochene Stärkung der Schleimhäute der Nase und Nebenhöhlen. Sie unterstützt sehr das Homöopathiemittel Silicea, von dem wir wissen, daß es auch Gewebsentzündungen und große Schwäche heilen kann. Man sollte aber nicht immer die gleiche Erde nehmen, denn etwas arzneilich sind die Erden doch und können nach Jahren Arneiprüfungssymptome erzeugen. Deswegen nimmt man auch mal Vulkanerde ein, oder Kalkalgenmehle (die von Korallenstöcken des Pazifik gebrochen werden). Ein Steinmehl aus Österreich, das jüngst von sich reden machte, wurde leider in Deutschland verboten, aber wenn man sich in Reformhaus oder Apotheke beraten läßt, wird man noch weitere Erden entdecken. Reinen Kalk oder reine Kieselerde sind für unseren Zweck nicht zu gebrauchen.

Ich empfehle, vor dem Schlafengehen einen gehäuften Teelöffel Heilerde einzunehmen, ich tue das immer. Der Darm hat nachts seine besondere Arbeitsphase und nimmt ohne Heilerde zu viele schlechte Stoffe auf. (Auch Säuren, und wir wissen von unseren Wäldern, daß die Natur und wir auch übersäuert sind). Heilerde beruhigt auch den Schlaf. Man kann aber Heilerde auch morgens nehmen oder mehrmals täglich. Ich habe noch nie Nebenwirkungen erlebt außer der einen: Manche bekommen anfänglich Verstopfung. Diese dürfen dann immer nur eine Messerspitze Heilerde einnehmen und langsam steigern.

Die Probleme mit den Erden sind zwar gering, aber vorhanden. Es handelt sich dabei um jene Bestandteile, die wasserlöslich sind. Wie Kalk und Magnesium, die sich zu einem Teil ins Trinkwasser lösen können und dann dessen Härte- oder Weichheitsgrad ausmachen, so können sich auch die anderen Bestandteile der Erden unter bestimmten Umständen im Wasser lösen und zusammen mit dem getrunkenen Wasser in die Blutbahn und in den Stoffwechsel des Körpers gelangen. Von diesem Vorgang machen die eingenommenen Erden keine Ausnahme, und so gesehen muß man auch wieder hier eine gewisse Vorsicht walten lassen, denn diese Belastungen unseres Stoffwechsels beispielsweise mit hartem Wasser können im Laufe von vielen Jahren erhebliche Störungen und Ablagerungen bewirken etwa in der Art wie bei einem Kochtopf, dessen Kalkschicht immer dicker wird. Aus diesem Grund trinken manche Leute destilliertes Wasser. Dieses kann dann im Körper große Mengen Schlacken aufnehmen und hinaustransportieren. Es ist gut verträglich, wenn man nicht gerade Riesenmengen trinkt.

Substituierung von Spurenelementen

Die Kochkost führt dazu, daß der menschliche Organismus an Spurenelementen verarmt. Wie auch die anderen Minerale, werden die Spurenelemente durch die Erhitzung so verändert, daß sie teilweise untauglich für uns werden. Aus meiner biologischen Denkweise halte ich es auch für wenig sinnvoll, die Spurenelemente in der Apotheke zu kaufen. Unsere beste Spurenelementquelle ist das Meerwasser. Es enthält alle Salze und Spurenelemente in gelöster Form und sicher in der unserem Körper angepaßtesten, denn die Inhaltsstoffe des Meeres stammen größtenteils von Stoffwechselausscheidungen, welche die Tier- und Pflanzenwelt über Jahrmilliarden hinterlassen hat. Hat ein Mineral schon einmal einen biologischen Organismus passiert, so ist es relativ gut sozusagen wiederverwertbar. Außerdem enthält das Meerwasser alle seine Bestandteile etwa in der prozentualen Zusammensetzung, wie sie auch im Säugetierserum vorhanden sind. Wenn wir also am Meer sind, dürfen wir durchaus ab und zu mal einen Schluck Meerwasser einnehmen, selbst auf die Gefahr hin, daß uns der Kochsalzanteil des Meerwassers ein wenig zu schaffen macht. Vielleicht gehen die Reformhäuser einmal daran, flüssiges Originalmeerwasser in Flaschen zu besorgen, das nicht erhitzt sein darf und nicht sonstwie präpariert. Man könnte kleine Mengen auch den unerhitzten Getränken beigeben.

7. Kapitel

Vortrag meines Homöopathielehrers Herbert Fritsche aus dem Jahre 1955

Wenn wir Hahnemann feiern in dem Rahmen, der hier gesteckt ist, in Form eines Festvortrages zur Feier seines 200. Geburtstages, der am 10. April dieses Jahres (1955) stattgefunden hat, dann müssen wir ihn ja wohl in seinem Geiste feiern und nicht im Geiste all dessen, was sich unter anderem auch noch Homöopathie nennt. Es ist in diesem Jahre das 2. Mal, daß ich die Freude habe, vor Nicht-Ärzten zu sprechen. Das erste Mal war es vor der homöopathischen Laienbewegung in Stuttgart, und diesmal ist es vor Therapeuten, von denen ich voraussetzen darf, daß doch eine große Zahl homöopathische Therapeuten sind. Nichts liegt mir ferner, als einen Gegensatz aufzustellen zwischen homöopathischen Ärzten und homöopathischen Therapeuten ohne staatlichen Stempel. Die Homöopathie hat in ihrer Geschichte den homöopathischen Ärzten viel zu viel zu verdanken gehabt, als daß wir deren Beitrag gering veranschlagen wollen; und sogar heute noch, 1955, und sogar in Deutschland kommt es vor, daß die Homöopathie Ärzten einiges zu verdanken hat. Andererseits hat sie sehr viel zu verdanken den Laien und den Heilpraktikern.

Ich darf vielleicht zu Beginn meines Vortrages darauf hinweisen, daß das Problem Arzt oder Heilpraktiker für Hahnemann selbst nicht bestand. Hahnemann hat auf der Höhe seiner Meisterschaft, als 80jähriger einem einzigen Menschen das Zeugnis ausgestellt, wenn er, Samuel Hahnemann, einmal erkranken würde, so möchte er nur von diesem einen einzigen behandelt werden, und dieser Mann war ein Nichtarzt, es war der Gutsbesitzer, Botaniker, Jurist, Freiherr von Bönninghausen. Es zieht sich durch die ganze Geschichte der Homöopathie bis zum heutigen Tage die Bedeutung der Heilpraktiker und der Laien, wozu ich auch diejenigen rechnen möchte, die, nachdem sie einmal in ihrer Praxis homöopathisch zu Ansehen, zu Erfolg, zu Ruhm gekommen sind, dann schließlich doch noch eine ärztliche Approbation erwarben, um behördlichen Schikanen zu entgehen. Zu diesen Leuten gehört der meist beanspruchte Arzt, den die Medizin-Geschichte überhaupt kennt, derjenige Arzt, der die größte Anzahl von Patienten hatte, der Postsekretär Arthur Lutze, der erst in Potsdam mit ungewöhnlichem Erfolg als klassischer Homöopath praktizierte, der dann nach Köthen ging, nach Hahnemanns Tode, eine Praxis hatte von internationalem Ruhm, und der schließlich, um Anfeindungen zu entgehen, die sich aus einem Regierungswechsel in Köthen ergaben, zum Schluß noch seinen ärztlichen Lizenzschein erwarb. Zu den großen homöopathischen Heilpraktikern, Laienbehandlern, gehört auch August Zöppritz, uns allen dadurch vertraut, daß er die Iris-Diagnose in Deutschland einführte. Es gehört aber auch der Mann dazu, der die Iris-Diagnose entdeckte, Ignaz von Peczely aus Budapest, dem es genauso ging wie Arthur Lutze: erst nachdem er schon ein großer und reifer Könner war, nötigten ihn behördliche Schwierigkeiten, einen ärztlichen Approbationsschein in der Tasche zu tragen.

Wenden wir uns aber nun dem Manne zu, den wir heute zu feiern gedenken, Christian Friedrich Samuel Hahnemann, so müssen wir auch wiederum folgendes beachten: Hahnemann hat von seiner Kindheit her, von Meißen her, nur ein Ziel vor Augen gehabt, Arzt zu werden! Er hat dieses Ziel zäh verfolgt; als man ihn väterlicherseits in die Krämerlehre steckte, gab er sich große Mühe, ihr wieder zu entrinnen. Sein Arzttum hat er sich sauer werden lassen. Er hat zweimal, was für ihn viel bedeutete, seinen Studienort gewechselt. Leipzig behagte ihm nicht, in Wien mußte er sein Studium aufgeben, weil ihm das Geld ausging und mußte sich dann einige Zeit in Siebenbürgen durchschlagen, als Verwalter der Münzensammlung und als Bibliothekar des Barons von Bruchenthal. Aber auch schon in Leipzig hatte er es nötig, durch Stundengeben als Sprachlehrer, durch Publikation von Übersetzungen sich das Geld fürs Studium zu verdienen. Er war einer der ersten Werkstudenten, die wir überhaupt kennen. Und als er dann Arzt geworden war, als er in Erlangen die Approbation und den Doktorgrad errungen hatte, da glaubte er, am Ziel seiner Wünsche angekommen zu sein, da glaubte er, kongruent zu sein mit seinem Ideal. Und dann praktizierte er, und dann fiel ihm das auf, was auf alle anderen Ärzte vor ihm auch zutraf, was aber nur ihn allein bedrückte: die Medizin hat keine Sicherheit, es fehlt ihr das Gesetz. "Ich stehe", sagte er sich am Krankenbett, "mit dem, was ich gelernt habe, mit dem, was ich im Gespür habe; ich kann mich irren. Von dem, was ich gelernt habe her, irre ich mich fast immer; von dem, was ich im Gespür habe, irre ich mich doch noch oft genug." – Und aus Liebe zu seinem Arztberuf – gab er ihn auf! Und das war nicht einfach, denn er war als Arzt immerhin zu einem beachtlichen Ruhm gelangt, zu einem Ruhm, der soweit reichte, daß man ihn nach Dorbart als Universitätsprof. holen wollte. Und überdies war er das Oberhaupt einer elfköpfigen Familie, und seine Praxis ernährte ihn. Aber sie ernährte sein Gewissen nicht, sie vergiftete sein Gewissen. Da wagte er, das Arzttum liegen zu lassen, er wagte es mit seiner zahlreichen Familie, auf die Landstraßen zu gehen, von Ort zu Ort zu wandern, als Literat sich durchzuschlagen, als Übersetzer. Er verzichtete auf den Beruf, den er liebte, weil dieser Beruf des souveränen Therapeuten (als einen solchen hatte er sich den Arzt vorgestellt) ihm und allen anderen nicht das bieten konnte, was er sich als Grundlage wünschte, eben jene Sicherheit. Mit dieser kurzen Skizze glaube ich, im Vorhinein die Frage beantwortet zu haben: Wie verdiente sich Hahnemann seinen Genius? Allgemeiner gesagt, wie verdient man sich überhaupt den Genius? Die Antwort ist sehr einfach – durch Opfer. Nur dem Opfernden strömt es zu, und ein größeres Opfer als Hahnemann konnte man kaum bringen, daß er jenen Beruf, den er sich so schwer gemacht hatte, der ihm so schwer geworden war, in dem Augenblick im Stich ließ, wo Ruhm, Anerkennung, Finanzen da waren und in die Unwegsamkeit, in die Landstraßenhölle lieber ging, als am Krankenbett oder in der Sprechstunde dem Kranken gegenüber zu stehen mit dem Bewußtsein: Vielleicht hilft es, wahrscheinlich nicht. – Die Medizin ist durch Hahnemann erst, um einen Ausdruck des im Februar dieses Jahres verstorbenen großen deutschen Denkers Hans Blüher zu gebrauchen, nobilitiert worden. Nur im Bereich der Oase des Similie sagt Blüher, ist die Medizin aus dem Zustande dumpfer Empirie hervorgewachsen, in die Sicherheit des Handelns. Wo die Grenzen liegen, das werde ich Ihnen noch kurz zu sagen versuchen: Empirie, Erfahrung, das ist ein Wort, das klingt immer sehr bestechend. Wenn sich jemand auf seine Erfahrung beruft, so glaubt man, das sei wohl das Beste, was ein behandelnder Mensch tun könne. Welche Wege, meine Damen und Herren, hatte denn die Medizin vor Hahnemann? Und welche Wege hat sie außerhalb des Bereichs, der Homöopathie heißt? Im Grunde nur zwei: den des Bauens auf der Wissenschaft und den des Bauens auf der Erfahrung. Die Wissenschaft, meine Damen und Herren, verzeihen Sie in diesem Kreise meine Offenheit, ist ja oft keines Lächelns wert, viel eher schon einiger Tränen. Die Wissenschaft ist auf medizinischem Gebiet immer wieder der Meinung, man müsse die Ursache des Erkrankens suchen. Und die Ursachen-Suche ergibt dann die von der vermeintlichen Ursache her gefolgerte therapeutische Maßnahme. Nun hat das mit den Ursachen etwas Peinliches an sich: Sie wandeln sich alle 20–30 Jahre. Ich brauche ihnen die Liste dessen nicht aufzuzählen, was wir an Ursachen schon alles gehabt haben: Es waren die Schärfen im Blut, es waren die Fluktionen, es waren die plethorischen Zustände usw. usw., dann kam die Zeit Rockitanzkis, der pathologischen Anatomie, dann kam die Zeit Virchows, – da war es die Zelle. Und ich glaube, das Letzte, was jetzt als Mannequin der Kausalität über den Laufsteg gejagt wird, ist die neurozirkulatorische Dystonie. Wir werden auch diese überleben. Wir werden immer wieder nach dem Stande des Wissens, nach dem Stande der Mikroskopie, nach dem Stande der ärztlichen Hilfswissenschaften, bald diese, bald jene Gruppen von Ursachen finden, oder erfinden, und werden sie nach einiger Zeit ad acta legen. Der Fortschritt, auf den sich die kausalanalytisch vorgehende Wissenschaft beruft, veraltet rasend rasch, erstirbt im Galopp an sich selber. Auf einem unsichereren Boden kann man als Therapeut gar nicht stehen, als wenn man sich der Ursachen-Sucherei verschreibt, die z. B. im Jahre 1955 gerade dran ist. Denn das eine kann man sagen, ohne Prophet zu sein, – wir werden 1965 und 1995 ganz andere Gesichtspunkte der Ursachen-Findung haben und mithin auch ganz andere Gesichtspunkte, nach denen die EG und andere Institutionen arbeiten, um diesen Ursachen therapeutisch nachzukommen, therapeutisch und kommerziell.

Mit der Erfahrung steht es in gewisser Weise besser, – es gibt alte Menschheitserfahrungen: Der Einlauf ist immer berechtigt, die Ableitung auf die Haut ist immer berechtigt, usw. Aber um eine ganze weite Praxis von der Erfahrung her bestreiten zu können, muß man Anleihen machen bei der Erfahrung anderer. Wer sich auf die Erfahrung stellt zu Beginn seiner therapeutischen Tätigkeit, in dem Sinne, daß er die Erfahrungen sammeln will, der muß natürlich damit rechnen, daß er eine Fülle mißlicher Erfahrungen sammelt, und die gehen dann auf Kosten der Patienten. Es klingt so schön, wenn man sagt: damit habe ich gute Erfahrungen gemacht; es klingt so unschön, wenn man sagt: damit habe ich schlechte Erfahrungen gemacht, oder damit habe ich miserable Erfahrungen gemacht. Ehe also ein Therapeut mit 60, 70 Jahren sagen kann: jetzt habe ich meinen Erfahrungsschatz beisammen, würde er, wenn er ein konsequenter Erfahrungstherapeut wäre, eben eine ganze Fülle schlechter Erfahrungen einkalkulieren müssen, aber: salus aegrotis suprema lex – das höchste Gesetz ist das Wohl des Kranken – und dem darf man nicht zumuten, daß man, um einige gute Erfahrungen zu sammeln, eine Reihe schlechter macht. Um dem auszuweichen, gehen diejenigen, die sich allein der Erfahrung verschreiben, zu den anderen, die auch Erfahrungen gemacht haben. Nun, meine Damen und Herren, auch in der Schulmedizin ist das ja so, daß man sich beruft auf die Erfahrungen dieses oder jenen Professors, auf die Erfahrungen dieser oder jener Klinik. Ich brauche nur ein einziges Beispiel zu sagen, die Ulcera des Magens und des Zwölffingerdarms. Ja nun, Meulengracht hat die besten Erfahrungen, indem er überhaupt keine Diät verordnet, Kalk hat eine sehr strenge Diät, der Flensburger Glatzl meint, es seien rein psychische Dinge, man muß ganz anders herangehen. Alle berufen sie sich auf ihre ganz schrecklich sich widersprechenden Erfahrungen, und nun hat man die Wahl, den Erfahrungen des einen zu trauen, oder denen des anderen zu mißtrauen, und ehe sich das alles zurechtgeschaukelt hat und man mit seinen eigenen Erfahrungen soweit ist, da kann schon sehr viel Porzellan zerschlagen worden sein.

Was wir Hahnemann so außerordentlich verdanken, das ist eben die sichere Linie. Wie kam er zu ihr? Ich hatte Ihnen bereits gesagt, daß er seinen geliebten Beruf aufgegeben hatte. Schmerzvoll aufgegeben hatte, daß er ein freiwilliger Zigeuner geworden war, ein Federvieh, ein Schreiber, und daß er nur mit Ach und Krach, immer wieder Quartier um Quartier wechselnd (dazwischen lagen Planwagenreisen, die damals kein Vergnügen waren, auf einer solchen kam eins seiner Kinder ums Leben bei einem Unfall), daß er versuchte, sich durchzuschlagen, durch Übersetzertätigkeit. Und da auch in den Büchern, die er übersetzte, viel dummes Zeug stand, in Büchern steht ja oft sehr viel dummes Zeug, fühlte er sich verpflichtet, wo er es besser wußte, durch Fußnoten und Anmerkungen die Dinge richtigzustellen, die der Autor, den er gerade übersetzend vor hatte, seiner Meinung nach ungenügend oder falsch dargestellt hatte. Da kam das große Jahr – 1790 – meine Damen und Herren, insofern ist es das große Jahr, weil in ihm der Heilkunst eine Richtlinie gegeben wurde, die sie nie wieder verlassen wird. In jenem Jahr, 1790, übersetzte Samuel Hahnemann die Arzneimittellehre des schottischen Arztes Cullen und fand darin die Darstellung der Chinarindentinktur als eines überlegenen Heilmittels bei Wechselfieber. Nun kannte Hahnemann das Wechselfieber. Würde ich an Zufall glauben, so würde ich sagen, durch Zufall, weil er nämlich in Wien sein Studium unterbrechen mußte, – das Geld war ihm ausgegangen, und weil er, wie ich Ihnen das vorhin berichtete, als Bibliothekar und Sammlungsordner des siebenbürgischen Statthalters Baron v. Bruchenthal nach Siebenbürgen gegangen war, und in Siebenbürgen gab es Wechselfieber. Das gab es in Wien nicht, das gab es in Leipzig nicht, das gab es in seiner Geburtsstadt Meißen nicht. Infolgedessen kannte er das Bild dieses Wechselfiebers. Er las also bei Cullen – die Chinarindentinktur wirkt heilend auf Wechselfieber, und zwar infolge ihrer magenstärkenden Kraft. Samuel Hahnemann sagte sich mit Recht, dieses ist Unsinn, nicht, daß sie heilend wirkt, – aber daß sie heilend wirkt durch ihre magenstärkende Kraft. Denn das wußte er: der Hochfiebernde fastet am besten, und wenn man ihm den Magen stärkt in dem Sinne, daß der Magen sich tonisiert und Appetit bekommt, dann schädigt man ihn vielmehr als daß man ihm nützt. Ich darf da vielleicht einflechten, daß Erwin Liek einmal gesagt hat, er operiere besonders ungerne Ärzte, weil der Patient nach der Operation, die ja auch oft mit Fieber verbunden ist, keinen Appetit hat, und weil der Laie dann die Speisen ablehnt. Aber der im Banne der Kalorienlehre stehende Arzt futtert trotzdem in sich hinein, was möglich ist, um sich bei Kräften zu erhalten, und bekommt die schönsten Komplikationen. Das war eine Erscheinung, die Hahnemann unabhängig von Operationen bei fiebernden Krankheiten auch sonst kannte. Also mit der magenstärkenden Kraft, das konnte wohl nichts sein. Und so fragte er sich: Wie will ich denn in Erfahrung bringen, warum die Chinarinde denn überhaupt beim Erscheinungsbild des Wechselfiebers heilsam wirkt. Und da kam er auf die großartige Idee, sich zu sagen, – eine Idee, die wie alle großen Ideen der Menschheit im Grunde einfach ist, aber es hat sie vor ihm noch keiner in dieser systematischen Form gehabt, – er kam auf die Idee, sich zu sagen: Wenn ich eine Arzneimittelwirkung wirklich sauber feststellen will, dann darf ich sie nicht am Kranken erproben. Denn beim Kranken geht ja alles heillos durcheinander. Der Kranke ist ein entgleister Organismus, er ist bemüht, aus den Bestrebungen der Naturheilkraft heraus, sich selbst wieder herzustellen, und außerdem hat die Krankheit als solche auch noch ihre Symptome. Gebe ich also einem Kranken, wohlgemerkt zu dem Zweck, Arzneimittelwirkungen sauber zu erkennen, eine Arznei ein, so weiß ich nie, was aufs Konto dieser Arznei kommt, wenn ich mich beobachtend verhalte. Bekommt der Betreffende einen starken Schweißausbruch, wer sagt mir denn, daß das die Folge meiner Arznei ist, er hätte ihn von der

Krankheit her bekommen können. Bekommt er bestimmte Erscheinungen, Stiche, Atemnot und was auch immer, es kann eine Nebenwirkung der Arznei sein, es kann aber auch ins Krankheitsbild gehören: Der Kranke ist für die Herstellung einer **reinen** Erfahrung mit der Arznei ein ungeeignetes Objekt. Will ich die **reine** Wirkung der Arznei erproben, so muß ich sie erproben am Gesunden. Und der Gesunde, der dieses nun an sich erprobte, war Hahnemann zunächst selbst. Er hatte nicht nur seinen Beruf geopfert, nun wagte er sich daran, eventuell seine Gesundheit zu opfern, indem er nämlich Chinarindentinktur als Gesunder in einer ausreichenden Dosis sukzessiv einnahm. Und in der Tat, es entstand jetzt bei ihm ein Krankheitsbild. Eben jenes Krankheitsbild, das der Gesamtsymptomatik des Wechselfiebers, wie er es kannte, zum Verwechseln ähnlich sah, mit Ausnahme des eigentlichen Fieberschauders. Das sage ich deshalb, ich betone das deshalb, weil Sie überall in der offiziellen homöopathischen Literatur finden, daß die Herren Pharmakologen sagen: Chinarinde macht ja gar kein Fieber – kann es in gewissen Fällen übrigens doch machen. Und die Herren akademischen Vertreter der Homöopathie sagen, doch – es macht in vielen Fällen Fieber, – das ist ein Streit um einen gegenstandslosen Prozeß, denn Hahnemann bekam alle Erscheinungen, die zum Wechselfieber gehören, mit Ausnahme des eigentlichen Fieberschauders. Es entstand nicht dasselbe Bild, das man hat, wenn man an Wechselfieber leidet, sondern ein außerordentlich ähnliches. Von da her ging ihm nun auf, sollte vielleicht Arzneiwirkung überhaupt so geschaffen sein, daß diejenige Arznei, die an einem Gesunden geprüft, eine bestimmte Gesamtheit von Symptomen ergibt, die heilsame Arznei ist, im Falle eines Kranken, der ohne eine solche Prüfung hinter sich zu haben, von seiner Krankheit her eine ähnliche Symptomengesamtheit aufweist. Ich sage immer wieder, Symptomengesamtheit, weil wir heute ja die Tendenz der Organspezifität haben, weil man heute es sich ja billiger machen will mit der Homöopathie und glaubt, das eine wirkt auf den Magen und das andere wirkt auf die Nase und das dritte wirkt auf den Dickdarm. Solche Dinge gibt es auch, es gibt organspezifische homöopathische Arzneien, man kann damit sogar Gutes tun. Aber das wirkliche große Leisten, das therapeutische, souveräne Können, das, was die bedeutenden homöopathischen Therapeuten bedeutend gemacht hat, das geht doch aus vom Vergleich der Symptomengesamtheit des Kranken, mit der Symptomengesamtheit des am Gesunden geprüften Mittels. Darüber hat Ihnen ja unser Freund und Meister Brix eben Ausführliches gesagt. Meine Damen und Herren, es hat sehr lange gedauert, ehe Samuel Hahnemann von diesen seinen Erkenntnissen her das erarbeitet hatte, was dann eines Tages vorlag, in der Gestalt der reinen Arzneimittellehre, die eine Zusammenstellung von Prüfungsprotokollen ist, welche er zunächst ermittelte in Form der Prüfung aller ihm zugänglichen Arzneien an sich und an seiner Familie, eben im eigensten persönlichen Umkreis. Dann aber auch, denn nun konnte er wieder Arzt sein, nun hatte er wieder Erfolge, nun hatte er das Gesetz der Sicherheit, um das er gerungen hat, dann aber auch im Kreise seiner Schüler. Ich muß dazu sagen, Hahnemanns Vater und Großvater waren kleine Kunsthandwerker, sie waren Porzellanmaler in der königlichen Porzellanmanufaktur in Meißen. Und die Porzellanmalerei ist Miniaturmalerei. Von dieser Fähigkeit des Vaters und Großvaters, a) zu schauen und b) auch bis ins kleinste zu schauen her, ist wohl Hahnemanns Begabung zu verstehen, feine, differenzierte, bis allerdifferenzierteste Beobachtungen machen zu können, a) hinsichtlich derjenigen Symptomengesamtheiten in ihrer Fülle, die auftreten bei der Prüfung eines Mittels b) hinsichtlich derjenigen Symptomengesamtheiten, die ein Patient in seiner individuellen unaustauschbaren Struktur darbietet, wenn er krank darniederliegt. Diese Eigenschaft zu schauen, genau zu schauen, keine Einzelheiten zu übersehen, sich ein Bild machen zu können, die muß der homöopathische Therapeut haben. Hat er sie nicht, verordnet er besser Aspirin. Wer nicht in der Lage ist, Ähnlichkeiten wahrzunehmen, und das ist ja eine Gabe, – also ein Ungeübter findet, daß alle Japaner sich ähnlich sehen, der Japaner, der geübt ist, kann sie schon unterscheiden, – wer nicht in der Lage ist, feinste Ähnlichkeiten wahrzunehmen, wird es mit dem Umgang mit der Ähnlichkeitsarznei, mit dem homöopathischen Similemittel, nicht sehr weit bringen. Deshalb ist die Homöopathie auch nicht lehrbar. Und die wenigen Stätten, wo sie am Fließband gelehrt wird, in der therapeutischen Schnellbleiche, – ich denke da speziell an das Robert-Bosch-Krankenhaus in Stuttgart, – die liefern ja nicht allzuviel erfreulichen homöopathischen Nachwuchs. Meine Damen und Herren, es ist mir fast peinlich, daß hier und da einmal Applaus kommt, wenn ich so böse Dinge sage, aber es sind auch genaue Beobachtungen, es ist nicht ein Affekt. Es ist tatsächlich so, wenn ich das jetzt einmal abschweifend einschieben darf, – die Homöopathie ist nichts fürs Krankenhaus. Das Krankenhaus ist erstens das kranke Haus. Da liegen schon Bedingungen vor, die ohnehin therapeutisch unerfreulich sind, wenn man absieht von der technischen Nothilfe der Chirurgie, die aus bestimmten Gründen der Asepsis usw. natürlich in der Privatwohnung im allgemeinen nicht so durchzuführen ist, wie im Operationssaal. Wobei ich dahingestellt sein lassen möchte, daß man sich daheim an die Miasmen gewöhnt hat, die zum Hause gehören, und daß ja Dinge, wie z. B. die Mastitis nach einer Geburt besonders gerne in Krankenhäusern auftreten. Aber zur Denkweise des Krankenhauses bei der internen Therapie gehört natürlich der Gesichtspunkt, 27 Fälle von Diagnose soundso, behandelt mit dem Präparat xyz.

In der Homöopathie ist es ganz anders. Die Homöopathie ist nichts fürs Krankenhaus. Das ist keine Entdeckung von uns allen hier, das ist eine Entdeckung vom alten Hahnemann, als man in Leipzig das erste homöopath. Krankenhaus gründete, entzog er ihm geradezu mit einem Bannstrahl seinen väterlichen Segen. Das Krankenhaus ist dann in übelsten Skandal-Affären untergegangen und mehr oder minder ist es überall so geblieben. Das berühmte Hahnemann-Medical-College in Philadelphia, die Stätte, auf die viele große Homöopathen gehofft haben, Constantin Hering z. B. oder Richard Haehl, ist heute dasjenige Krankenhaus, das die zahlenmäßig meisten Erfahrungen mit der präfrontalen Lobotomie, also mit dem Charakter-verstümmelnden Gehirnschnitt hat, mit jener Operation, die das Psychiatrie-Gewerbe vornimmt, um die Menschen zu enthirnen (vom Vorderhirn her gesehen), was zur Folge hat, daß die Betreffenden in der mittleren Beamtenlaufbahn noch einsetzbar sind, aber alle höheren Funktionen nicht mehr ausgeübt werden können. Um nicht beim Negativen zu verweilen, das Krankenhausproblem wollte ich nur kurz streifen. Um zum Positiven zu kommen: Hahnemann hat seine wirklich große Meisterschaft erst in der Hand gehabt, als er ein alter Mann war. Und so geht es den homöopathischen Therapeuten fast zwangsläufig. Man muß mit der reinen Arzneimittellehre umgehen wie der katholische Geistliche mit seinem Brevier, repetieren, immer wiederholen, immer neu. Die Arzneibilder in ihrer Symptomengesamtheit nicht nur sich ins Gedächtnis bringen, sondern, was noch viel wichtiger ist, in die Schau! Deshalb ist es so unglückselig, daß heute viele Tendenzen vorliegen, diesen mühseligen Weg abkürzen zu wollen. Gewiß haben viele der homöopathischen Polichreste, der Mittel, die sehr weithin heilsam sind wie z. B. Sulfur oder Nux Vomica oder Lachesis, eine Fülle und Überfülle von Symptomen. Das hat dazu geführt, daß diejenigen, die alles sehr rasch aus einem kleinen Büchlein ablesen wollen, sich sagen, das kann sich ja doch keiner merken und nach einer gereinigten homöopathischen Arzneimittellehre röhren, wo man ihnen die Mehrzahl der Symptome herausgestrichen hat und dann nur einige organspezifische Anhaltspunkte drin hat. Man kann auch damit Homöopathie treiben, man sollte sie dann nur anders nennen. Die wirkliche souveräne Meisterschaft, ich wiederhole es, gelingt nur beim intensiven Umgang mit den Bildern der Arznei und beim intensiven Umgang mit den Kranken und den Symptomen, die an ihnen zutage treten.

Und nun kommen wir zu dem ganz großartigen Zweiten, was wir Hahnemann zu verdanken haben. Hahnemann konnte sich nach der Findung des Similegesetzes frei machen von der Kausal-Spekuliererei. Die Frage der klassischen Homöopathie heißt niemals: hat der Patient einen Blasenkatarrh oder hat der Patient eine Pneumonie oder was auch immer, sondern sie heißt: ist der Patient ein Sulfur-Fall? oder ist er ein Phosphor-Fall oder ist er ein Lycopodium-Fall?

Die Homöopathie stellt eine Arzneimittel-Diagnose. Der Weg der klassischen Homöopathie, wie es uns Hahnemann gezeigt hat, führt vom Wahrnehmen der Symptome, die der Patient selbst klagt, der subjektiven Symptome, – und der Symptome, die der Therapeut durch Untersuchung feststellt, der objektiven Symptome, direkt und ohne Zwischenschaltung zur Arznei hin. Meine Damen und Herren, das ist es ja auch, was in diesem Kreise hier den Heilpraktikern, soweit sie homöopathisch arbeiten, Vorsprung gibt. Sie brauchen den Patienten nicht 7 oder 12 oder 14 Tage in eine Klinik zu legen, wo man all die schönen Sachen macht, von denen einem hinterher Diagnostiker sagen: Wir stellen zwar an Ihrer Gallenblase keine Gallensteine fest, es können aber doch welche drin sein. Sie haben zwar keine Ulcus-Nische, die wahrnehmbar ist, aber sie kann zugequollen sein. Oder, um das Schönste zu nehmen, die fraktionierte Ausheberung, die einen ja bereits durch die bloße Technik so wahnsinnig ärgert, daß man je nach Charakter entweder zu viel oder zu wenig Magensaft produziert, schon wenn man diesen widerlichen Schlauch da drin hängen hat. Meine Damen und Herren, ich muß einschränkend sagen, wenn ich das so darstelle, daß die Homöopathie den kurzen Weg, von der Symptomengesamtheit zur Arznei hin findet, dann könnte es sich so anhören, als könnte man mit der Homöopathie alles machen. Hahnemann hat sehr genau gewußt, daß man mit der Homöopathie nicht alles machen kann. Sie hat ihre Grenzen, und zwar hat sie zwei deutliche Grenzen: Sie hat einmal da ihre Grenze, wo die Reaktionsfähigkeit des Organismus erloschen ist: Bei einer schweren Kachexie, bei einem Marasmus. Kurz vor dem Ende ist der Organismus nicht mehr in der Lage, auf den individual-spezifisch angepaßten Feinreiz der homöopathisch lege artis gewählten Arznei zu reagieren. Da ist in homöopathischer Hinsicht die Stunde zu spät. Und dann hat sie natürlich auch ihre Grenze bei den wenigen, wenigen wirklich chirurgischen Leiden. Ich meine z. B. einen durch Unfall zerrissenen Darm, der heilt nicht, ohne daß ihn ein Chirurg näht. Es gibt noch viele andere chirurgische Notwendigkeiten, das wissen Sie selbst. Es gibt nicht ganz so viele, wie die Inneren Mediziner behaupten, und wie es die Chirurgie behauptet, aber es gibt noch einige, wir wollen dankbar sein, daß wir die Chirurgie haben. Sie ist nichts anderes als eine technische Nothilfe, aber das ist sie. Wir wollen auch dankbar sein, daß wir die Allopathie haben, die niemals heilt, Hans Blüher: Allopathische Heilungen gibt es nicht!

Ein großes Wort, aber mit Berechtigung ausgesprochen. Es gibt aber auch allopathisch die technische Nothilfe. Nun sind wir, das gehört vielleicht mit zu dieser Stunde, es zu sagen, heute in Deutschland da angelangt, daß die offiziellen Vertreter der ärztlichen Homöopathie, ich muß sagen – mit Ausnahmen, aber die Ausnahmen bringen wir in einer Telefonzelle unter – daß die ärztlichen Vertreter der gegenwärtigen Homöopathie immer mehr dazu neigen, ich brauche nur die Namen des Prof. Saller oder des Dozenten Dr. Ritter, die Homöopathie als eine bloße Hilfsmethode darzustellen. Als eine Ergänzungs-Therapie – wie der Titel seines Lehrbuchs, Ritters Lehrbuch, heißt. In Wirklichkeit ist es natürlich genau umgekehrt. Ergänzung kann in einigen Fällen der Homöopathie gebraucht werden von der allopathischen Maßnahme und vom Messer des Chirurgen. Aber die Homöopathie hat in ihrer universellen Anwendbarkeit einige Schwächen, die aber nicht an unserem alten Meister Hahnemann liegen, sondern an den anderthalb Jahrhunderten, die seitdem gefolgt sind. Die eine Schwäche ist die, wir haben ja noch viel zu wenig Arzneien geprüft. Wir haben erst rund 300 gut geprüfte Arzneien, und die meisten hätten gerne, daß wir nur 10 hätten. Und vielleicht kann ich dieses Problem klar machen an folgendem Falle, um ein ganz banales Beispiel zu sagen: Hahnemann prüfte die Tollkirsche, die Belladonna, dann machte er es nicht so, daß er den Prüfer, sich selbst, seine Frau, seine Kinder, seine Schüler gleich mit Belladonna-Extrakt vergiftete. Denn dann entsteht das Bild so schlagartig, daß die feinere Symptomatik überrannt wird. Bei der Prüfung ging man sukzessive vor, erst mit so kleinen Dosen, daß man leichte, oberflächlichste Symptome hatte, dann mit größeren usw., sie werden das ja meist kennen. Das Ergebnis einer solchen Belladonna-Prüfung sieht in seinen Hauptsymptomen etwa folgendermaßen aus: Der gesunde Prüfer bekommt einen roten Kopf, er bekommt einen bellenden Husten, er bekommt einen trockenen Mund, Schluckbeschwerden, geschwollene Mandeln oft, klopfende Halsschlagadern und dergleichen. Wenn man zu einem kranken Kinde gerufen wird, das nun genau so zu Bett liegt, als hätte es eine solche Prüfung mit Belladonna-Extrakt hinter sich, dann freilich ist Belladonna das überlegene Heilmittel, wie ja überhaupt in der Hausapotheke der Mutter Aconit, Belladonna, Chamomilla nicht fehlen sollten. Was machen wir nun aber, wenn uns ein Patient begegnet mit einer Symptomen-Gesamtheit, die sehr eindrucksvoll ist, wenn sich aber unter den 300 gut geprüften homöopathischen Mitteln sein Simile noch gar nicht befindet? Weil wir es nämlich noch nicht geprüft haben?

Weil das, was seinem Falle angemessen wäre, noch gar nicht vorliegt in der Reinen Arzneimittellehre. Das ist die heutige Grenze der Homöopathie. Die Homöopathie kann ihrem Wesen nach keine Fortschritte machen. Ihr Grundsatz, man heile Ähnliches durch Ähnliches, man wähle im Falle der Erkrankung dasjenige Mittel, das beim Gesunden eine ähnliche Symptomengesamtheit hervorgerufen hat, wie sie nun bei dem Patienten vorliegt, bleibt unerschütterlich. Das Gesetz similia similibus ist ein ewiges Gesetz. Die Fortschritte sind aber zu machen durch immer mehr und immer fleißigeres Prüfen, wir haben erst 300 Mittel, wir werden weiter sein, wenn wir 3000 haben. Und zweitens, wie steht es mit den Mitteln? Es ist kaum zu fassen, was ich Ihnen hier sage, aber es ist in der Tat so: diejenigen Arzneien, die Hahnemann in der 6. Auflage seines Organon herzustellen lehrte, die sogenannten 50000er Potenzen sind in Deutschland in keiner Apotheke beziehbar. Wir müssen sie uns entweder selbst machen, oder wir müssen sie aus Frankreich beziehen, wir haben sie hier nicht zur Verfügung. Hahnemanns großer Grundsatz, den er in die Zukunft hineinrief: Machts nach, aber machts genau nach! ist zumindest, hinsichtlich dieser seiner Hochpotenzen praktisch fast nicht durchführbar. Wir haben die Arzneien in dieser Form nicht zur Hand. Damit will ich nicht sagen, daß etwa nur die höchstpotenzierte homöopathische Arznei in Frage kommt. Sie wissen selbst, daß man bei sehr vielen Mitteln mit der Urtinktur mit ganz tiefen Potenzen gut auskommt. Das wußte Hahnemann auch, wenn er auch im Alter zu immer höheren Potenzen heraufging, so war er dennoch kein extremer Hochpotenzler, sondern hatte nur seine besten, seine entscheidenden, seine persönlichkeitsumwandelnden Erfolge mit diesen seinen Hochpotenzen. Er verwandte aber auch tiefere und tiefe, z. B. Kampfer, wo es notwendig war. Ein kurzes Wort noch zum Hochpotenzproblem. Die Hochpotenzler werden gerne bezeichnet als die Sektierer. In Wirklichkeit sind selbstverständlich die Tiefpotenzler die Sektierer, denn die Tiefpotenzler beschränken sich auf einen Sektor, die Tiefpotenzen, während die Hochpotenzler die hohen Potenzen als auch die tiefen Potenzen verwenden. Meine Damen und Herren, ich habe einiges vorweg genommen von dem, was sich von Hahnemanns Weltbild her ergab. Es ist auch nicht meine Aufgabe, Ihnen heute Hahnemanns ganze Lebensgeschichte zu erzählen, dann würden wir hier noch zwei Stunden sitzen. Ich möchte Sie aber doch noch auf zwei Dinge aufmerksam machen, die mit seinem Leben und Werk in ganz engem Zusammenhang stehen. Das eine ist: Als er sein Gesetz entdeckt hatte, als er es erhärtet hatte durch zahlreiche Prüfungen und zahlreiche Arzneien am Gesunden, und als er es erst recht erhärtet hatte, nun wieder Therapeut geworden, nun wieder arztend, am Krankenbett mit seinem erstaunlichen Erfolg, der ihn von Jahr zu Jahr in immer größer werdendem Bereich begleitete, da nahm er zunächst an, diese seine Findung sei ein ganz rationelles Prinzip. Das sei etwas, was jeder begreifen kann, man prüft, man vergleicht, das muß eben gehen. Und je älter er wurde, je mehr merkte er, daß es darauf ankommt, nicht nur Symptome abzulesen, beim Prüfungs-Protokoll und beim Patienten, sondern mit einer eindringenden Weisheit zu jener Schau zu gestalten, die die wirkliche Simile-Wahl erst möglich macht. Und von den späteren Auflagen an heißt sein großes Werk – die Bibel der Homöopathie – nicht mehr wie einst – Organon der rationellen Heilkunde – sondern es heißt – Organon der Heilkunst. – Auf das – Rationelle – hat er sich im Alter zu pfeifen erlaubt! Obwohl er ein Kind der rationellen Aera war. Mit der Ratio kommt man nicht sehr weit, am allerwenigsten in der Therapie. Und aus der – Kunde – der – Heilkunde –, die man jedem beibringen kann, wurde die Heilkunst. Das, was man noch dazu haben muß und was Sie in diesem Kreise viel besser verstehen als wenn ich vor homöopathischen Ärzten oder gar vor nichthomöopathischen Ärzten spreche, – und er setzte dann als Motto über die späten Auflagen seines Hauptwerkes das Wort, das er gelesen hatte, als Schüler, in der Fürstenschule St. Abra in Meißen – aude sapere – wage weise zu sein – – wage weise zu sein! – Es gehört zur Meisterung der Homöopathie: Neben dem Gedächtnis, neben dem Visuellen ein erarbeitetes Quantum echter Weisheit. Das ist auch ein Findungsprinzip, ein Findungsprinzip, welches die Sicherheit des bloßen Vergleichens noch erhöht. Sie alle werden die Situation kennen, daß man vor einem Patienten steht, bei dem man sich nun wirklich sagen muß, er hat Silicea-Züge, er hat auch Phosphor-Züge und vielleicht noch dies und jenes andere. Da gibt es ja

Möglichkeiten. Man kann mischen, den Schrotschuß, wenn man Glück hat, ist vielleicht dasjenige dabei, was trifft. Am besten ist es natürlich, Doppelmittel- oder Mehrfachmittel selbst zu mischen, sich die Komplexherstellung nicht abnehmen zu lassen von dem Apotheker oder der Groß-Apotheke. Dann aber gibt es noch eine andere Möglichkeit, die Feinfühligkeit. Wer in der Lage ist, das Wagnis der Weisheit bei der Wahl eines homöopathischen Arzneimittels zu wagen, der kann es tun, wenn er darüber verfügt, – mit dem dritten Auge, – mit der Intuition –. Mit dem Wort Intuition wird ein wahnsinniger Mißbrauch getrieben. Wer nur von der Intuition her homöopathisch arzten will, wird nicht sehr weit kommen, man muß auch seine Arzneimittellehre beherrschen. Aber, wer nur mit der Arzneimittellehre arbeitet, ganz ohne Intuition, wird die letzte Meisterschaft auch nicht schaffen. Und es gibt da noch die Arzneifindungsmöglichkeiten des Pendels, oder die, die uns erschlossen worden sind von Peczely und von seinen Schülern wie wir sie hier im Kurs besonders vertreten haben in Herrn Angerer und Herrn Schwall und innerhalb der Deutschen Heilpraktikerschaft noch von vielen anderen. Meine Damen und Herren, der alte Hahnemann hat an seiner Therapie zwar viel Freude gehabt, aber nicht an seinem Leben. Er hatte sich überworfen mit seinen Leipziger Schülern. Er hatte ja auch einmal den Versuch gemacht, das Universitätskatheder zu besteigen, um sehr bald zu begreifen, das Universitätskatheder ist nicht die Stätte, von der herunter Homöopathie gelehrt werden kann. Er hatte sich dann zurückgezogen nach Köthen, und hat als Eremit in Köthen eine riesengroße Praxis gehabt und wenig Freude an seinen Landsleuten und wenig Freude an seinen Schülern, die alle sichergehen wollten und die alle der Meinung waren, oder fast alle, wir nehmen doch noch lieber dieses und jenes aus der nicht-homöopathischen Pharmazie hinzu, doppelt hält besser. Und gerade in der Homöopathie hält doppelt oft schlechter, wenn man die klare Wirkung der Arznei verwischt durch Zuhilfenahme allopathischer Maßnahmen. Und nun widerfuhr ihm dann das Wunder, das Ihnen wohl allen bekannt ist, daß ihn als Achtzigjährigen in Köthen eine 35jährige Französin aufsuchte, Melanie d'Hervilly, eine junge Frau, die teils wegen eines schmerzhaften Leidens, teils weil sie ein wenig von der Homöopathie gehört hatte, und weil sie dieses begeistert hatte, nach Köthen gekommen war aus Paris, um sich vom alten Meister, von dem jugendlichen Achtzigjährigen, selbst behandeln zu lassen. Innerhalb eines Vierteljahres waren die beiden verheiratet, es war eine ausgesprochen glückliche Ehe, das Leben beginnt mit 80, er ging nach Paris, in Paris fielen alle die Schikanen fort, die ihm sein liebes Vaterland hat angedeihen lassen, und dort erst entstand nun der souveräne Hahnemann, der Mann, der nicht duldet, daß seine Patienten sterben, der Mann, der mit seinen hochpotenzierten Arzneien mit seiner wunderbaren Fähigkeit zu wählen, die geradezu legendäre Erfolge hatte, von denen Sie ja wohl alle wissen. Dennoch ist es auch ihm passiert, das wird jedem homöopathischen Therapeuten passieren, daß er einmal falsch wählte und dann blieb eben die Heilung aus – und trat erst dann ein, wenn er wieder richtig gewählt hatte. Ich sage das deswegen, weil das Dümmste aller Argumente, das es überhaupt gibt, das Argument der Suggestion, zugleich das meistgebrauchte ist im Lager der Gegner der Homöopathie. Die Homöopathie hat mit Suggestion weniger als gar nichts zu tun. Man kann eine noch so suggestive Persönlichkeit sein, trifft man nicht, dann schießt man vorbei. Das ist auch dem alten Hahnemann so gegangen. Ganz abgesehen davon, daß ja die Homöopathie auch ihre deutlichen Erfolge hat bei richtiger Wahl des Mittels, wenn man sie anwendet bei Säuglingen, bei Tieren und selbst bei Ohnmächtigen. In Paris starb er denn im 89. Jahre, lächelnd, freundlich. Es gibt das wunderbare Totenbettbildnis von Budaweck, wissend, daß sein Werk getan war, wissend, daß er eine Persönlichkeit war, die im paracelsischen Geiste gelebt hat. Er selbst hätte diesen Ausdruck nie gebraucht, weil er Paracelsus für einen Scharlatan hielt, aber der große Schatten des Paracelsus stand ohne Zweifel hinter ihm, ganz abgesehen davon, daß sich ja auch beide Männer physiognomisch erschreckend, erstaunlich ähnlich sehen. Hahnemanns ganze Hoffnung war die Zukunft, schon sein großer Schüler Constantin Hering hatte seine Doktorarbeit über die Homöopathie betitelt, – die Medizin der Zukunft –

Die Medizin der Zukunft wird auch die Homöopathie bleiben, und ich glaube, daß ich damit schließen kann zu sagen, wenn Hahnemanns ganze Hoffnung die Zukunft war, dann heißt das in diese Stunde übersetzt, Hahnemanns ganze Hoffnung sind wir! Und es liegt an uns, daß nun das zustande komme, was man ihm eigentümlicherweise verweigert hat bisher, und was ja wohl auch kein Zufall gewesen sein kann. Als der alte Mann, fast 90jährig, die Augen schloß, und beigesetzt wurde, da lag schon lange ein Testament vor, in dem er sich unter anderem gewünscht hatte, man möge ihm auf seinen Grabstein setzen die Worte: non inutilis vixi – ich habe nicht umsonst gelebt! Diese Worte hat man ihm bei der ersten Bestattung nicht auf dem Friedhof Montmartre auf sein Grab gesetzt, und als man gegen Ende des vorigen Jahrhunderts den Leichnam exhumierte, und bei der Exhumierung die rührende Flasche im Sarge fand mit einem glühenden Liebesbrief seiner 2. Frau darin, umschlungen von ihren Haaren, und man ihn auf dem Friedhof Père la chaise mit einem sehr würdigen Denkmal bestattete, hat man ihm wieder nicht auf den Grabstein gesetzt, seinem Wunsch gemäß: non inutilis vixi –

Ich habe oft darüber nachgedacht, wie das wohl kommt, und ich komme dann immer zu dem Ergebnis, im großen und ganzen hat er halt doch umsonst gelebt. Bis jetzt. Wenn man sich überlegt, daß die Homöopathie der souveräne Weg ist, die gekonnte Homöopathie, das zu heilen, was überhaupt noch heilbar ist, dann ist die Schar derer, die dieses wirklich tun, eben doch eine recht kleine Schar, und, wie ich schon sagte, wir haben auch noch keine Arzneimittellehre, die über die paar hundert Arzneien hinausgediehen ist; wir spüren zwar in der ganzen Welt, daß man den alten Hahnemann kennt und verehrt (am wenigsten in Deutschland). Nun, das sage ich nicht aus Bosheit, – Brasilien hat eine Hahnemann-Briefmarke herausgebracht in diesem Jahre, Brasilien hat einen Hahnemann-Orden gestiftet; in Frankreich ist die Homöopathie so lebendig, daß man noch die Fünfzigtausender-Potenzen beziehen kann. Indien ist ein Land mit gemeisterter Homöopathie, in Spanien heißt die maßgebliche Zeitschrift: El Sol de Meissen, – die Sonne von Meißen – sie ehrt sogar in ihrem Titel den Geburtsort des großen Mannes. In Deutschland nennt der akademische Vertreter der Homöopathie sein Lehrbuch – Homöopathie, als Ergänzungs-Therapie –. In Deutschland liegt vor allem, wie ich es vor einigen Wochen mit Kummer sah, der gesamte handschriftliche Nachlaß Samuel Hahnemanns unangerührt und ungesichtet im Keller des Robert-Bosch-Krankenhauses. Es hat sich noch kein Mensch daran gemacht, diesen Schatz zu heben oder auch nur zu ordnen. Wir wollen aber darüber nicht klagen, sondern wollen diese Stunde, die ja eine Feierstunde sein sollte, vielleicht am besten damit abschließen, daß wir uns geloben, ihm durch unsere therapeutische Existenz das zu verschaffen, was wichtiger ist als ein in Stein gemeißelter Grabspruch, nämlich: – vom hohen Drüben her, vom lichten Lande der Geister in dem er wohnt, und von dem er über uns waltet, – ihm die Gewähr zu geben: Was **uns** betrifft, soll Christian Friedrich Samuel Hahnemann nicht umsonst gelebt haben.

Ende des Vortrags

Fritsche zum Vegetarismus und zum Schicksal, Tier zu sein

Ostern 1954 in Stuttgart über Vegetarismus (Religiösen Vegetarismus). Auszug aus Gesprächen zwischen Dr. Herbert Fritsche und Herrn Räder, Hannover.

Fritsche:

Der reine Gesundheitsvegetarismus interessiert mich nicht so sehr. Mit dem anderen Vegetarismus, dem eigentlichen, steht es ja wohhl so: Ob wir es astrologisch formulieren und sagen, wir treten aus dem Zeitalter der Fische hinüber in das Zeitalter des Wassermann, ob wir es esoterisch im Sinne von Aleister Crowley formulieren und sagen, ein neuer Äon beginnt ... Eines ist klar, die Menschheit befindet sich heute in einem Wandlungsstadium ohne gleichen. Gewiß sind alle Zeiten Übergangszeiten gewesen, aber keine in einem solchen Maße wie unsere. Und infolge dessen kommen Dinge der Menschheitszukunft jetzt zum Keimen und zum sich Entfalten, die in relativ kurzer Zukunft uns alle mit prächtigem grünen Laub überschatten werden. Ich sagte zum Keimen. Alles was keimt ist zart und klein. Es ist durchaus nicht so, stammesgeschichtlich gesprochen, daß die Lebewesen in der Zeit am stärksten sind, in der sie ihre Riesenformen erbilden. Die Zeit der Saurier war die Zeit des Untergangs der Reptilien. Die Zeit der Mammute war die Zeit des Untergangs der Säugetiere. Und da kam ein anderes kleines Wesen auf, ziemlich schutzlos und kümmerlich, der homo sapiens, der Mensch, der weder homo noch sapiens ist und der erst allmählich auf seiner Menschwerdung sich voranbewegt. Und die Dinge der Menschheitszukunft werden heute nicht vertreten auf den Kanzeln der Kirchen oder auf den Kathedern der Universitäten, oder im Bundesparlament oder in den Redaktionen der Zeitungen. Sondern in den Winkeln. Wir sind schwache, kleine, werdende kümmerliche Gemeinden, und wer da nicht Geduld mit uns hat, und auf diese Schwäche und Kümmerlichkeit in uns blickt, der sagt: Na, das sind Winkelexistenzen. Alles Keimende ist erst mal Winkelexistenz. Es ist gar nicht anders zu machen. Aber nun darf ich Sie vielleicht in diesem Zusammenhang auf eine ganz aufregende Entdeckung aufmerksam machen. Obwohl sie schon über 20 Jahre alt ist, ist sie doch wenig populär geworden. Wir wissen aus der Paläontologie, also aus der Lehre von den Versteinerungen, wo wir das Bilderbuch der Erdgeschichte wirklich vor uns haben und durchblättern können, daß die Zukunftsformen der Organismen im stammesgeschichtlichen Sinne vorweggenommen werden von ihren Jugendformen. Anders ausgedrückt. Eine Tierart sieht erst Jahrtausende, Jahrzehntausende, Jahrmillionen später so aus wie jetzt ihre Jugendformen aussehen. Wollen wir das einen Moment auf den Menschen anwenden. Entdeckt hat es der Paläontologe Schindewolf und nennt es, wie die gelehrten Herrn das immer tun, mit einem Fremdwort: Proterogenese – Vorwegnahme der stammesgeschichtlichen Zukunftsform durch die Kindheitsform eines Geschöpfes. Wie kommt denn der Mensch zur Welt und wie sieht er aus, wenn er Kind ist. Wenn er Kind ist, weiß man noch nicht genau, ob er ein Junge oder ein Mädchen ist. Die sekundären Geschlechtsmerkmale sind noch nicht sehr ausgeprägt. Der Gehirnschädel ist groß, der Gesichtsschädel mit den Freßwerkzeugen ist klein. Der Mensch sieht spiritueller aus. Er ist weder das Sexualwesen, noch das Freßwesen. Er ist das Hirnwesen und hat noch die schöne Wehrlosigkeit des echten Menschentums. So wird die Menschheit der Zukunft einmal am Leibe beschaffen sein. Das können wir heute von der Vergangenheitsforschung der Stammesgeschichte der Tiere her schon sagen. Und der religiöse Vegetarismus ist nun auch so etwas wie eine Kindheitsform, ist noch ein sehr zartes Gebilde, hat noch nicht die richtige Balance. Er hat keine sehr großen Freßwerkzeuge, aber einen enormen Kopf.

Vielleicht habe ich etwas lieblos und summarisch die beiden Fragen nach dem gesundheitlichen und ästhetischen Vegetarismus behandelt, weil für mich der Beginn, das Initio der eröffnende Buchstabe zum Kapitel Vegetarismus überhaupt erst da beginnt, wo man in das Auge der Kreatur blickt. Und damit ist eigentlich alles gesagt. Hier an der Stelle könnte ich schon aufhören. Wenn ich daran denke, daß mich meine Katze anschaut, ist es für mich genauso, als wenn mich mein Kind anschaut. Oder daß Ich über eine Wiese komme, auf der eine Kuh steht, und ich betrachte sie. Und wenn ich dann weiß, welch eine tiefe Partizipation, welch eine gemeinsame Herkunft und eine Geschwisterlichkeit uns beide Wesen verbindet, dann sind die sich daraus ergebenden inneren Abläufe ja schon ganz von selber im Gange. Deswegen ist für mich, womit ich den propagandistischen Wert in dieser Richtung in gar keiner Weise Abtrag tun will, die Geschichte mit dem Müsli oder den ästhetischen Empfindlichkeiten vollkommen Nebensache. Obwohl ich zugebe, für viele Menschen ist das eine Zufahrtsstraße, und wir wollen dankbar sein für jede Zufahrtsstraße, die da ist. Aber die meisten Menschen haben keine Ahnung, und diese Ahnungslosigkeit haben sie mit Hilfe der Kanzeln und Katheder, – was das Tier eigentlich ist, und was wir sind im Zusammenhang mit dem Tier. Ich habe in meinem Buch 'Tierseele' gesagt, es handelt sich um die abgeirrte Geschwisterseele. Wir können es anders ausdrücken, wie es unser Freund K. O. Schmidt bringt und sagen: Das Tier ist unser jüngerer Bruder. Aber es ist ja nicht nur damit getan, daß wir uns als die älteren Brüder hinunterbeugen und dem ein bißchen bergauf helfen, sondern wir sind ja w i r k l i c h eine Familie mit karmischen Verquickungen so ungeheuerlicher Art, daß wir das Endziel der Welten, die Wiederbringung aller Dinge in das Liebeslicht der Gottheit hindern, bremsen auf das Ungeheuerlichste, wenn wir zu den Mördern unserer Geschwister werden und zu den Nutznießern der an ihnen geschehenen Morde.

Es tut mir fast leid, daß ich so aus meinem Sessel heraus darüber überhaupt Worte formen muß, denn indem ich zu Ihnen darüber spreche, sehe ich wieder die Augen der Tierheit vor mir. Und, obwohl ich Europäer bin und mich nicht gerne mit einer indischen Toga sehen lasse, drängt sich mir selbstverständlich hier das alte indische Wort – 'tat wam asi' – 'das bist du' auf. 'Tua res agitur' – es wird dein Fall verhandelt, wenn der Fall des Tieres verhandelt wird. Von daher können wir eigentlich gar nichts anderes tun, als uns mit dem Tier in eine Linie zu stellen und auf eine Wanderschaft zu begeben. Wenn wir das unterlassen, sogar aktiv unterlassen, indem wir ja sagen zur Tötung des Tieres um unseretwillen, dann drehen wir einen Entwicklungsprozeß zurück ins Schmerzliche und in den Abgrund und in die Katastrophe, an dessen Vorangetriebenwerden ins Zukunftslicht uns allen gelegen sein sollte im eigensten Interesse, wobei ich meine, das eigenste Interesse ist nicht nur das unseres Ego, sondern es ist auch das der Tierheit. Denn, wie gesagt, 'tat wam asi' 'das bist du' ist ein allumfassendes Gesetz, das alle Tiere eint. Ich habe jetzt sehr kompliziert eine Selbstverständlichkeit ausgedrückt, und wiederhole zum Schluß: Der Blick ins Auge der Kreatur ist die kürzeste Linie, die den Menschen von heute zum Vegetarier von morgen macht.

Einer meiner besten Freunde ist ein orthodoxer protestantischer Christ geworden. Und der sagt stets: 'Du interessierst dich für 1000 Dinge um Dich herum, für die Tiere, für die Menschen, für die Verdammten, für die Unerlösten. Das ist ja ganz unchristlich, interessiere dich gefälligst für dich. Auf dein Heil kommt es an.' Das hat auch Luther gesagt: 'Wie bekomme **ich** einen lebendigen Gott.' Und es ist mir in meinem ketzerischen Bewußtsein nun angeboren, mir zu sagen mit Heine: 'Gott wird mir schon vergeben, das ist sein Metier', mir kommt es eben gerade auf die anderen an. Ich bin mir gar nicht so schrecklich wichtig. Mir kommt es gerade darauf an, was mit den Judassen geschieht, was mit den Abgeirrten geschieht, was mit all den Wesenheiten geschieht, die verborgen sind in Stein und Pflanze und Tier und in den Dämonen.

Nun ist das Christentum mit seiner Betonung der zentralen Heilswichtigkeit ganz weniger Dinge sozusagen in großem Schwunge hinweggegangen über die kleinen Fragen. Es hat eine, wenn ich es mal so ausdrücken darf, grundsätzlich unforscherische Haltung. Es ist ihm wichtig, dem einzelnen Christen zu sagen mit Hilfe seiner ausgebildeten Theologie, wie er einen lebendigen Gott bekommt oder einen gnädigen Gott, und damit hat sichs. Im Gegensatz dazu haben die religiösen Kulturen des Ostens ein außerordentliches Interesse daran, dem Menschen durch Erweckung höherer Erkenntnis das All zu erschließen, um ihm durch detaillierte Erschließung des Alls zur All-Einheit zu führen. Der Weg zum Einen geht durch das Viele. Und das Christentum ist da meines Erachtens etwas kurz gesprungen. Und wohin ist es schließlich gesprungen? In die europäische Katastrophe.

Mit alle dem habe ich nur versucht, etwas über das Christentum, wie ich es jetzt im Lichte Ihrer Frage sehe, zu sagen, aber nicht über Christus. Christus war Orientale.

Ex oriente lux. Ich habe eben von den christlichen Theologen gesprochen, von denen ich immer spreche, wenn ich Christentum sage. Über Christus in diesem Zusammenhang kann ich gar nichts sagen. Aber was man daraus entwickelt hat, in der landläufigen Theologie und in der christlichen Philosophie, darüber läßt sich etwas sagen, und das möchte ich nicht nur mit meiner Stimme sagen, das sagt uns als ein recht bitteres Urteil auch die Zivilisation des gegenwärtigen Europa in ihrer Katastrophenstunde, in der wir jetzt mitten drin stehen und die zu überwinden wir ja unter anderem auch uns zum religiösen Vegetarismus bekennen. Oder um es abschließend mit den Worten eines ganz Berufenen zu sagen, eines großen Christen, des Löwen der ökumenischen Bewegung, Nathan Söderblom, der einmal das bittere Wort sprach: 'Gandhi und Tagore wären zweifellos Christen geworden, wenn sie nicht Europa gesehen hätten.'

Ein Christentum, das sich dahin entwickelt hat, daß, wenn man es sieht, man nicht mehr Christ wird, das hat selbstverständlich auch das Tier nicht nur vergessen, das hat es auch zu vergessen. Denn wenn es das Tier nicht vergessen hätte, wäre es nicht diese Art von Christentum geworden.

Wenn ich mich zum Thema: Das Tier, und das Schicksal des Tieres, – äußere und bei der Gelegenheit sage, daß ich mich auch als Zoologe äußere, so tue ich das fast mit bösem Gewissen, denn diejenige Wissenschaft, die am wenigsten Zugang zum Wesen des Tieres, ganz zu schweigen vom Schicksal des Tieres hat, ist die akademische Zoologie, die heute eigentlich zu dem Zweck betrieben wird, denen, die sich ihr widmen, den Zugang zum Tier zu verbauen. Ich bin froh, daß ich nicht an der Zoologie hängen geblieben bin, sondern mich bemüht habe, meinen Blick hinauf und hinab reichen zu lassen. Das meine ich auch in zeitlicher Hinsicht. Hinab insofern, als alle geschaffenen Kreaturen, die Tiere, die Menschen, auch jene Kreaturen, von denen wir mit den Sinnesorganen keine Wahrnehmung haben, einst lebten in einem Zustande, den die Mythen als den paradiesischen Zustand bezeichnen. Und da die Welt in ihren Äonensprüngen dort gipfelt, wo sie wurzelt, da Ursprung und Ziel auf eine geheimnisvolle Weise ineinanderklingen, können wir sagen: Das Ende der Entwicklung der Geschöpfe mündet abermals in jenen erhöhten paradiesischen Zustand, den die Esoterik der christlichen Frühzeit die Apokathastaris, Panthon, die Wiederbringung alles Geschaffenen ins Lebenslicht der Gottheit nannte. Diesem Schicksalsweg sind Mensch und Tier gleichermaßen unterworfen. Wir wissen aber, daß die Tierheit hineingerissen worden ist in ihr Schicksal, Tier zu sein. In ihre Sackgassen der Entwicklung, verglichen mit dem freien Weg des Menschen durch diesen Vorgang, den wir als den Paradiesverlust bezeichnen. Wir können also sagen: Das Tier hat mit dem Menschen gemeinsam ein großes Schicksal, welches in Äonenferne eines Tages ausklingen wird in der besagten, geschilderten, skizzierten Wiederbringung aller Kreaturen in das Liebeslicht der Gottheit. Und in diesem großen Schicksalssog steht der Mensch frei verantwortlich und das Tier gebunden. Aber gebunden dadurch, daß der Mensch und vielleicht auch die Ordnung über den Menschensinnen, in einer sehr frühen Weltenstunde den Fall erlitt.

Innerhalb dieses großen Schicksalssoges, dem wir alle unterworfen sind, und bei dem wir in die Vergangenheit blicken, die Schuld tragen am Fall des Tieres, und bei dem wir in die Zukunft blickend verpflichtet sind, das Tier befreien zu helfen, indem wir zu unserer eigenen Menschwerdung voranschreiten. Innerhalb dieses großen Schicksalssogs stehen nun die tausend kleinen Schicksale. Die Schicksale der menschlichen Kreaturen, die uns schon Verständnisschwierigkeiten genug aufgeben, und die Schicksale unserer Tierbrüder. Wir wissen, daß die Geschöpfe, wenn sie geboren werden, nicht zustandegekommen sind durch einen lediglich biologischen Vorgang, Zeugung, sondern daß diese Zeugung ihnen nur die biologischen Gewänder lieferte für jenes geheimnisvoll Unsterbliche, das, wenn es als Tier über die Erde schreitet, anders eingewickelt ist, eben in tierischer Gewandung, als der Mensch, der in menschlicher Gewandung, ebenfalls ein Unsterbliches, seinen Erdenweg vollführt. Es ist Ihnen bekannt, daß man den Sinnzusammenhang der Schicksale nur versteht, daß man die Rätsel der Schicksale nur lösen kann, wenn man nicht nur weiß von der Tatsache, daß die Lebewesen die Todespforte durchschreiten als weiterlebende Geschöpfe, sondern wenn man zugleich ergänzend von der Tatsache weiß, daß die Lebewesen durch die Pforte der Geburt bereits gekommen sind als vorhandene Wesen. Daß sie schon Keime eines Schicksals mitbrachten, das sich während der Spanne ihres verleiblichten Daseins auf Erden darlegt.

Und sie erbrüten sich aus dem, was sie auf Erden gelebt und gelitten haben, die Keime für den neuen Schicksalsgang durch eine verkörperte Welt. Ich spreche hier von der Ihnen allen bekannten Wiederverkörperungslehre, die ich viel lieber bezeichnen möchte als die Wiederverkörperungstatsache, die durch esoterisches Forschen von der Mehrzahl der Menschen, von den nordamerikanischen Indianern über alle Buddhisten, Hindus bis in die esoterischen Bereiche des Judentums, des höheren Christentums in die abendländische Esoterik hinein angenommen wird.

Dieses Wissen um ein Kommen aus einer Ferne, ein Durchgehen durch eine verleiblichte Schicksalsspanne und ein Hinausgehen in eine Ferne führt zur Erkenntnis dessen, was die Inder, und nach ihnen dann die anglo-indische Theosophie das Karma nennen, das selbstbereitete Schicksal, das vor uns liegt, – nicht als Abtragung einer Schuld, sondern als einer Aufgabe, die wir uns geschaffen haben. Zum Teil allerdings auch durch schweres Verschulden.

Wenn wir nun sehen, daß die Tiere auf eine geheimnisvolle Weise durch das menschheitliche Karma hineingerissen worden sind in das Karma, Tier zu sein; und wenn wir darüber hinaus sehen, daß das Haustier sogar Züge eines individuellen Karmas erwirbt, dann kann es naheliegen, daß wir zu dem Schluß kommen, – das Tier hat sein Karma sich geschaffen. So wie der Mensch sich sein Karma geschaffen hat, unter Umständen ein übles Karma. Ist es denn erlaubt, in dieses Beladensein, in dieses Belastetsein des tierischen Schicksals, das zugleich auch seine Aufgabe ist, helfend, heilend, befreiend, erlösend einzugreifen? Es ist das nicht nur erlaubt, sondern wir sind als Menschen dazu verpflichtet. Unterlassen wir es, das Karma unserer Mitgeschöpfe zu durchlichten, – unterlassen wir es, am Karma unserer Mitgeschöpfe unsere eigene Menschwerdung im Sinne einer immer größeren Liebesfähigkeit und Liebestätigkeit hineinzuüben in den Sog, der uns dem Weltenziel entgegenführt, dann verschlechtern wir nicht nur das Karma der Tierheit und der anderen Mitgeschöpfe, indem wir uns ihnen gegenüber verhärten, sondern wir verschlechtern auch unser individuelles Karma und das Menschheitskarma als ganzes.

Das sind Schicksals-Kausaleinsichten, die, so wie ich sie eben improvisiert vortrage vielleicht befremdlich oder auch kompliziert erscheinen. Wenn Sie sie aber einmal durchdenken, werden Sie sehen, daß es den einzigen Weg weist diese Art der Betrachtung, die ja nicht von einigen Philosophen erfunden worden ist, sondern das Ergebnis ist der Schauungen der großen Intuitiven der Menschheit. Der einzige Weg wird dadurch dargelegt, im anscheinenden Wirrnisspiel der Ungerechtigkeiten die Gerechtigkeit Gottes aufleuchten zu sehen.

Das Karma der Tierheit und das Karma der Menschheit sind in Wechselwirkung miteinander verknüpft. Frei, relativ, ist der Mensch. Dem Menschen ist es gegeben und ist es aufgegeben von der alchymischen Umwandlungsmöglichkeit seines bleiernen Karmas in Gold, in das Gold der Liebe und der Liebestätigkeit, Gebrauch machen zu dürfen und Gebrauch machen zu sollen.

Insofern ist das Schicksal, Tier zu sein, das Schicksal einer Hoffnung, die auf den Menschen blickt, oder, um mit den Worten des Apostels Paulus zu reden: Das ängstliche Harren der Kreatur. – Der Kreatur, die durch uns in die Angst hineingerissen worden ist, blickt auf das Vollendungsziel, auf das Aufstrahlen der Söhne Gottes, die wir dereinst in einer reinen Form einmal sein sollen, weil Gott uns vom paradiesischen Urbilde an so gemeint hat und weil er uns zum Ende des Weltenzieles hin so meint, so sucht, so ruft. Diesen Weg können wir nicht gehen ohne Verbrüderung mit den Tieren, mit unseren Geschwisterseelen, die wie wir in biologische Hüllen eingewickelt sind auf ihrem Pfade über den staubigen und leidüberschatteten Planeten Erde.

Das Schicksal, Tier zu sein, kann man nur in sehr großen Zusammenhängen sehen. Man kann es nur sehen, wenn man auf den Urbeginn derjenigen Welten blickt, in denen wir heute leben und wenn man auf deren fernes Ziel blickt. Wir finden die Tierheit als eine Tatsache vor auf unserer Erde. Und da wir wissen, daß alle Schicksale, sowohl der Welten, der Kosmen, als auch der höheren Hierarchien, als auch des Menschen, als auch der Tiere und derjenigen Kategorien des Seins die darunter stehen, der Pflanzen, der Mineralien usw. Da wir wissen, daß all diese Schicksale, auch Stein zu sein ist ein Schicksal, verursacht worden sind auf eine geheimnisvolle Weise, können wir einen indischen Begriff, der den meisten von Ihnen bekannt sein wird, hier einführen, den Begriff des Karma. Wir können sagen, ohne daß ich im Moment Zeit habe, das auszuführen: Das Vorhandensein der Tierheit zeigt, daß es ein Karma geben muß, welches dazu geführt hat, daß bestimmte Geister sich eingewickelt haben in die biologischen Hüllen der Tierheit, sowie diejenigen Geister, die wir sind, sich eingewickelt haben in die biologischen Hüllen der Menschheit.

Ich bin nicht in der Lage zu untersuchen, welches Karma es gewesen sein mag, das da die einen Geister in die weitgehend gebundene Tierheit hineinführte und die anderen in die relativ freie Menschheit, zu der wir gehören. Aber ich spreche vom Karma jetzt hier nur, um klar zu machen: Das Karma ist einerseits eine Gegebenheit und andererseits eine Aufgabe für uns, die relativ Freien, gemessen an der Gebundenheit des Tierreichs. Es wäre ein gewaltiges Mißverständnis, anzunehmen, die Tiere haben ihr Schicksal, Tier zu sein, bekommen aus kosmischer Ferne, durch Vorgänge, die in mythischen Regionen sich abspielten, und nun haben sie dieses Schicksal, hier zu sein, zu erleiden, und wir führen unser eigenes Menschheitsschicksal nebenher zu den Menschheitszielen hin.

Ganz sicher ist die Tierheit in ihre Hüllen, hierher geraten bei jenem Vorgang, den man als den Paradiesverlust in den Mythen darstellt, der auch den Menschen aus der strahlenden Gottnähe hinabgerissen hat in jenes dumpfe und beladene Schicksal, das seit Weltenjahren für uns Menschen charakteristisch geworden ist und heute nach zwei Weltkriegen uns allen ja auf den Nägeln brennt.

Nun bitte ich, darauf acht zu geben: Die Menschheit kann ihr Schicksal, und das Schicksal der Menschheit heißt Menschwerdung, wir sind beim Vorgang der Menschwerdung erst unterwegs, nur dann hinanführen zu den hohen Gotteszielen, die ihr bestimmt sind, wenn sie eingreift, helfend, lösend, erlösend, in das Karma, in das Schicksal der Tierheit.

Es wäre ein gewaltiges Mißverständnis anzunehmen, das Karma der Tierheit wäre eine gegebene Tatsache und stünde als kosmischer Posten tot oder leerlaufend neben uns. Ganz im Gegenteil. Das ist auch ein Gedanke, der in den Evangelien lebt mit dem bekannten Wort des Apostels Paulus, daß das ängstliche Harren der Kreatur auf die strahlende Offenbarung der Söhne Gottes harrt. Wir sind noch weit ferne als Menschen von der strahlenden Offenbarung der Wege Gottes.

Aber wir werden dahin nicht gelangen, ohne daß wir unsere Menschwerdung zu immer lichteren Formen hinaufführen ohne brüderlichen Dienst an den neben uns herlaufenden Geschwisterseelen der Tierheit.

Im tiefsten Grunde ist das, was wir heute mit dem Worte Tierschutz bezeichnen, eine Angelegenheit der innersten Menschwerdung. Eine Angelegenheit des Hinzielens der Menschheit auf ihr gottbestimmtes Werdeziel, bei welcher Gelegenheit den Tieren die Genugtuung zuteil wird, daß wir wieder gutmachen, was wir offenkundig an ihnen als die, die den Paradiesverlust viel mehr verschuldet haben, an ihnen versündigt haben. Der Weg zum Menschen geht nur parallel mit dem Tier und ist geradezu der Dienst des Tieres am Menschen: Daß das Tier leidet und geradezu die Liebe des Menschen herausfordert.

Im Rahmen der Darlegungen über das Thema: "Das Schicksal, Tier zu sein", kommt mir nun die Aufgabe zu, einiges aus der okkulten Empirie, aus der okkulten Erfahrungsforschung beizutragen. Eine vielleicht insofern etwas unangenehme Aufgabe, als wir in dieser Hinsicht in Deutschland weit hinter dem Monde zurück sind. Es erhebt sich nämlich als erstes da die Frage: Überlebt das Tier denjenigen Vorgang, den man als Tod bezeichnet. Ich nehme an, daß Ihnen die Tatsache bekannt ist, daß der Mensch den Tod persönlich überlebt. Daß dies nicht etwa einen Glaubensgegenstand darstellt, sondern ein wissenschaftliches Forschungsergebnis. Ein Forschungsergebnis, wie es in einer großartigen Weise niedergelegt ist in dem dreibändigen Werk: "Das persönliche Überleben des Todes" von Dr. Engel Mathiesen, das in den dreißiger Jahren im Verlag De Grojter & Co erschien und das gewissermaßen die Grundlage darstellt für jede Erörterung, ob es ein persönliches

Überleben gibt oder nicht. Denn hier handelt es sich um eine Zusammentragung der Beweise, und wir können über die Frage des persönlichen Überlebens des Todes überhaupt nur mit demjenigen diskutieren, der diese Beweise zur Kenntnis genommen hat. Und wenn er die Möglichkeit eines persönlichen Überlebens nach dem Tode leugnet, so ist das nur noch statthaft, wenn er diese Beweise entkräften kann, und sie sind bis heute noch nicht entkräftet worden.

Damit meine ich nicht nur ein bestimmtes Buch, sondern eine ganze Gruppe von Forschungsresultaten, die freilich in diesem Buch besonders klar zusammengefaßt worden sind.

Gibt es nun Analoges in der Tierheit? Haben wir Beweise dafür, daß die Tiere den Tod überleben? Da ich nur ganz wenige Resultate Ihnen sagen kann, müssen Sie einmal, ohne daß ich es näher begründen kann in diesen wenigen Sekunden, einfach die Aussage eines auf diesem Gebiete erfahrenen Beobachters hinnehmen, ja, diese Resultate, die dafür zeugen, daß es ein persönliches Überleben des Todes auch bei den Tieren gibt, liegen in der Tat vor.

Wir haben in Deutschland keine wissenschaftliche Spukforschung, in Italien haben wir sie, Professor Dozani, wir haben sie auch in Amerika, wir haben sie auch in Frankreich. In Deutschland wird man wie ein Mondkalb angesehen, wenn man überhaupt von Spukforschung spricht.

Es gibt massenhaft beglaubigten Tierspuk, und es gibt auch eine Fülle von Erlebnissen. Ich will Ihnen jetzt im Moment keine Kasuistik anführen, aber sie liegt vor, wo Tiere, die uns nahe standen, in der Regel handelt es sich ja um Haustiere, vornehmlich Hunde, aber auch Pferde, selbst um Katzen, – nachdem sie gestorben waren, warnend, hütend, wegweisend eingriffen in das Leben ihrer Besitzer.

Diese Bezeugungen sind da, wir müssen sie zur Kenntnis nehmen, die anderen Beobachtungstatsachen auch und wissen von ihnen her: Das Tier überlebt den Tod. Worauf sich von selbst ergibt, daß das Tier auch vor der Geburt als eine nicht in biologische Hüllen gehüllte Wesenheit bereits vorhanden war, daß das Tier also auch Vorgängen unterworfen ist, die in die Ordnung der wiederholten Erdenleben gehören. Geburt und Tod sind für das Tier wie für den Menschen Durchgangspforten, wir können das Schicksal, Tier zu sein, nur verstehen, wenn wir ernst machen mit der Tatsache, daß das Tier vor seiner Geburt vorhanden war und Schicksalskeime mitbrachte, wenn wir ernst machen mit der Tatsache, daß das Erdenleben eines Tieres, genau wie das eines Menschen, eine Schule ist für einen in biologische Hüllen eingepackten Geist, und daß die Resultate dieser Schule, erworben im Schicksalsgange, mitgenommen werden in die jenseitige Welt, wo sie zugleich wieder Keimpunkte für das nächste Antreten in einer materiellen Erdenwelt darstellen.

Herbert Fritsche

8. Kapitel

Im Gedenken an Herbert Fritsche

Körperliche Gesundheit – geistige Gesundheit

Wenn wir uns die Frage stellen, welche Kostform und Behandlung für die Gesundheit am besten sei, so müssen wir uns gleichzeitig fragen, welche Gesundheit wir eigentlich meinen. Denn es gibt verschiedene Formen der Gesundheit, und es gibt die unterschiedlichsten Ansprüche an sie.

Nehmen wir den gewöhnlichen Fall an, daß ein Jemand sein Wohlbefinden verliert, bei einigen Ärzten keine rechte Hilfe findet und nach Lesen einschlägiger Literatur eine Ernährungsumstellung vornimmt. Vielleicht hatte er eine Magenschleimhautentzündung und kuriert diese so lange mit einer Schweinefleischdiät, bis sein Magen Ruhe gibt. Oder es plagen ihn vegetative (nervliche) Verspannungen, und er kuriert sich durch Trinken von verdünntem Wein oder durch Biergenuß, wie Hildegard von Bingen vorschlägt. (Sie hält diese Getränke für besser verträglich als Wasser, was wir in gewissen Fällen bestätigen müssen, vor allem dann, wenn zuviel auf einmal getrunken wird. Noch nie jedoch hat jemand Schaden genommen, wenn er, wie Rudolf Breuß rät, Wasser, selbst mehrere Liter täglich, mit dem Eßlöffel einnimmt.) Vielleicht erlangt dieser "Jemand" seine Spannkraft wieder durch eine Semmel-Milchkur nach Franz Xaver Mayr, oder er sucht sein Übergewicht zu beseitigen durch ein Heilfasten nach Otto Buchinger.

Hunderte von Kost- und Lebensformen bieten sich dem Suchenden an. Er wird immer das ergreifen und durchführen, das ihm zur Erreichung seines körperlichen Idealzustandes am geeignetsten erscheint. Aber wird auch einmal danach gefragt, was der Seele am besten bekommt?

Diese Frage könnte von entscheidender Bedeutung sein, wenn sich erweisen sollte, daß gewisse Kostformen dazu führen, die seelische Gesundheit des Menschen zu schädigen oder zu fördern.

An dieser Marke verharren wir in unseren Überlegungen. Denn hier stoßen wir auf etwas, das mit der Vor-Sündenfallgesundheit zusammenhängen könnte. Nach den Überlieferungen der alten Schriften gab es einen langen Zeitraum, in dem die Menschengeschlechter keine Krankheit kannten. Und das ist nur möglich, wenn sie auch seelisch vollkommen gesund blieben. Hier liegt die eigentliche Gesundheit des Menschen, jene, die Gott gewollt hatte und die die einzige ist, die den Menschen vor Gott glaubwürdig sein läßt. Die Seele, Körper und Geist umfassende Gesundheit der Menschen jener Zeit war so, daß sie nicht krank werden konnten, mit Gott in Eintracht lebten und sehr sehr alt wurden. Vielleicht nahmen diese Menschen ihren

Körper sogar ins Jenseits mit. Denn über riesige Zeiträume der Erdgeschichte können keine menschlichen Skelette gefunden werden, jedoch vorher und nachher schon.

Diese Hochform menschlicher Gesundheit muß in der Nähe dessen zu suchen sein, was wir von Jesus wissen, aber wirklich vorstellen können wir uns davon nicht viel. Und dann fragt sich, was im menschlichen Wesen eigentlich kaputt gegangen ist, als es diesen paradiesischen Zustand verlor.

Über diesem Problem grüble und experimentiere ich seit über dreißig Jahren. Die geistige Seite bei diesem Verlustvorgang ist jene, die wir aus den religiösen Schriften kennen: Der Mensch ließ sich von der Schlange verführen, vom Baum der Erkenntnis zu essen, und somit verlor er die göttliche Liebe zugunsten der Erkenntnis, oder verständlicher gesagt, zugunsten von Kenntnissen, die allmählich immer mehr wurden und heute ungeheuerliche Ausmaße angenommen haben und gleichlaufend den Menschen immer weiter von der göttlichen Nähe entfernten. Entsprechend mußte die Entwicklung den Menschen immer weiter in die Anfälligkeit, Hilflosigkeit, Krankheit und Sterblichkeit führen, körperlich und seelisch.

Dieses Geschehen auf geistiger Ebene mußte zwangsläufig seinen Ausdruck auch auf der materiellen Ebene haben, und wir müssen untersuchen, was sich im irdischen Körper des Menschen verändert hat, um Ausgangsbasen für eine mögliche Behandlung zu finden. Vielleicht wurde die materielle Seite des Geschehens nie richtig untersucht, aber, nachdem wir gegenwärtig an den extremen Endformen einer für den Menschen unheilvollen Seelenentwicklung angelangt sind, so läßt sich schließen, daß auch die im materiellen Körper stattfindenden Veränderungen in nie dagewesener Deutlichkeit hervortreten müßten.

Wenn auch nicht unbedingt in diesem Zusammenhange, so sind die krankmachenden Veränderungen im Menschen doch weitgehend in seinem physischen Bereich geklärt. 1. allgemeine Verschlackung 2. Übersäuerung 3. Entmineralisierung und damit verbundene Allergisierung.

Die ganze mittelalterliche Medizin befaßte sich mit den verschiedensten Formen der Verschlackung, aber sie wurde nicht fertig damit, weil zu viel gekocht wurde. Und die Kocherei bringt die Hauptschlacken in den Körper, auf deren Nährboden die unreinen Geister angezogen werden und zuletzt die Mikroben. Wer das nicht glauben will, lebe einige Monate von Rohkost, und er wird staunen, wie völlig sauber die Zähne bleiben, während sonst selbst nach der Nachtruhe eine undefinierbare Masse auf den Zähnen klebt, obwohl man sich abends die Zähne geputzt hatte. Obwohl die Zähne nur ein Körperteil sind, läßt sich doch von ihrem Zustand auf den des Skeletts und des Gesamtkörpers schließen. (S. Veröffentlichungen von Bruker und Schnitzer). Auch hier als Folge zu vieler Kochkost und Nahrungsmitteldenaturierung zunehmende Verschlackung und in ihrem Gefolge Übersäuerung. Die Übersäuerung wiederum ist die Ursache der Entmineralisierung. Entmineralisierung führt zur Allergisierung, und diese muß es sein, die den Menschen aus seiner paradiesischen Unversehrtheit gerissen hat. Denn ohne diese Allergisierung könnte der Mensch nicht krank werden.

Obwohl Körper und Seele (als Gesamtbegriff der geistartig-fluidalen-energetischen Strukturen) gewissermaßen eine Einheit bilden, beeinflussen sie sich doch gegenseitig, als wären sie zwei verschiedene Schöpfungen. Es bestehen ständige Wechselbeziehungen zwischen ihnen. Als Ursachenforscher menschlichen Verfalles kommen wir an der Erbsünde nicht vorbei, selbst wenn es sich um eine fromme Legende handeln sollte. Aber sie ist inhaltlich richtig. Der Mensch kannte die Krankheit ehemals ebensowenig wie einige noch gesunde Tierarten. Und, nachdem der Geist die Handlungen bestimmt, muß es im Geistigen gelegen haben, den ersten Schritt aus der Unversehrtheit getan zu haben. Also vereinfacht gesagt: Es wurde gesündigt, der Sündenfall von Adam und Eva. Die daraus resultierenden Veränderungen im physischen (körperlichen) Bereich wirkten sich wiederum störend im Sinne von krankmachend auf die Seele aus. Diese bewirkte weitere negative Veränderungen im Körperlichen Geschehen, wie sie von der Psychologie längst erkannt sind. Aber körperliche Störungen und Verhaltensänderungen wirken eben auch verzerrend auf die Seele. Eines der zahllosen Beispiele hierfür stellt die Kocherei und sonstige Denaturierung der Lebensmittel dar.

Wenn wir diesen Werdegang des Menschen gedanklich einige Male vor- und zurückverfolgen, sehen wir, daß es gar nicht so sehr das Erkennen des Menschen war (essen vom Baum der Erkenntnis), sondern das diesem Erkennen folgendes Anwenden des Erkannten, was ihn krank machte. Als Beispiel wäre es nicht die Kenntnis des Kochens, die uns 'sündig' macht, sondern die Anwendung der Erkenntnis. Gott selbst, so könnte man argumentieren, weiß auch alles. Aber er bleibt ohne Sünde, weil er es nicht anwendet.

Auch aus vielen Fakten der modernen Forschung ist dieser unheilvolle Abwärtstrend der Menschheit erkennbar. Und da Mensch und Erdkörper eine Schicksalsgemeinschaft darstellen, will ich mit etwas Phantasie von beiden berichten:

Ein modernes Märchen

Es war einmal, vor sechs Milliarden Jahren, eine kleine Stelle am unendlichen Firmament, an der unsere Erde ihren Platz bezog. Bildete sie sich durch Verdichtung eines Riesennebels, oder wurde sie wie eine Kanonenkugel aus dem Krater eines Riesenplaneten bei einem gewaltigen Vulkanausbruch hinausgeschossen? Und wie alle anderen Himmelskörper trat sie einen langen Wanderweg an, immer in Gefahr des Zusammenstoßes mit anderen Welten oder der so starken Annäherung an vorüberkommende Planeten, so daß sie ihre Kreisbahn verlassen müßte.

Die junge Erde war sehr heiß, alles glühte wie im Hochofen. Jedoch, nach ein oder zwei Milliarden Jahren gab es Stellen auf unserer Erde, die soweit abgekühlt waren, daß sich Leben bilden konnte. Nein. Keine Saurier, sondern Einzeller. Frühformen von Insekten, deren innerlicher Geist die unglaubliche Kunstfertigkeit besaß, einen Körper zu formen, der die unbarmherzige Hitze ertrug. Der, weil noch keine Atmosphäre gebildet war, die tödlichen Weltraumstrahlen ertrug, ferner keine Vegetation als Nahrungsgrundlage brauchte und dessen Organismus Wasser und Salze herstellte.

Die Insekten bildeten unzählige Formen und Familien aus und waren über mindestens eine Milliarde Jahre die Alleinherrscher unserer Erde, die immer noch an vielen Stellen glühte. Aber sie hatte ihr Gesicht verändert, denn die Wasserproduktion der Insekten hatte zur Bildung von kochenden, flachen Meeren geführt, die eine unvorstellbare Menge Wasserdampf in die hocherhitzte Atmosphäre schickten. Dieser mächtige Gürtel von Wasserdampf umgab die Erde wie eine Art Atmosphäre, die die Weltraumkälte nicht mehr hereinließ. Dadurch war es Tag und Nacht gleichmäßig warm, und die weitere Abkühlung der Erde kam nur langsam voran.

Wasser und gleichmäßige Wärme ergaben ideale Voraussetzungen für die Bildung anderer Lebensformen. In der hohen Luft- und Bodenfeuchtigkeit entwickelten sich die Lebensformen der Gräser. Diese verstanden die Kunst, aus Bodenmineralen, Kohlendioxid und Sonnenlicht (das nur spärlich durch die dichte Wolkendecke drang), den Sauerstoff unserer Atmosphäre zu bilden und dazu Eiweiß, Fett und Kohlenhydrate herzustellen, die später die Nahrungsgrundlage fast aller Tierarten werden sollten.

Wieder verging eine Milliarde von Jahren, die Pflanzen bedeckten in tausend Formen und Spielarten die Erde, wurden immer größer und üppiger. Der von ihnen gebildete Sauerstoff verband sich mit dem Wasser der Meere. Das gab den Anstoß für neue Lebensformen, die sich in diesem sauerstoffhaltigen Wasser bildeten. Erst Einzeller, die sich nach und nach zu Mehrzellern formten und die uns bekannten Lebensformen des Wassers schufen, Fische, Reptilien, Kopffüßer (Tintenfische), Korallen (die Kalkproduzenten unserer Erde), Lurche usw.

In diese Zeit fällt der Startschuß für eine Lebensform, die wir am besten und vielleicht auch am wenigsten kennen, den Menschen. Am besten, weil wir selbst Menschen sind, und am wenigsten, weil wir unsere Bestimmung nicht kennen wollen. Aber das ist ein eigenes Märchen. Wir sehen uns an, wie es ausgesehen haben mag, als unsere Vorfahren, mögen es Amphibien, Reptilien oder Fische gewesen sein, ihr Interesse am Landleben entdeckten. Sie lebten in einem Urmeer, das noch recht heiß war, aber doch so abgekühlt auf 37° Celsius, daß sich üppige Lebensformen bilden konnten. Und der Wasserdampf der Luft in Verbindung mit dem inzwischen reichlich vorhandenen Sauerstoff und der noch ziemlich warmen Erdoberfläche schufen die größte je dagewesene römische Dampfsauna. Sie erstreckte sich über den gesamten Erdball und ließ alle Lebensformen riesig groß werden. (In Island gibt es noch einige Stellen, die unsere Phantasie in diese fernen Zeiten zurücklenken. Auch in Afrika gibt es einen Tümpel, in dem sich Frösche bei fast 100° Celsius tummeln.)

Weil die dicke Wolkenschicht den Erdball zum All hin abschirmte, war es überall auf der Welt gleichmäßig warm, auch am Nordpol und am Südpol. Und da die Meere flach und die Landflächen Ebenen mit vielen Vulkanen waren, wuchsen überall riesige Wälder, die sich bis weit in die flachen Meeresbecken erstreckten. Diese heißen Landflächen unterlagen damals noch wesentlich lebhafteren Auf- und Abbewegungen als später, so daß sich stellenweise der Meeresboden hob und die Meerestiere allmählich zu Landtieren werden mußten, indem sie Beine und Lungen entwickelten.

Dieses Urmeer hatte über viele viele Millionen Jahre eine Temperatur von 37°C, und jene Lebewesen und frühen Vorfahren des Menschen, die sich in ihm entwickelt hatten, behielten diese Temperatur bei, nachdem sie das Meer verlassen hatten.

Wir befinden uns im Erdaltertum, in der Karbonzeit, vor über 300 Mill. Jahren. Erdgeschichtlich wohl eher eine ruhige Zeit, kleinere Land- und Wasserflächen wechselten regelmäßig miteinander ab, hohe Luft- und Bodentemperaturen, riesige Bäume mit dicker Rinde und wenig Faseranteilen im Stamm, die bei Stürmen sofort umfielen. Aber es gab keine Stürme, weil die Wolkenschicht über dem gesamten Globus für gleichmäßige Temperaturen sorgte, Tag und Nacht, Sommer wie Winter, am Äquator wie an den Polen. Eine ideale Entwicklungsphase für alle Lebewesen, auch für den Menschen. Nahrung in Hülle und Fülle.

Schwere Umwälzungen begannen mit der Permzeit vor 285 Mill. Jahren. Die Erde kühlte sich zwar etwas ab, aber die Wassermenge vermehrte sich durch die vielen Lebewesen auf ihr. Dadurch wurde die Wolkenschicht über der Erde immer dicker und ließ kaum mehr Licht durch, auch weil die vielen Vulkane Staubteilchen in die Atmosphäre schleuderten. Aus der schönen und angenehmen Dampfsauna der Karbonzeit muß sich im Perm die reinste Hexenküche entwickelt haben, dunkel und heiß. Die meisten Tier- und Pflanzenarten starben aus. Dazu kam noch eine andere Katastrophe. In der Gegend des heutigen Südpols hatte sich eine riesige Landmasse gebildet, Gondwanaland, das sich aufgrund seiner Pollage schneller abkühlte und das Wasser in Form von Eis festhielt, als es erst einmal zu regnen begann. Die Eisfläche auf Gondwanaland soll bis zu 500 m dick gewesen sein und hat einen Großteil der übrigen Wassermassen der Erde festgehalten. Dadurch wurde es dort, wo die Wolkenschicht weiterhin bestand, noch viel heißer. Denn der heiße Erdboden und die vielen Vulkane und Lavaströme heizten die Atmosphäre zu Backofentemperaturen. Dunkelheit, Hitze, kaum Vegetation, ausgetrocknete Meere. Eines der wenigen Lebewesen, das diese Hölle überstand, war der Mensch, denn er vermochte sich vom Früchteesser zum Pflanzenesser umzugestalten. Moose, Flechten, niedere Pflanzenarten bildeten seine Ernährungsgrundlage.

So soll es in der Permzeit fünf Eiszeiten gegeben haben. Doch als die lebensfeindlichste Phase der Permzeit vorüber war und die Eismassen auf Gondwanaland abschmolzen, so daß auch in den heißen Äquatorgegenden wieder Meere entstanden, bildete sich neues Leben. Neue Pflanzenarten, neue Baumarten, neue Tierarten, die bekanntesten davon sind die Saurier. Die Erde und Atmosphäre waren in den vielen Jahrmillionen etwas kühler geworden, die Wolkenschicht ließ wieder Licht durch, und trotz der immer noch sehr hohen Temperaturen ließ es sich für die damaligen Menschen sicherlich gut leben, denn nun gab es wieder Früchte, Samen, Nüsse, Blätter in reicher Auswahl.

Möglicherweise hat die Menschenrasse dieser Epoche auf Bäumen gelebt, denn die ständigen Überschwemmungen der Erdoberfläche durch ungeheuerliche Regenfälle, von denen wir uns gar keine Vorstellung machen können, wird ihn auf die Bäume gezwungen haben. Oder ins Wasser wie manche andere Landlebewesen. Es wird in der Überlieferung von einer Menschenrasse berichtet, die Flossen hatte und im Wasser lebte.

Es war doch noch nicht so wie heute, daß da Land ist und dort Meer. Eher glich die Weltoberfläche einer Art Sumpflandschaft mit kleineren flachen Meeren zwischendurch. Denn die Erdrinde war im Vergleich zu heute noch viel runder, und das Wasser, das sich zudem großenteils als Dampf und Wolken in der Atmosphäre aufhielt, hatte noch nicht die Menge und das Gewicht, die Erdrinde nach unten zu drücken und Meeresbecken zu bilden.

In der Triaszeit vor etwa 200 Mill. Jahren wird das schon anders. Wieder wurde die Erdoberfläche kühler, die Luft konnte nicht mehr so viel Wasser beherbergen und regnete es ab. Und die vielen Lebewesen der Erde erzeugten Wasser und nochmal Wasser. Wieviel Gramm dieses Stoffwechselwassers oder katabolischen Wassers der Mensch täglich erzeugt, und wieviel Salz dazu, weiß ich nicht mehr genau. Aber für einen Wissenschaftler würde es keine Kunst sein, zu ermitteln, wie viele Lebewesen auf der Erde gelebt haben müssen, die riesigen Wasser- und Salzmengen zu erzeugen, wie viele gelebt haben müssen, das Erdöl zu erzeugen, und wie viele Tierchen wie lange gearbeitet haben müssen, um in ihrem Stoffwechsel die riesigen Kalkstöcke und Kalkgebirge überirdisch und unterirdisch hervorzubringen.

Und damit sind wir wieder in der Triaszeit vor etwa 200 Mill. Jahren. Die Erde wurde kühler, die Wolkenschicht dünner, die Meeresbecken tiefer, aber alles noch sehr warm mit üppigster Vegetation und Riesenformen von Tieren und auch Menschen. Fleißige Meerestierchen wie Muscheln und Korallen bildeten nach und nach in den flachen Meeresbecken gewaltige Kalkschichten, die zusammen mit den zeitweiligen gewaltigen Überflutungen der

Erdoberfläche solchen Druck auf die noch warme und weiche Erdkruste ausübten, daß diese immer tiefer sank und immer mehr Wasser sammelte.

Diese Entwicklung setzte sich in der Jura- und Kreidezeit fort und hatte sich vor vielleicht 100 Mill. Jahren so ausgebildet, daß die Landflächen und Meere begannen, ihre heutige Form vorzubilden. Die tiefen Meere nahmen zu, die flachen Sumpflandschaften ab, und die Reptilien samt Sauriern fanden nicht mehr genug Nahrung und starben aus, oder verkleinerten ihren Wuchs im Laufe der nächsten Jahrmillionen.

Nachdem die Kontinente sich getrennt hatten, nahm die menschliche Rasse unterschiedliche Entwicklungsformen an. In den nördlichen Gegenden blieben sie hellhäutig, hellhaarig und blauäugig, denn sie hatten in der Dunkelheit des Perm alles Pigment verloren. In den äquatornahen Gebieten bildeten sich Völker von dunkler Haut- und Haarfarbe. Nahrungsprobleme kannte diese Menschenrasse nicht, obwohl mit dem Aussterben der Reptilien doch eine gewisse Verknappung des Überangebotes an Pflanzennahrung eintrat. Vor etwa 5 Mill. Jahren sollen die Kontinente und die Landschaftsbilder ihre heutige Form erhalten haben, und vor einer Million Jahren begannen durch immer weitere Abkühlung der Erdkruste die Kälteeinbrüche über den nördlichen Landmassen einzusetzen mit den folgenden Eiszeiten und wiederum dem Aussterben vieler Tier- und Pflanzenarten, wieder verbunden mit Wasserfluten vom Himmel und der dünner werdenden Wolkenschicht.

Für die Menschenrassen der polnahen Gebiete setzt nun ein harter Lebenskampf ein. Aber auch in den großen Wüstenregionen erstarb das üppige Leben. Weil es viel regnete bis dahin, hatten die Menschen die Wälder abgeholzt und Landwirtschaft betrieben. Als nun wegen des Fehlens der Wälder die Regenfälle ausblieben, bildeten sich aus den blühenden Äckern und Wiesen die großen Wüstengebiete der Erde. Was hatte der Mensch nicht alles eingebüßt im Laufe seiner langen Entwicklung, die ihn auf höchste Höhen geführt hatte und jetzt in vielen Erdgegenden zum Raubtier werden ließ. Denn die angestammte Pflanzen- und Früchtenahrung fiel aus. Der Mensch begann, sich an Fleisch, Fisch- und sonstige tierische Eiweißkost zu gewöhnen. Nicht viele überlebten diese Tortur, und diese wenigen zehrten aus der Erinnerung von dem, was sie einst gewesen waren, das älteste und höchste Säugelebewesen auf Erden.

Ein so hochgebildetes Lebewesen wie der Mensch bedarf einer viel längeren Entwicklungszeit als ein primitives Lebewesen. In der Technik leuchtet das ein: Erst das Rad, dann der Motor, erst dann die Mondraketen. Auch die Fähigkeit des Menschen, von jeder Nahrung leben zu können, beweist, daß er von jeder Nahrung einmal gelebt haben muß. Und anderes erkennen wir an dem enormen Alter des Menschen. An den Rückbildungen und Verkümmerungen vieler Resteigenschaften können wir erahnen und rekonstruieren, welche Fähigkeiten dieses Wesen Mensch einmal besessen hat.

Alte Sagen erinnern an das dritte Auge des Menschen. Er hatte es in der dunklen Permzeit. Ohne dieses wäre er gar nicht zurechtgekommen. Es war kein richtiges Auge, sondern ein hochempfindliches Sinnesorgan unter der Schädeldecke, die sich wohl wie bei Säuglingen nicht richtig schloß und weich blieb. Dieses Auge gestattete das Sehen in der Nacht, das Vorherwissen von Gefahren. Auch sandte es einen Lichtschein aus, der die Umgebung der Menschen in ein angenehmes Licht hüllte, damit sie mit ihren normalen Augen Nahrung finden konnten.

Die Menschen der Permzeit bildeten die Gedankenübertragung so aus, daß sie sich wie wir heute mit Funk und Telefon jeder mit jedem unterhalten konnten.

Die Fähigkeit des Feuergehens war bei ihnen hoch ausgebildet. Oft wurden sie durch Lavaströme eingeschlossen und mußten über diese schreiten, um zu entkommen. Oder ungeheure Fluten stürzten hernieder und überschwemmten ihre Wohnungen. Dann konnten sie (wie Jesus) über das Wasser gehen und sich retten. Der Gefahren waren viele. Verletzungen heilten sie durch ihre Geisteskraft, sengender Hitze entgingen sie durch ihre Fähigkeit der Unverbrennbarkeit, der wir wieder begegnen bei Daniels Freunden im Feuerofen.

Noch viele andere Künste beherrschte die damalige Menschenrasse. Nach und nach gerieten sie in Vergessenheit, weil die Lebensumstände freundlicher wurden. Doch manchmal gibt es einen, der sich in die Dunkelheit zurückzieht, um sich zu erinnern, Herbert Fritsche war einer.

Damit ist unsere Märchenstunde zu Ende. Vielleicht war es aber gar keine. Als Schliemann Troja gefunden hatte, beendete er damit auch eine Märchenstunde und überzeugte die Fachwelt vom Wirklichkeitsgehalt der Sagen und Märchen. Wer das Buch gelesen hat: Möte med det uforklarlige (Begegnung mit dem Unerklärlichen), Verlag Das Beste, Oslo, ISBN 82-7010-159-1, weiß sowieso Bescheid.

Ich habe diese Zeilen Herbert Fritsche gewidmet, der, wie viele Giganten höheren Geistes, in die Fesseln des Schicksals geriet und sich nicht mehr befreien konnte. Beethoven wurde taub, dem Laufprofessor van Aaken wurden bei einem Unfall die Beine abgefahren, Hamer verliert auf der Höhe seiner Meisterschaft das Arztdiplom, Semmelweis wird wahnsinnig usw. Fritsche endet nach seiner Drogenabhängigkeit in einer Münchner Klinik. Himmel, wo bleibt deine Hand, möchte man aufschreien.

Herbert Fritsche ging es um die großen Dinge, um die letzten Dinge. Ernährung hat er nicht sonderlich ernst genommen. Er war Vegetarier, aber nicht Rohköstler. Alles Extreme war ihm eigentlich fremd. Einmal erwischten wir ihn in einem Münchner Lokal, als er gerade genüßlich ein Schweineschnitzel aß. Seine Reaktion: "Nich, da kuckt ihr! Aber habt ihr schon mal einen Wegweiser gesehen, der mitgeht?"

Zweifellos vermag der Geist über der Materie zu stehen, aber wie lange? Wenn wir die Substanz unseres Körpers zu lange, Jahrzehnte, einer falschen Ernährung aussetzen, wird zuletzt die Körpersubstanz ungeeignet für den Geist werden. So war es bei Fritsche. Vegetarische Nahrung allein ist unzureichend, das irdische Vehikel eines solchen Geistes leistungsfähig zu erhalten. Ob er allerdings rohköstlerisch gelebt hätte, wenn er von der Heilkraft der Rohkost gewußt hätte, sei dahingestellt. Höchstwahrscheinlich wäre ihm das Opfer einer Rohkosternährung zu hoch gewesen, nur um das irdische Leben damit zu verlängern. Aber wir als seine Schüler haben natürlich sehr darüber gegrübelt, wie sein tragisches Ende passieren konnte; ob es nicht doch wesentlich mit der Ernährung dieses hochsensiblen Menschen zusammengehangen haben mag, daß er so viel zu leiden hatte. Denn ohne Grund nahm Fritsche kein Morphium.

Heute wissen wir über Heilernährung wesentlich mehr als zu Fritsches Zeiten. Rohkost hat sich als völlig eindeutige Heilnahrung herauskristallisiert. Und was heilt, kann noch viel leichter vorbeugend gesund erhalten. Allerdings besteht Uneinigkeit, welche Form der Rohkost vorzuziehen ist. Das kann erst dann entschieden sein, wenn durch systematische Ernährungsversuche mit Freiwilligen (Arzneimittelprüfungen) die Wirkungsweise der einzelnen Nahrungsmittel erforscht sein wird. Daher möchte ich im letzten Kapitel nochmals auf Ernährungsfragen zurückkommen.

9. Kapitel

Ernährungsfragen

Könnte die Behauptung der Obstesser richtig sein, daß der Mensch heutzutage von Früchten, speziell Obst, leben sollte, weil er es einstens tat. In den nördlichen Wäldern gibt es kein Obst, in den Urwäldern auch nicht. Wo gab es vor 100 oder 1000 Jahren Obst? Oder vor 100000 Jahren? Die Urbanane war wie ein kleiner Finger, der Urapfel wie eine grüne Zwetschge und genauso sauer, und außerdem gab es die Früchte sehr abhängig von den Jahreszeiten. Ernst Günter erzählt, daß die Nachkommen von reinen Obstessern sehr zart waren und nicht sehr gesund wirkten. Obst sicher ja, aber nur von Obst leben? Das scheint mir entwicklungsgeschichtlich und vom Säurereichtum mancher Obstsorten her nicht der richtige Weg. Daß Obst nicht erhitzt wird, versteht sich von selbst.

Alles Obst, das uns seit einigen Jahrzehnten der Markt anbietet, ist gezüchtet und trickreich zu dem geworden, was es heute darstellt. Als sich der Mensch zum heutigen Lebewesen Mensch hochentwickelte, fand er dergleichen Früchte in der sich selbst überlassenen Natur nicht vor. Daher darf es uns nicht wundern, daß Obst von vielen Kindern verschmäht wird und viele Erwachsene es in seiner natürlichen Form nicht vertragen. Sollte sich die Erkenntnis durchsetzen, 80% der Nahrung an Feld- und Baumfrüchten roh zu verzehren (auch Hay mit seiner Trennkost ist dieser Meinung oder hat es als erster gefordert), dann wird es immer noch einige Generationen dauern, bis sich die Verdauungsorgane so umgebildet haben, daß sie diese Rohkost mühelos verarbeiten können. Eine Anzahl meiner Bekannten hat versucht, sich zu reinen Obstessern umzugestalten. Durchgehalten hat bis jetzt eine sehr willensstarke Frau. Die anderen gingen zu einer überwiegend rohköstlerischen Ernährungsform über mit etwas Kochkost als Magentröster.

Der Mensch hat sich in der letzten Million von Erdenjahren sehr umgebildet, und die Natur auch. Die pflanzliche Nahrungsgrundlage wurde spärlicher, die Früchte klein, sauer und jahreszeitenabhängig, der Mais wurde hart, die Blätter zäh, die Samen spärlich. Vielleicht war es diese Zeit, die den Menschen zwang, die Kochkunst zu versuchen. Lag hier der Sündenfall der Eva, die Intelligenz über die Natur zu stellen? Was blieb ihr eigentlich übrig, wollte sie ihre Kinder und auch die altgewordenen und zahnlosen Eltern ernähren? Schwierige Frage. Daran hat sich bis heute nichts geändert. Können wir uns etwa ein früchteessendes Norwegen ohne moderne Transportmittel denken? Ich sage schon nicht obstessendes, sondern einbeziehe die Feldfrüchte. Denn die These lautet doch: Wenn eine Kostform richtig ist, dann muß sie so sein, daß sie auch die letzten Jahrtausende durchgeführt worden ist. Da tun sich sehr viele Fragen auf. Oder man geht anders an diese Fragen heran und stellt durch Ernährungsversuche fest, bei welcher Kostform der Mensch über einige Generationen immer gesünder wird. Momentan stellen wir fest, daß wir bei der Zivilisationskost seit einigen Generationen immer kränker werden.

Nachdem ich mein Leben lang einen Ernährungsversuch nach dem anderen machte, muß ich aus eigenem Erfahrensgut und aus dem von anderen Forschern feststellen, daß wohl Walter Sommer (Das Urgesetz der natürlichen Ernährung) mit seiner Rohkost von Pflanzen (Gemüse und Salate) und Nüssen der Wahrheit am nächsten kommt, und an 1. Stelle rückt, was die Urkost des Menschen war. Ganz zu klären wird das nie sein, weil es die Urkost nicht mehr gibt, die Pflanzen der Urzeit sind ausgestorben.

An nächster Stelle würde ich die Rohkost mit Obst und allen Samenarten einordnen.

Als nächstes müssen wir die tierischen Eiweißarten einordnen, Fleisch, Fisch und Eier.

An letzter Stelle rangiert Milch mit all ihren Folgeprodukten. Sie ist samt übermäßiger Getreidekost wohl das jüngste Mitglied in der Lebensmittelreihenfolge des Menschen, er hat sich an sie am wenigsten anpassen können und reagiert demzufolge am stärksten allergisch auf sie. Leider sind Nüsse als Allergie-Auslöser auch nicht immer ganz unbedenklich, was beweist, daß sie nicht seit Urzeiten gegessen wurden. Auch Eier nicht.

Auf noch eine andere Frage weiß ich keine Antwort zu geben, nämlich die, was zu Urzeiten wohl Kleinkinder und Greise gegessen haben mögen. Dafür scheint mir die Sommersche Kost nicht geeignet, denn Kinder schlingen alles hinunter ohne zu kauen, und Greise können keine Nüsse knacken. Aber am Ernährungsproblem von Kindern und alten Menschen läßt sich eben auch ein Baustein der wahren Urkost ergründen. Für diese Altersklassen muß es etwas zu essen gegeben haben, sonst wären wir nicht mehr. Also doch Obst? Aber wenn Obst, dann wohl anderes als in den letzten 500000 Jahren. Wie auch immer, der Nahrungsmittelreichtum an Pflanzenkost, die wir roh essen können, ist so überwältigend, daß wir gegenwärtig ohne Probleme eine gesunde Kost für jede Altersstufe finden. (80% Rohkost, 20% Kochkost)

Folgendes könnte noch wichtig sein. Wendt (gesund werden durch Abbau von Eiweißüberschüssen) stellt einige pflanzliche Nahrungsmittel zusammen, deren Gesamtanzahl von Aminosäuren (Bausteine der Eiweiße. 22 verschiedene bauen das menschliche Eiweiß auf) so gewählt ist, daß die 22 Grundbausteine des Eiweißes auch in einer Mahlzeit vorhanden sind. Fehlen in einer pflanzlichen Mahlzeit einige Aminosäuren, so kann der Organismus mit dieser Nahrung kein Körpereiweiß aufbauen und hält sich, wenn er Eiweiß braucht, an die Eiweißablagerungen im Gewebe.

Hier die Eiweißkombinationen mit vollständiger Aminosäurenzahl:

Erdnuß mit Weizen, Erdnuß mit Mais, Erdnuß mit Hafer, Soja mit Mais,

Hefe mit Weizen oder Mais, Leguminosen (Hülsenfrüchte) mit Weizen oder Roggen oder deren Keime.

Um Eiweißüberschüsse im Körper abzubauen, muß man nach Wendt die Pflanzenkost (mit tierischer Kost geht es nicht) so zusammenstellen, daß in einer Mahlzeit nicht die 22 Eiweißgrundbausteine vorhanden sind. Dann kann der Organismus kein neues Eiweiß aufbauen.

Pflanzen, die sich nicht zu einem vollständigen Eiweiß ergänzen: Gemüse und Gemüse, Gemüse und Kartoffeln oder Soja, Gemüse und Brot, Mais und Kartoffeln, Hülsenfrüchte und Kartoffeln, Hülsenfrüchte mit Hülsenfrüchten.

Zu den Gemüsen rechnet man auch die Blattsalate.

Ich lernte doch im Laufe der Jahre viele Vegetarier kennen, die auf die Vollständigkeit der Eiweißbausteine ihrer Nahrung nicht achteten und gesund blieben. Man wird als Erwachsener nicht ängstlich sein müssen mit der Nahrungszusammenstellung, da der Erwachsene wenig Eiweiß braucht. Aber für Kinder (und alte Leute) ergeben sich interessante Kombinationen, die sich geschmackvoll in der Küche bereiten lassen.

Beispiele für Mahlzeiten mit allen 22 Aminosäuren:

Weizenkeimlinge bzw. gekeimtes Getreide mit Erdnußbutter. Man kauft die (erhitzten) Erdnüsse, gibt sie mit Wasser und etwas Öl in den Mixer und mixt sie zu Butter. Ich bin nicht dafür, Erdnußbutter zu kaufen.

Polenta mit Erdnußbutter.

Mais mit Sojakeimlingen oder Mais mit Hefe verschiedener Arten.

Haferbrei oder gekeimten Hafer mit Erdnußbutter.

Alle Hülsenfrüchte mit gekeimtem Roggen oder gekeimtem Weizen. Aber auch Hülsenfrüchte mit Roggen- oder Weizenbrei (erhitzt) ergänzen sich, wenn auch mit den Einschränkungen der Erhitzung. Eine phantasievolle Köchin wird zu diesen Grundnahrungsmitteln die herrlichsten Gewürze, Salate, Soßen etc. hinzufügen können, um damit die Einfachheit der Mahlzeit nicht so hervortreten zu lassen. Wenn es meinen Kindern hin und wieder nicht schmeckte, sagten sie bei Tisch: 'Schmeckt gesund.' Daraufhin hat sich meine Frau dann wieder Veränderungen ausgedacht. Auch Nüsse oder geraspelte Nüsse stellen eine schmackhafte Ergänzung dar.

Wie wir gleich sehen werden, liegen diese Zusammenstellungen von Nahrungsmitteln mit vollständiger Aminosäurenzahl allesamt im sauren oder stark sauren Bereich ihrer Inhaltsstoffe und sollten daher durch basische Nahrungsbestandteile wie Gemüse und Salate ergänzt werden.

Kleinkinderernährung

Ernst Günter hat uns in seinem Büchlein (Lebendige Nahrung) in Kapitel 21 auf Seite 103 einige Hinweise auf Rohkost-Kleinkinderernährung gegeben. Ich bat ihn darum, die entsprechenden Ausführungen abdrucken zu dürfen. In seinem Brief vom 15. 5. 91 verweigerte er mir das mit dem Hinweis darauf, daß er Christ sei und deshalb nicht hinter der Homöopathie stehen könne. – Ich hatte mir vorgenommen, nicht zu polemisieren, aber soll man nicht hierzu einige Worte verlieren? Ausgerechnet gesunde Kindernahrung soll hier nicht verbreitet werden, – das scheint mir doch ein sonderbares Christentum zu sein. Und was hat Christentum mit Homöopathie zu tun im Sinne von Gegnerschaft? Versteht Herr Günter von Homöopathie ebensowenig wie vom Christentum? Wie könnte er sich sonst dazu versteigen, dem Sinne nach zu sagen, er sei Christ und ich keiner. Wer Christ ist, das wird von höherer Warte bestimmt. Herr Günter empfiehlt, wenn die Mutter nicht stillen kann, dem Säugling rohe Kuhmilch, die 1/3 mit Kleiewasser verdünnt wird. Dabei wird Kleie einige Stunden in Trinkwasser gelegt und im Tüchlein eingeschlagen, ausgedrückt. Das kann wiederholt werden zur besseren Ausnützung der Kleie. Später dem Fläschen 10–20 g Karottensaft beimengen. Einmal täglich einige Mokkalöffelchen Frucht- oder Tomatensaft oder feingedrückte Banane mit Orangensaft. Die Mengen werden natürlich allmählich gesteigert, Gemüse- und Fruchtbreis dazugegeben. Günter sagt, beim Fehlen von Rohmilch könne auch Mandelmilch gegeben werden.

Auf die Bereitung von Gemüsebreis aus Rohgemüse möchte ich noch besonders hinweisen. (Im übrigen geht es hier ja auch um die Ernährung des alten Menschen, der sich, wenn die Zähne fehlen, ganz ähnlich wie das Kind ernähren kann.) Zur Herstellung dieser Gemüse- und Obstbreis gab es schon immer Reiben, Saftzentrifugen (man gibt nach dem Zentrifugieren den Rückstand zum Saft wieder dazu), Mixer. Neuerdings ist eine kleine Küchenmaschine namens Jupiter auf dem Markt. Die Schlagmesser drehen sich so schnell, daß auch die Pflanzenzellen zerschlagen werden. Es war ja immer ein Problem für die Verdauungswerkzeuge, die sehr hartwandigen Zellwände der Pflanzen zu zerbrechen und an den wertvollen Zellinhalt zu gelangen. Diese Rohgemüsebreis aus der Jupitermaschine habe ich sehr zu schätzen gelernt. Preis der Maschine ca. 50,– DM. Ich bin davon überzeugt, daß sich Säuglinge und Kleinkinder allein mit diesen Gemüsebreis zusammen mit Schafs- oder Ziegenmilch vollkommen ernähren ließen. Man reinigt einfach einige Gemüsearten, die es auf dem Markt oder im eigenen Garten je nach Jahreszeit gibt, zerkleinert sie etwas mit dem Messer und gibt sie in den Jupiter. In wenigen Sekunden wird aus dem Gemüse ein feiner Brei, der natürlich auch für die Erwachsenen vor jeder Mahlzeit gereicht werden sollte. Ich gebe zu den Karotten immer auch eine kleine rohe Kartoffel hinzu wegen ihrer hohen Basenanteile. Des weiteren eignen sich alle Gemüse- und Pflanzenarten über oder unter der Erde, grün oder rot oder blaß. In das entstandene Mus wird man einige Teelöffelchen kaltgeschlagenes Öl hineingeben, und die Vorspeise ist fertig. Noch ein Tip: Gut kauen! Langsam essen! Sonst gibt es Blähungen.

Ab dem 5.–6. Monat gibt Günter dem Gemüsebrei ab und zu einen rohen Eidotter hinzu oder Mandelpüree. Wenn Gemüse und Nüsse die Urnahrung des Menschen darstellen, so ergäben sich mit 'Jupiter' viele Möglichkeiten der Nahrungsbreiherstellung für Kinder. Wir können Kokosflocken mischen mit Haselnüssen, oder mit Mandeln, mit Sonnenblumenkörnern. Oder die Nußarten untereinander, auch Mohn kann man hinzugeben, Sesamkörner usw. Unser heutiger Markt bietet so viele Möglichkeiten. Um diese Breis flüssiger zu machen, kann man Sojamilch oder Mandelmilch hinzufügen. Auch allen Kindern, die Tiermilch oder sogar ihre Muttermilch nicht vertragen, Pförtnerkrampf etc. davon bekommen, empfehle ich statt Tiermilch die heute so leicht erhältliche Sojamilch (Reformhäuser).

Obstbreichen empfehle ich nicht so sehr. Wenn man vom Instinktverhalten der Kinder auf die Urnahrung schließt, kann Obst nicht unsere Urnahrung gewesen sein. Sonst würde es von Kindern lieber gegessen werden. Obst sollte auch den Kindern nie als Hauptnahrung gegeben werden, sondern höchstens ab und zu als Beinahrung oder Nachtisch.

Tips für den Kalkhaushalt

Als ausgezeichneten Kalklieferanten zerschnitzeln wir Gemüse (viel gelbe Rüben), geben Öl darüber, auch Zusätze von Ölsaaten und gekeimtem Getreide (auch frisch geschrotetem) eignen sich.

Eierschalen nicht wegwerfen, sondern trocknen, verreiben und 1× tgl. eine Messerspitze einnehmen.

Zur starken Alkalisierung (Gegenteil von Übersäuerung) des Darmes empfiehlt sich, ein- bis zweimal täglich einen Teel. Heilerde zu essen. Auf diese Weise kann der Körper viele Säuren, statt zu ihrer Neutralisierung Knochenkalk zu nehmen, in den Darm abschieben. Dort werden sie an die Luvos-Heilerde (innerlich) gebunden. (Reformhaus, Drogerie, Apotheke) Dort bekommt man auch ein Präparat mit Handelsnamen Basika, auf das manche schwören.

Eine gute Methode gegen die gefürchtete Osteoporose (Knochenbrüchigkeit), die oft im Alter oder als Folge langdauernder Cortison-Behandlung auftritt, ist die Einnahme von (leider) gekochten Kalbsknochen. Besser wäre normales Knochenmehl wie früher, aber es ist bei uns nicht mehr im Handel.

Dazu eine Geschichte: Die fünfzigjährige Hausärztin meiner Mutter war eines Tages verschwunden. Sie war in die Tübinger Uni-Klinik gekommen, wo man sie drei Monate mit Hormonen etc. wegen starker Osteoporose behandelte. Sie war, wie sie zurückgekehrt berichtete, von Kopf bis Fuß geröntgt worden mit dem Ergebnis, sie habe das Skelett einer 90jährigen. Nach drei Monaten Klinik-Behandlung keine Veränderung.

Zurückgekehrt in ihre Praxis riet ihr eine Patientin zu folgendem Volksmittel für Kinder, alte Leute und geschwächte Personen: Man kaufe sich einen Kalbsfuß oder 1 kg Kalbsknochen (vorher bestellen, selten vorrätig), und bereite einmal wöchentlich folgende Knochenbrühe, die jeweils für eine Woche einzuteilen ist.

Die Knochen werden mit reichlich Wasser und Suppengewürzen, entsprechend dem häuslichen Geschmack, einige Stunden im Druckkochtopf gekocht. Die so entstandene Kalbsknochenbrühe muß über den Tag verteilt, mehrmals eine Tasse, getrunken werden. Zu den Mahlzeiten ist sie als Suppe oder Soße zu essen, auch zur Zubereitung anderer Speisen, etwa Reis, Gemüse, Kartoffelbrei oder als Säuglingsgetränk soll man diese Knochenbrühe nehmen. Die Knorpel und Knochen sind so weich zu kochen, daß sie ebenso gegessen werden wie etwa Kartoffeln. Sie sind ebenso wichtig wie die Kalbsknochenbrühe.

Die Hausärztin hatte Instinkt, probierte es aus, ließ sich wie abgemacht nach weiteren drei Monaten untersuchen und erzählte dann meiner Mutter: Die Ärzte hätten es nicht fassen können, denn nach gemachten Untersuchungen stellte sich heraus, daß sie nun das Skelett einer 20jährigen habe.

Erste Bürgerpflicht – Kalkzufuhr in unseren Organismus vermehren. –

Zweite Bürgerpflicht: Alle Nahrungssäuren meiden, wie Essig, Zitrusfrüchte, Wein, saures Obst, Spinat, Tomaten, Hagebuttentee, Malventee, Vitamin-C-Präparate und Getränke, Sauerkraut, Quark, Joghurt, Essiggurken, sauren Hering. Bier nur selten. Die meisten Kalk- und Magnesium-Tabletten sind zitrussauer hergestellt und daher in diesem Falle zu meiden. Als Getränk empfehlen wir Tee mit normalem Leitungswasser hergestellt. Auch Zucker meiden, er kippt im Darm in das saure Milieu um.

Einige Nahrungsmittel können erhitzt werden

Einige Nahrungsmittel müssen wir leider erhitzen, da sie sonst ungenießbar sind. Vor allem Mais, Reis und Bohnen. Kartoffeln wird man auch kochen, aber in die Salate sollte man immer eine kleine rohe Kartoffel wegen ihres außerordentlichen Kaliumreichtums mit hineinmischen. Und, wenn schon gekocht wird, dann den Salat vor der Kochkost essen, weil dann die Leucozytose (Anspringen des Abwehrmechanismus) ausbleibt.

Frisch gemahlenes Maismehl kann man, wie das üblich ist, in kochendes Wasser einrühren und garen lassen. Das dauert aber meist recht lange. Schneller und wohlschmeckender geht es nach der Polentamethode.

In einen Kochtopf ein bißchen Öl oder Fett geben und auf dem Herd heiß werden lassen. Nun frisch gemahlenes Maismehl hineingeben und so lange heiß werden lassen und umrühren, bis das Maismehl heller wird und seine Feuchtigkeit als angenehmer Geruch herausdampft. Wenn das Maismehl gut erhitzt ist und seine Feuchtigkeit verloren hat, wird die doppelte Menge heißes Wasser zugeschüttet und fest umgerührt. Der Teig ist damit fertig, der ganze Vorgang hat keine 5 Min. gedauert. Polenta schmeckt gut mit allen Zutaten, Butter oder Öl, Apfelmus oder Honig, Kompotte, Salate, Gulasch, Gemüse. Ich gebe die Zutaten nur der Vollständigkeit wegen an. Wir essen Polenta mit einem Salat, oder nur mit kaltgepreßtem Öl.

Ein wahres Magenpflaster:

Ein wahres Magenpflaster stellen wir uns mit Popkorn her. In den Topf kommt, wie bei der Polenta, erst ein wenig Öl, das erhitzt wird. Da hinein die ganzen Popkorn-Maiskörner. Nach kurzer Zeit platzen sie und ergeben die herrlichen Popkörner.

Gesunde, die zu 80% Rohkost essen, nehmen von den restlichen 20% Kochkost, wenn es sich um Pflanzenkost handelt, keinen Schaden. Völlig anders sieht die Sache beim Krebskranken aus. Dieser muß vom ersten Moment der Diagnose 'Krebs' an von Rohkost leben (s. Nolfi, Bücheranhang). Dr. Nolfi läßt Milch zu. Da kann ich leider nicht mit einstimmen. Die Sommersche Methode mit Gemüsen und Nüssen ist risikoärmer.

Das Frühstück und andere Tips

Das Frühstück ist manchmal ein Problem. Waerland (und viele seiner Anhänger) frühstückte nie. Wer dennoch ein Rohkostfrühstück essen möchte, kann abends Getreidevollschrot einweichen und morgens mit Zutaten wie kaltgepreßtem Öl, Sonnenblumenkernen, süßem Obst. Milch eignet sich nicht generell als Zutat, aber Mandel- oder Sojamilch kann man notfalls zugeben. Oder wie wäre es morgens mit gekeimtem Getreide? Die jungen Keimlinge wirken auf unseren Zellenstaat wie eine Frischzellenkur.

Rohkost-Frühstück oder als (Zwischen-)Mahlzeit
wenn Sie weder Getreide- noch Milcheiweiß vertragen:
Mischen Sie, wie Sie es gerade zu Hause haben, folgende (Öl-)Saaten:
Nüsse aller Art,
Weizenkeime
Sesam
Leinsamen
Buchweizen
Sonnenblumenkerne
Kokos und Kürbiskerne, evtl. kaltgeschl. Öl dazu,
süßes Obst nach Belieben (Bananen, süße Äpfel, Melone, Mango, Papaya, Avocados usw.) **kein saures Obst!**

Kaufen Sie keine Saaten in Saatgeschäften, sondern in Lebensmittelgeschäften oder Reformhäusern.

Saaten aus Saatgeschäften sind oft mit Chemikalien gebeizt und nur zum Säen bestimmt.

Mittags sollten nach Waerland am besten Obstsorten gegessen werden, um die Selbstreinigung des Körpers zu unterstützen. Abends auch mal was Warmes. Ich kann hier ja nur einige Tips geben. Es liegen uns über all diese Gebiete wunderbare Bücher vor. Zum Beispiel Heede: Millionen könnten geheilt werden. Er gibt sehr schöne und praktikable Rohkostrezepte an. Nicht zu vergessen die Bücher von Schnitzer und Bruker. Beide bevorzugen zwar möglicherweise etwas zu sehr das Getreide, gelten aber mit Recht als die Pioniere und Schrittmacher der Gesundheitskost in den letzten Jahrzehnten.

Auf die vielen Wildgemüse und Wildsalate möchte ich für jedes Frühjahr noch verweisen (s. Bücheranhang). Junger Löwenzahn mit Geißfuß oder alleine ergibt einen sehr wohlschmeckenden und gesunden Salat, dem man auch gestampfte oder gemixte Brennessel beigeben kann zur Belebung aller Zellen im Körper. Wenn die Brennesseln älter und härter sind, kann man sie auch zu Brennesselspinat kochen. Am besten werden sie, wenn man sie zu gleichen Teilen mit Geißfuß mischt und nur ganz kurz aufbrüht, mixt, und der herrlichste Spinat ist fertig.

Hier noch ein Ratschlag an jene, die entweder milch- und getreideallergisch sind, oder die aus anderen Gesundheitsbüchern gelernt haben, Milch und Getreide von vornherein zu meiden. Wenn Fleisch, Fisch und Eier auch noch wegfallen, was bleibt denn dann noch zu essen?

1. Pellkartoffeln, die möglichst so gekocht werden sollen, daß sie beim Kochen nicht im Kochwasser liegen, weil das Kochwasser den Kartoffeln die Mineralstoffe entzieht (Mikrowellenherd, Dampftopf mit Einsatz). Desweiteren können Sie essen: **Mohrrüben, Gemüse, Salat.**

So weit möglich die Gemüse nicht erhitzen, also roh essen. Weiter kommen als Nahrungsmittel in Frage:

Morgenmüsli aus geschrotetem **Buchweizen, Hirse, Leinsamen, Sesam, Sonnenblumenkerne, Nüsse, Kokos,** kaltgeschl. **Öl** und **Wasser, Rosinen, Obst** (kein saures **Obst** wie Zitrusfrüchte, Zwetschgen, saure Äpfel), **Reis**

Mais (Polenta: 1 Tasse Maisgrieß im Topf (leer) so lange erhitzen, bis die Feuchtigkeit aus dem Maisgrieß ausgedampft ist, dann 2 Tassen heißes Wasser dazu geben, fest umrühren, fertig!)

Hülsenfrüchte und **Erdnüsse, Sojabohnen** sind am wertvollsten, wenn sie angekeimt gegessen werden.

Gebäck und Kuchen können Sie aus folgenden Mehlen bereiten, wenn Sie Eier dazugeben:

Maismehl, Buchweizenmehl, Reismehl, Sojamehl, Kartoffelmehl, Hirsemehl.

Zur Rohkost der letzten 500000 Jahre gehört auch rohes Fleisch, roher Fisch und rohe Eier. Von Eskimos wissen wir, daß sie bei roher Fleischkost gesund blieben und auch teilweise ein hohes Alter erreichten. In gewissen Fällen von Erschöpfung des menschlichen Abwehrsystems und der Eisen- und Blutreserven kann es von therapeutischem Standpunkt aus nötig sein, eine Rohkost aus Rindfleisch (Tartar), Rinderleber und Salaten zu empfehlen.

Auch Fisch kann mariniert gegessen werden. Der rohe Fisch wird eingelegt in Essig mit Zitrone oder nur Zitronensaft, dazu Gewürze. Mindestens einige Stunden ziehen lassen, abwaschen, fertig. Man kann den Fisch auch in Salzwasser einlegen, wenn man nichts anderes hat, z. B. Meereswasser.

Eier können roh ausgetrunken werden, oder man gibt nach einem alten Hausmittel 1–2 Eidotter in ein Glas Rotwein, mixt es, evtl. etwas Honig dazu, und trinkt es schluckweise zur Stärkung, zur Blutdruckhebung und Blutbildung.

Ernährungsrichtlinien nach den Säure-Basenanteilen

Es hat sich in der Ernährungslehre gezeigt, daß der Mensch dann am gesündesten bleibt, wenn er basenüberschüssige Nahrung ißt. Noch richtiger ist, von basenbildender oder säurebildender Nahrung zu sprechen, denn manches Nahrungsmittel, das sauer schmeckt, ist säurebildend im Körper, aber basenüberschüssig wie beispielsweise Zitrusfrüchte. Andere, wie Getreide, schmecken nicht sauer, sind jedoch im Körper stark säurebildend. Und darauf kommt es an, ob ein Nahrungsmittel im menschlichen Körper basenbildend ist. Denn nur dann, wenn wir die säurebildenden Nahrungsmittel meiden und die basenbildenden im Organismus überwiegen lassen, können wir aus der allgemeinen Übersäuerung und Krankheitsanfälligkeit herauskommen. Denn die übliche Nahrung enthält mehr Säurebildner als Basenbildner. Alle Entzündungen entwickeln sich auf einem übersäuerten Nährboden. Ohne diesen gibt es keine Entzündungen.

1. Nahrungsmittel mit einem hohen Anteil an Basenbildnern:
   Gemüse, Kartoffel, Salate, vollreifes Obst ohne nennenswerten sauren Geschmack, Eßkastanien, getrocknete weiße Bohnen und Oliven. Zucchini und Sellerie, Lauch, Karotten, Rote Rüben, Mairüben und Topinambur (= eine Art Süßkartoffel) möchte ich besonders nennen.
2. Nahrungsmittel mit geringeren Basenbildnern:
   Kohl und Kohlrüben, Äpfel und Birnen, Tomaten, Endiviensalat und Radieschen, Ananas und Bananen, Kirschen (süß), Zwetschgen, Pfirsiche.
3. Nahrungsmittel mit geringer Säurebildung:
   Käse, Nüsse, Artischocken, Hirse.
4. Nahrungsmittel mit stärkerer Säurebildung im Körper:

Innereien wie Herz, Leber, Niere, gekochtes Kalbfleisch, Hammelfleisch, Zunge, Gänsefleisch. Einige Fischarten.

5. Nahrungsmittel mit starker Säurebildung im Körper:
   Alle Getreidearten (Brot, Teigwaren), Reis, Linsen und Erdnüsse, Rosenkohl. Ich rechne auch die meisten Molkereiprodukte zu dieser Gruppe samt Quark. Zitrusfrüchte gehören in ihrer Reaktion auf den Organismus auch in diese Gruppe. Manche Fischarten wie Hecht oder Schleie. Geflügel, Hase, Schwein, Rindfleisch, Rotwild.

Wir sehen, daß die 'guten' Sachen in den Gruppen 3–5 zu finden sind. Wir brauchen natürlich nicht ganz darauf zu verzichten. Wichtig ist aber, daß von diesen Gruppen wenig gegessen wird und immer entsprechend mehr von den basenbildenden Nahrungsmitteln hinzugefügt wird.

Ernährungsprobleme aus der Sicht der Gegenwart

Die Karre der Volksgesundheit steckt weit tiefer im Dreck, als allgemein bekannt ist. Ich zitiere einen Bericht, der in dem Buch von Günther Stolzenberg – Naturärztliche Gesundheitskunde – wiedergegeben ist. Dr. Ralph Bircher brachte ihn in seiner Zeitschrift – Der Wendepunkt – 1960!!!

Im Januarheft des Journals der amerikanischen Ärzteschaft (Jama 172/1, Seite 1–4, vom 2. Jan. 1960) ist ein Kurzbericht erschienen, der ein Dokument der Medizingeschichte darstellt; denn er "zerschmettert geradezu diese Vorstellung von Gesundheit".

"Zehntausendsiebenhundertneun angeblich gesunde Menschen sind im Verlauf von zwölf Jahren (1946–1958) an der Tulane-University in New Orleans auf ihre Gesundheit geprüft worden. Die streng gehandhabte Aufnahmeprüfung für diese Untersuchung war, daß die Betreffenden "asymptomatisch", nämlich ohne irgendwelche Krankheitssymptome und im Genuß völligen Wohlbefindens waren. Sie mußten in ihren eigenen Augen und in denen ihrer Umgebung als Gesunde gelten und mindestens seit sechs Monaten keinen Arzt konsultiert haben.

Man erwartete natürlich nicht, daß alle diese 10709 "Gesunden" sich als wirklich Gesunde entpuppen würden; man war sich bewußt, daß manche Erkrankung eine verborgene Vorgeschichte hat und mancherlei pathologische Vorgänge sich unter dem Schein der Gesundheit verbergen können. Aber man wollte einmal ein genaues Bild davon haben, wie weit solche pathologischen Anomalitäten verbreitet sind. Was man in Wirklichkeit fand, das ging dann allerdings sehr weit und schmerzlich über die begründeten Erwartungen hinaus. Der Bericht sah so aus: "Praktisch waren alle Geprüften krank". Ernstere "pathologische Anomalitäten" wurden bei 92% von ihnen gefunden: z. B. hatten 21,3% Magen- und Darmstörungen, 41,5% Herz-, Kreislauf- und Nierenstörungen, 11,5% diabetische Anomalität, 1,5–3% stark bösartige Geschwülste usw. usw. (Beim Peckham-Experiment 1934–1950 in England waren übrigens von 3911 untersuchten "Gesunden" 91% krank!)

Inzwischen sind über 30 Jahre vergangen, eine ganze Generation, die es versäumt hat, sich naturgemäß zu ernähren. Wir wissen aus Tierexperimenten, was das bedeutet, eine Generation lang eine Versuchstiergruppe mit Zivilisationskost zu füttern! Es sind dann alle Versuchstiere krank.

Bei Versuchstieren besteht die Möglichkeit, sie auf ihre angestammte rohe Naturkost umzustellen, indem sie einfach nichts anderes zu fressen bekommen. Dann können sie auch wieder leidlich gesund werden. Aber beim Menschen geht das nicht. Denn die Kochkost, wie wir inzwischen schon längst wissen, beinhaltet diesen fatalen Allergiecharakter, der bewirkt, daß wir der Kochkost ebenso verfallen wie dem Alkohol, der Zigarette oder Rauschgift. Diese Sucht ist eingewurzelt, und wie jede Sucht, krankmachend oder tödlich. Wollte man sie homöopathisch angehen, so müßte man die gekochten oder sonstwie denaturierten Nahrungsmittel potenzieren und Personen, die von dieser Sucht loskommen wollen, längere Zeit in der Form einer Allergieheilkur eingeben oder spritzen. Aus gewissen gemachten Versuchen halte ich diese Methode für wirkungsvoller (übrigens auch mit hochpotenziertem Rauschgift), als die Heilkuren in Entziehungsanstalten. Auch könnte man die Süchtigen nach Entziehungskuren mit hochpotenziertem Kokain etc. weiterhin betreuen.

Auf privater Ebene gibt es ja schon lange 'Entziehungskuren' gegen die Zivilisationskost als Fastenkuren, Franz Xaver Mayer Heilkuren, Rohkostkuren usw. Die Kurenden sind sich natürlich nicht bewußt, was sie tun. Aber im Grunde führen sie während der Kurzeit eine Allergie-Heilkur gegen Zivilisationskost durch und fühlen sich meistens hinterher bedeutend gesünder.

Ich betreute einen Kranken, der durch eine Polio-Schluckimpfung im Schulalter völlig gelähmt war, aber wieder genas. Später hat er sich mit einem Holzschutzmittel, das er im Schlafzimmer verstrich und das damals noch das Sevesogift enthielt (oder einen Verwandten dieses Lindans), nochmals vergiftet, so daß die Lähmung aus der Kindheit wieder zum Vorschein kam und er zuletzt auch daran starb. Die Homöopathie versagte auch in diesem Fall. Eine Kostumstellung im Sinne unserer Naturkost hielt er ganze drei Tage durch und meinte dann resigniert: "Solange ich lebe, möchte ich wenigstens beim Essen noch was davon haben". Das nenne ich eine Sucht im höchsten Grade. Versuchen Sie aber, wenn Sie Ihr Gewicht reguliert haben und nach einigen Monaten vielleicht auch andere Leiden losgeworden sind, mit 80% Rohkost und 20% Kochkost weiterzuleben. Die 20% können auch Fleisch oder Fisch sein. Atkins glaubt, daß seine Anhänger immer bei seiner Kost bleiben müssen, um sich wohlzufühlen. Das mag für manche zutreffen, aber es trifft auch zu, daß zu viel Eiweiß in vielen Fällen nachteilige Folgen hat.

Ich glaube, es war Ragnar Berg, der den Raubtier-Rhythmus beim Menschen erkannte, nämlich, daß von morgens 4 bis mittags 1 Uhr die Ausscheidungsphase ist (viel Nierentätigkeit), von mittags 1 bis abends um 6 eine Übergangsphase, und von abends um 6 bis morgens um 4 die Aufnahmephase herrscht, während der der Darm seine hauptsächliche Arbeit leistet und Nahrung zerlegt und assimiliert (aufnimmt). Reine Pflanzenfresser haben einen anderen Rhythmus. Auch muß uns auffallen, daß wir als Menschen Magensäure besitzen wie die Fleischfresser, die Rinder etc. jedoch nicht und völlig anders ihre Nahrung zerlegen. Das alleine beweist schon, daß der Mensch durchaus für Fleischnahrung geeignet ist.

Vergessen wir auch nicht die Indianer Nordamerikas. Manche Stämme lebten nur von Pflanzen, die sie sich oft aus der Erde gruben. Andere lebten nur vom Fischfang und verließen ihre Wälder nicht. Andere lebten nur in der Prärie und überwiegend von Büffelfleisch. Alle blieben relativ gesund bei völlig unterschiedlicher Kost. So könnte man weitererzählen. Beobachtungen an Schimpansen zeigten, daß diese auch nicht nur von Pflanzenkost leben. Sie jagen sogar manchmal kleinere Affen oder andere kleinere Tiere und fressen sie.

Damit will ich hervorheben, daß Fleischkost vom reinen Gesundheitsstandpunkt aus nicht immer abzulehnen ist.

Mit der Arbeit dieses Buches lag mir daran, Klarheit zu schaffen über den Begriff der Homöopathie. Da Homöopathie ihrer Art gemäß sehr übergreifend ist auf andere Teilbereiche der Heilkunde und des Lebens, kam ich zwangsläufig auch auf die Ernährung zu sprechen. Wer sich näher für dieses Thema interessiert, wende sich an Reformhäuser, Naturkostläden, Kneippvereine, Esoterische Gruppen usw. Im Bücheranhang habe ich aus eigener Sicht einige Angaben gemacht.

Ich selbst ernähre mich gewohnlich so, daß ich vormittags viel Wasser oder Tee trinke. Mittags nehme ich mir die Jupiter-Mühle (Messerschlagwerk), fülle sie mit Nüssen, Mandeln, Leinsamen, Sonnenblumenkörnern, Sesam, Kokos, Weizenkeimen, Hefeflocken, Hirse, Hafer, Quinoa, Amaranth, Buchweizen, Erdnüssen usw., was so der jahreszeitliche Markt an Samenarten anbietet. Die harten Samenarten muß man extra hineingeben und pulverisieren, da sie in Mischung mit weicheren Zutaten wie Kokos und Nüssen nicht kleinzukriegen sind. Auch mische ich nicht immer alles zusammen. Ich wollte nur aufzählen, was man alles essen kann, ohne es zu erhitzen. Denn Jupiter pulverisiert selbst die härtesten Körner. Darüber gibt man kaltgepreßtes Öl, mischt das entstandene Pulver damit und ißt langsam Löffelchen für Löffelchen gut gekaut. Auf diese Rohkost ist Ruhe im Bauch, keine Blähungen, keine Verstimmung des Magens. Der Hunger der Rohköstler ist endlich weg und man ist sehr leistungsfähig. Wer will, kann dazu etwas Obst essen, auch Salat. Abends essen wir Salate mit gekochten Kartoffeln oder Reis, auch Hülsenfrüchte.

Sollte diesem Buch 'Homöopathie 2000' ein fester Platz in der modernen

Gesundheitsreformliteratur beschieden werden, so gebührte dafür der Dank meiner Frau. Ohne ihre Hartnäckigkeit, mich jahrelang mit ihrem Wunsche zu piesacken, ein Buch über die Homöopathie zu schreiben, wäre nicht eine einzige Zeile entstanden.

Damit wünsche ich allen, die glauben, eine interessante Fährte erschnuppert zu haben, viel Fleiß, viel Ausdauer, viel Freude und Befriedigung am Mitwirken zum Schutze und zur Erhaltung des Lebens.

Schrifttumsverzeichnis

Arbeitskreis überaktives Kind e. V. Hint. d. Höf. 82 2743 Anderlingen

Aaken van: "Dauerbewegung aus Voraussetzung für Gesundheit" Lebenskunde Verlag Düsseldorf
"Programmiert für 100 Lebensjahre" Pohl Verlag Celle

Atkins "Diät-Revolution" Fischer Bücherei Nr. 1720

Breuß Krebs-Leukämie Vertr. Gehrenb. 39 W-7988 Wangen i. A.

Buchinger Das Heilfasten Hippokrates Verlag

Bruker Unsere Nahrung, unser Schicksal Bioverlag Gesund Leben
Krank durch Zucker Helfer Verlag
Gesund durch richtiges Essen Econ Verlag

Bircher-Benner Kinderernährung Wendepunkt Verlag Zürich

Bieler Richtige Ernährung deine beste Medizin Bauer Verlag

Carrel, Alexis Der Mensch – das unbekannte Wesen Deutsche Verlagsanstalt Stuttgart 1950

Cooper Bewegungstraining Fischer-Bücherei, Frankfurt

Calatin Ernährung und Psyche Müller Verlag Karlsruhe

Delarue Impfungen, der unglaubliche Irrtum Hirthammer Verlag

Diamond Fit für's Leben Waldthausen Verlag

Drohmeier/Janson Zum Töten von Fliegen und Menschen rororo

Das Beste Verlag Möte med det uforklarlige (Begegnung mit dem Unerklärlichen)

Fritsche
1. Samuel Hahnemann – Idee und Wirklichkeit der Homöopathie.
2. Tierseele
3. Die Erhöhung der Schlange
4. Der Erstgeborene
5. Pan vor den Toren etc.
6. Die unbekannten Gesundheiten

Günter Lebendige Nahrung Verlag E. Günter CH 3367 Thöringen

Grau Jung Munker Beeren-Wildgemüse-Heilkräuter Mosaik Verlag

Hafer Die heimliche Droge – Nahrungsphosphat Kriminalistik Verlag Heidelberg

Hamer Vermächtnis einer Neuen Medizin Amici di Dirk Verlagsges.

Heede Millionen könnten geheilt werden V. Mehr Wissen Heidelberg

Halden Sport und Ernährung Richard Tries Verlag Freiburg/B.

Hufeland Makrobiotik oder die Kunst, das menschliche Leben zu verlängern

Jackson Nie mehr krank sein

Jarvis 5 × 20 Jahre leben

Just Kehrt zur Natur zurück Verl. d. Heilerdeges. Luvos, Blankenberg/Harz

Kapfelsperger-Pollmer Iß und stirb dtv Sachbuch

Katase Der Einfluß der Ernährung auf die Konstitution des Organismus Verlag Urban und Schwarzenberg
Kuhl Schach dem Krebs Humata Verlag
Kulvinskas Leben und überleben Hirthammer Verlag
Kollath Die Ordnung unserer Nahrung Hippokrates Verlag
Kötschau Medizin am Scheideweg Haug Verlag
Krainz Soll der alternde Mensch Sport treiben? Zeitschrift Der Naturarzt, Nov. 1960 Stuttgart
Leboyer Geburt ohne Gewalt Kösel Verlag
Lützner Wie neugeboren durch Fasten Gräfe und Unzer Verlag
Long Geheimes Wissen hinter Wundern Bauer Verlag
Lutz Leben ohne Brot Selecta Verlag
Langer Sonnenkost Waldthausen Verlag
Mackarness Allergie gegen Nahrungsmittel und Chemikalien Hippokrates Verlag
Mathiesen Das persönliche Überleben des Todes V. De Groyter
Marn Ein Weg – ein Ausweg? Ost-West-Bund Verlag
Nolfi Meine Erfahrungen mit Rohkost Medizinalpolitischer Verlag Hilchenbach
Pohl Erdstrahlen als Krankheits- u. Krebserreger Lebenskunde Verlag
Reckeweg Homotoxikologie Aurelia Verlag
Rauch Die Darmreinigung nach Dr. F. X. Mayr Haug Verlag
Ruesch Die Pharma-Story Hirthammer Verlag
Nackte Herrscherin Hirthammer Verlag
Schnitzer Das volle Leben Schnitzer Verlag (Schrieb auch sehr wichtige andere Gesundheitsbücher, Zähne etc.)
Sandler Der Säure-Basen-Haushalt des menschlichen Organismus Hippokrates Verlag
Seifert Gärtnern, Ackern – ohne Gift Biederstein Verlag
Gärtnern ohne Gift Biederstein Verlag
Sihle Über das Weltbild des Arztes und den Sinn der Krankheit Verlag für Medizin, Weidemann & Co., Wien 1934
Stolzenberg Der Just Jungborn Verlagsgesellschaft der Waerland-Bewegung Mannheim
Höchstleistung durch Ganzheitsernährung Heidenheimer Verlagsanstalt
Medizin zwischen Heil und Unheil Heidenh. Verlagsa.
Lebensenergie durch Leistungstraining Lebenskunde Verlag Düsseldorf
Sommer Das Urgesetz der natürlichen Ernährung Walter Sommer Verlag Ahrensburg in Holstein
Tants Phos und Phati – rein anderes Kochbuch mit Berichten aus USA: Kriminalität und Diät heute. fn Verlag, Dorfstr. 32, 2061 Nahe / Dagmar

Tants, Rögenfeld 13b, 2 Hamburg 67 / Phosphat-Liga, Rögenweg 39, 2 Hamburg 67

Vithoulkas Medizin der Zukunft – Homöopathie
Georg Wenderoth Verlag Kassel

Wendt Krankheiten verminderter Kapillarmembranpermeabilität
Verlag E. E. Koch Frankfurt/Main
Gesund werden durch Abbau von Eiweißüberschüssen
Schnitzer Verlag

Waerland Befreiung aus dem Hexenkessel der Krankheiten Humata V.
Der Weg zu einer neuen Menschheit Humaga Verlag
Das Handbuch der Gesundheit Humata V.

Wickland 30 Jahre unter den Toten

Weidenbach, von Dioxin, die chemische Zeitbombe Kiwi 61

Walb Die Haysche Trennkost Haug Verlag Heidelberg

Yudkin Süß, aber gefährlich (Der Zucker-Report)
Verlag Hoffmann und Campe

Zabel Ganzheitsbehandlung der Geschwulsterkrankungen
Zeitschrift Hippokrates Heft 22/1966 Stuttgart

Viel Gesundheitsliteratur finden Sie in den Katalogen des

1. Lebenskunde Verlags, Jägerstraße 4, W-4000 Düsseldorf 1
2. Humata Verlags, CH 3000 Bern 6, Postfach
3. Waldthausen Verlags, Stendorferstr. 3, 2863 Ritterhude

Bisher im Eick Verlag erschienene Bücher:

Klaus Eick Homöopathie 2000 – Organismus der Heilkunde
ISBN 3-928621-00-9 DM 24,–

Klaus Eick, Horst Böhm Bilder einer Einstellung
ISBN 3-928621-01-7 DM 18,–

Die Bücher sind zu beziehen durch den offiziellen Buchhandel oder durch den Buchversand des

Eick Verlag
W-8233 Anger 2, Steinangerstr. 1
Tel. 08656/421